新编常用中医药法规汇编

（2015 版）

国家中医药管理局政策法规与监督司　编

中国中医药出版社
·北 京·

图书在版编目（CIP）数据

新编常用中医药法规汇编. 2015 版/国家中医药管理局政策法规与监督司编. —北京：中国中医药出版社，2015.9

ISBN 978 - 7 - 5132 - 2744 - 5

Ⅰ.①新… Ⅱ.①国… Ⅲ.①中国医药学 - 医药卫生管理 - 法规 - 汇编 - 中国 Ⅳ.①D922.169

中国版本图书馆 CIP 数据核字（2015）第 208530 号

中 国 中 医 药 出 版 社 出 版
北京市朝阳区北三环东路 28 号易亨大厦 16 层
邮政编码　100013
传真　010 64405750
三河鑫金马印刷有限公司印刷
各地新华书店经销
＊
开本 880×1230　1/32　印张 11.5　字数 444 千字
2015 年 9 月第 1 版　2015 年 9 月第 1 次印刷
书　号　ISBN 978 - 7 - 5132 - 2744 - 5
＊
定价　39.00 元
网址　www.cptcm.com

编写说明

为深入贯彻党的十八届四中全会关于"全面推进依法治国基本战略，建设法治中国"的总体要求，落实中央关于"依法治国、依法执政、依法行政共同推进，法治国家、法治政府、法治社会一体建设"的总体部署，根据《国家中医药管理局关于全面推进中医药法治建设的指导意见》（国中医药法监发〔2015〕9 号）的相关要求，国家中医药管理局政策法规与监督司组织编写了《新编常用中医药法规汇编（2015 版)》。

本书收录现行有效的常用中医药相关法律 7 部、行政法规 17 部、部门规章 20 部、规范性文件 13 部。为方便学习，附录还选编了部分相关的国家基本法律、司法解释等内容，以及地方性中医药条例目录。本汇编在各层次结构基础上按照法律法规的颁布时间顺序编排，以便于中医药行业广大干部职工学习和查询使用。希望通过本书的学习，中医药行业广大干部职工对与本职工作密切相关的法律规定有一个相对全面的了解，依法行政，依法从业，依法保护自身和服务对象的合法权益。

本书在编选过程中难免有疏漏和不妥之处，敬请广大读者提出宝贵意见，以便再版时修订提高。

国家中医药管理局政策法规与监督司
2015 年 7 月

目　录

第一部分　法　律

第二部分　行政法规

第三部分　部门规章

附　　录

第一部分　法　　律

中华人民共和国药品管理法

（1984 年 9 月 20 日第六届全国人民代表大会常务委员会第七次会议通过，2001 年 2 月 28 日第九届全国人民代表大会常务委员会第二十次会议修订，根据 2013 年 12 月 28 日第十二届全国人民代表大会常务委员会第六次会议《关于修改中华人民共和国海洋环境保护法等七部法律的决定》修正，根据 2015 年 4 月 24 日第十二届全国人民代表大会常务委员会第十四次会议《关于修改中华人民共和国药品管理法的决定》修正）

目　　录

第一章　总　　则

第一条　为加强药品监督管理，保证药品质量，保障人体用药安全，维护人民身体健康和用药的合法权益，特制定本法。

第二条　在中华人民共和国境内从事药品的研制、生产、经营、使用和监督管理的单位或者个人，必须遵守本法。

第三条　国家发展现代药和传统药，充分发挥其在预防、医疗和保健中的作用。

国家保护野生药材资源，鼓励培育中药材。

第四条　国家鼓励研究和创制新药，保护公民、法人和其他组织研究、开发新药的合法权益。

第五条　国务院药品监督管理部门主管全国药品监督管理工作。国务院有关部门在各自的职责范围内负责与药品有关的监督管理工作。

省、自治区、直辖市人民政府药品监督管理部门负责本行政区域内的药品监督管理工作。省、自治区、直辖市人民政府有关部门在各自的职责范围内负责与药品有关的监督管理工作。

国务院药品监督管理部门应当配合国务院经济综合主管部门，执行国家制定的药品行业发展规划和产业政策。

第六条　药品监督管理部门设置或者确定的药品检验机构，承担依法实施药品审批和药品质量监督检查所需的药品检验工作。

第二章　药品生产企业管理

第七条　开办药品生产企业，须经企业所在地省、自治区、直辖市人民政府药品监督管理部门批准并发给《药品生产许可证》。无《药品生产许可证》的，不得生产药品。

《药品生产许可证》应当标明有效期和生产范围，到期重新审查发证。

药品监督管理部门批准开办药品生产企业，除依据本法第八条规定的条件外，还应当符合国家制定的药品行业发展规划和产业政策，防止重复建设。

第八条　开办药品生产企业，必须具备以下条件：

（一）具有依法经过资格认定的药学技术人员、工程技术人员及相应的技术工人；

（二）具有与其药品生产相适应的厂房、设施和卫生环境；

（三）具有能对所生产药品进行质量管理和质量检验的机构、人员以及必要的仪器设备；

（四）具有保证药品质量的规章制度。

第九条　药品生产企业必须按照国务院药品监督管理部门依据本法制定的《药品生产质量管理规范》组织生产。药品监督管理部门按照规定对药品生产企业是否符合《药品生产质量管理规范》的要求进行认证；对认证合格的，发给认证证书。

《药品生产质量管理规范》的具体实施办法、实施步骤由国务院药品监督管理部门规定。

第十条　除中药饮片的炮制外，药品必须按照国家药品标准和国务院药品监督管理部门批准的生产工艺进行生产，生产记录必须完整准确。药品生产企业改变影响药品质量的生产工艺的，必须报原批准部门审核批准。

中药饮片必须按照国家药品标准炮制；国家药品标准没有规定的，必须按照省、自治区、直辖市人民政府药品监督管理部门制定的炮制规范炮制。省、自治区、直辖市人民政府药品监督管理部门制定的炮制规范应当报国务院药品监督管理部门备案。

第十一条　生产药品所需的原料、辅料，必须符合药用要求。

第十二条　药品生产企业必须对其生产的药品进行质量检验；不符合国家药品标准或者不按照省、自治区、直辖市人民政府药品监督管理部门制定的中药饮片炮制规范炮制的，不得出厂。

第十三条　经省、自治区、直辖市人民政府药品监督管理部门批准，药品生产企业可以接受委托生产药品。

第三章　药品经营企业管理

第十四条　开办药品批发企业，须经企业所在地省、自治区、直辖市人民政府药品监督管理部门批准并发给《药品经营许可证》；开办药品零售企业，须经企业所在地县级以上地方药品监督管理部门批准并发给《药品经营许可证》。无《药品经营许可证》的，不得经营药品。

《药品经营许可证》应当标明有效期和经营范围，到期重新审查发证。

药品监督管理部门批准开办药品经营企业，除依据本法第十五条规定的条件外，还应当遵循合理布局和方便群众购药的原则。

第十五条　开办药品经营企业必须具备以下条件：

（一）具有依法经过资格认定的药学技术人员；

（二）具有与所经营药品相适应的营业场所、设备、仓储设施、卫生环境；

（三）具有与所经营药品相适应的质量管理机构或者人员；

（四）具有保证所经营药品质量的规章制度。

第十六条　药品经营企业必须按照国务院药品监督管理部门依据本法制定的《药品经营质量管理规范》经营药品。药品监督管理部门按照规定对药品经营企业是否符合《药品经营质量管理规范》的要求进行认证；对认证合格的，发给认证证书。

《药品经营质量管理规范》的具体实施办法、实施步骤由国务院药品监督管理部门规定。

第十七条　药品经营企业购进药品，必须建立并执行进货检查验收制度，验明药品合格证明和其他标识；不符合规定要求的，不得购进。

第十八条　药品经营企业购销药品，必须有真实完整的购销记录。购销记录必须注明药品的通用名称、剂型、规格、批号、有效期、生产厂商、购（销）货单位、购（销）货数量、购销价格、购（销）货日期及国务院药品监督管理部门规定的其他内容。

第十九条　药品经营企业销售药品必须准确无误，并正确说明用法、用量和注意事项；调配处方必须经过核对，对处方所列药品不得擅自更改或者代用。对有配伍禁忌或者超剂量的处方，应当拒绝调配；必要时，经处方医师更正或者重新签字，方可调配。

药品经营企业销售中药材，必须标明产地。

第二十条　药品经营企业必须制定和执行药品保管制度，采取必要的冷藏、防冻、防潮、防虫、防鼠等措施，保证药品质量。

药品入库和出库必须执行检查制度。

第二十一条　城乡集市贸易市场可以出售中药材，国务院另有规定的除外。

城乡集市贸易市场不得出售中药材以外的药品，但持有《药品经营许可证》的药品零售企业在规定的范围内可以在城乡集市贸易市场设点出售中药材以外的药品。具体办法由国务院规定。

第四章　医疗机构的药剂管理

第二十二条　医疗机构必须配备依法经过资格认定的药学技术人员。非药学技术人员不得直接从事药剂技术工作。

第二十三条　医疗机构配制制剂，须经所在地省、自治区、直辖市人民政府卫生行政部门审核同意，由省、自治区、直辖市人民政府药品监督管理部门批准，发给《医疗机构制剂许可证》。无《医疗机构制剂许可证》的，不得配制制剂。

《医疗机构制剂许可证》应当标明有效期，到期重新审查发证。

第二十四条　医疗机构配制制剂，必须具有能够保证制剂质量的设施、管理制度、检验仪器和卫生条件。

第二十五条 医疗机构配制的制剂，应当是本单位临床需要而市场上没有供应的品种，并须经所在地省、自治区、直辖市人民政府药品监督管理部门批准后方可配制。配制的制剂必须按照规定进行质量检验；合格的，凭医师处方在本医疗机构使用。特殊情况下，经国务院或者省、自治区、直辖市人民政府的药品监督管理部门批准，医疗机构配制的制剂可以在指定的医疗机构之间调剂使用。

医疗机构配制的制剂，不得在市场销售。

第二十六条 医疗机构购进药品，必须建立并执行进货检查验收制度，验明药品合格证明和其他标识；不符合规定要求的，不得购进和使用。

第二十七条 医疗机构的药剂人员调配处方，必须经过核对，对处方所列药品不得擅自更改或者代用。对有配伍禁忌或者超剂量的处方，应当拒绝调配；必要时，经处方医师更正或者重新签字，方可调配。

第二十八条 医疗机构必须制定和执行药品保管制度，采取必要的冷藏、防冻、防潮、防虫、防鼠等措施，保证药品质量。

第五章 药品管理

第二十九条 研制新药，必须按照国务院药品监督管理部门的规定如实报送研制方法、质量指标、药理及毒理试验结果等有关资料和样品，经国务院药品监督管理部门批准后，方可进行临床试验。药物临床试验机构资格的认定办法，由国务院药品监督管理部门、国务院卫生行政部门共同制定。

完成临床试验并通过审批的新药，由国务院药品监督管理部门批准，发给新药证书。

第三十条 药物的非临床安全性评价研究机构和临床试验机构必须分别执行药物非临床研究质量管理规范、药物临床试验质量管理规范。

药物非临床研究质量管理规范、药物临床试验质量管理规范由国务院确定的部门制定。

第三十一条 生产新药或者已有国家标准的药品的，须经国务院药品监督管理部门批准，并发给药品批准文号；但是，生产没有实施批准文号管理的中药材和中药饮片除外。实施批准文号管理的中药材、中药饮片品种目录由国务院药品监督管理部门会同国务院中医药管理部门制定。

药品生产企业在取得药品批准文号后，方可生产该药品。

第三十二条 药品必须符合国家药品标准。中药饮片依照本法第十条第二款的规定执行。

国务院药品监督管理部门颁布的《中华人民共和国药典》和药品标准为国家药品标准。

国务院药品监督管理部门组织药典委员会，负责国家药品标准的制定和修订。

国务院药品监督管理部门的药品检验机构负责标定国家药品标准品、对照品。

第三十三条　国务院药品监督管理部门组织药学、医学和其他技术人员，对新药进行审评，对已经批准生产的药品进行再评价。

第三十四条　药品生产企业、药品经营企业、医疗机构必须从具有药品生产、经营资格的企业购进药品；但是，购进没有实施批准文号管理的中药材除外。

第三十五条　国家对麻醉药品、精神药品、医疗用毒性药品、放射性药品，实行特殊管理。管理办法由国务院制定。

第三十六条　国家实行中药品种保护制度。具体办法由国务院制定。

第三十七条　国家对药品实行处方药与非处方药分类管理制度。具体办法由国务院制定。

第三十八条　禁止进口疗效不确、不良反应大或者其他原因危害人体健康的药品。

第三十九条　药品进口，须经国务院药品监督管理部门组织审查，经审查确认符合质量标准、安全有效的，方可批准进口，并发给进口药品注册证书。

医疗单位临床急需或者个人自用进口的少量药品，按照国家有关规定办理进口手续。

第四十条　药品必须从允许药品进口的口岸进口，并由进口药品的企业向口岸所在地药品监督管理部门登记备案。海关凭药品监督管理部门出具的《进口药品通关单》放行。无《进口药品通关单》的，海关不得放行。

口岸所在地药品监督管理部门应当通知药品检验机构按照国务院药品监督管理部门的规定对进口药品进行抽查检验，并依照本法第四十一条第二款的规定收取检验费。

允许药品进口的口岸由国务院药品监督管理部门会同海关总署提出，报国务院批准。

第四十一条　国务院药品监督管理部门对下列药品在销售前或者进口时，指定药品检验机构进行检验；检验不合格的，不得销售或者进口：

（一）国务院药品监督管理部门规定的生物制品；

（二）首次在中国销售的药品；

（三）国务院规定的其他药品。

前款所列药品的检验费项目和收费标准由国务院财政部门会同国务院价格主管部门核定并公告。检验费收缴办法由国务院财政部门会同国务院药品监督管理部门制定。

第四十二条　国务院药品监督管理部门对已经批准生产或者进口的药品，应当组织调查；对疗效不确、不良反应大或者其他原因危害人体健康的药品，应当撤销批准文号或者进口药品注册证书。

已被撤销批准文号或者进口药品注册证书的药品，不得生产或者进口、销售和使用；已经生产或者进口的，由当地药品监督管理部门监督销毁或者处理。

第四十三条　国家实行药品储备制度。

国内发生重大灾情、疫情及其他突发事件时，国务院规定的部门可以紧急调用企业药品。

第四十四条　对国内供应不足的药

品，国务院有权限制或者禁止出口。

第四十五条 进口、出口麻醉药品和国家规定范围内的精神药品，必须持有国务院药品监督管理部门发给的《进口准许证》《出口准许证》。

第四十六条 新发现和从国外引种的药材，经国务院药品监督管理部门审核批准后，方可销售。

第四十七条 地区性民间习用药材的管理办法，由国务院药品监督管理部门会同国务院中医药管理部门制定。

第四十八条 禁止生产（包括配制，下同）、销售假药。

有下列情形之一的，为假药：

（一）药品所含成份与国家药品标准规定的成份不符的；

（二）以非药品冒充药品或者以他种药品冒充此种药品的。

有下列情形之一的药品，按假药论处：

（一）国务院药品监督管理部门规定禁止使用的；

（二）依照本法必须批准而未经批准生产、进口，或者依照本法必须检验而未经检验即销售的；

（三）变质的；

（四）被污染的；

（五）使用依照本法必须取得批准文号而未取得批准文号的原料药生产的；

（六）所标明的适应症或者功能主治超出规定范围的。

第四十九条 禁止生产、销售劣药。

药品成份的含量不符合国家药品标准的，为劣药。

有下列情形之一的药品，按劣药论处：

（一）未标明有效期或者更改有效期的；

（二）不注明或者更改生产批号的；

（三）超过有效期的；

（四）直接接触药品的包装材料和容器未经批准的；

（五）擅自添加着色剂、防腐剂、香料、矫味剂及辅料的；

（六）其他不符合药品标准规定的。

第五十条 列入国家药品标准的药品名称为药品通用名称。已经作为药品通用名称的，该名称不得作为药品商标使用。

第五十一条 药品生产企业、药品经营企业和医疗机构直接接触药品的工作人员，必须每年进行健康检查。患有传染病或者其他可能污染药品的疾病的，不得从事直接接触药品的工作。

第六章　药品包装的管理

第五十二条 直接接触药品的包装材料和容器，必须符合药用要求，符合保障人体健康、安全的标准，并由药品监督管理部门在审批药品时一并审批。

药品生产企业不得使用未经批准的直接接触药品的包装材料和容器。

对不合格的直接接触药品的包装材料和容器，由药品监督管理部门责令停止使用。

第五十三条 药品包装必须适合药品质量的要求，方便储存、运输和医疗使用。

发运中药材必须有包装。在每件包装上，必须注明品名、产地、日期、调出单位，并附有质量合格的标志。

第五十四条 药品包装必须按照规定印有或者贴有标签并附有说明书。

标签或者说明书上必须注明药品的通用名称、成份、规格、生产企业、批准文号、产品批号、生产日期、有效期、适应症或者功能主治、用法、用量、禁忌、不良反应和注意事项。

麻醉药品、精神药品、医疗用毒性药品、放射性药品、外用药品和非处方药的标签，必须印有规定的标志。

第七章 药品价格和广告的管理

第五十五条 依法实行市场调节价的药品，药品的生产企业、经营企业和医疗机构应当按照公平、合理和诚实信用、质价相符的原则制定价格，为用药者提供价格合理的药品。

药品的生产企业、经营企业和医疗机构应当遵守国务院价格主管部门关于药价管理的规定，制定和标明药品零售价格，禁止暴利和损害用药者利益的价格欺诈行为。

第五十六条 药品的生产企业、经营企业、医疗机构应当依法向政府价格主管部门提供其药品的实际购销价格和购销数量等资料。

第五十七条 医疗机构应当向患者提供所用药品的价格清单；医疗保险定点医疗机构还应当按照规定的办法如实公布其常用药品的价格，加强合理用药的管理。

具体办法由国务院卫生行政部门规定。

第五十八条 禁止药品的生产企业、经营企业和医疗机构在药品购销中账外暗中给予、收受回扣或者其他利益。

禁止药品的生产企业、经营企业或者其代理人以任何名义给予使用其药品的医疗机构的负责人、药品采购人员、医师等有关人员以财物或者其他利益。禁止医疗机构的负责人、药品采购人员、医师等有关人员以任何名义收受药品的生产企业、经营企业或者其代理人给予的财物或者其他利益。

第五十九条 药品广告须经企业所在地省、自治区、直辖市人民政府药品监督管理部门批准，并发给药品广告批准文号；未取得药品广告批准文号的，不得发布。

处方药可以在国务院卫生行政部门和国务院药品监督管理部门共同指定的医学、药学专业刊物上介绍，但不得在大众传播媒介发布广告或者以其他方式进行以公众为对象的广告宣传。

第六十条 药品广告的内容必须真实、合法，以国务院药品监督管理部门批准的说明书为准，不得含有虚假的内容。

药品广告不得含有不科学的表示功效的断言或者保证；不得利用国家机关、医药科研单位、学术机构或者专家、学者、医师、患者的名义和形象作证明。

非药品广告不得有涉及药品的宣传。

第六十一条 省、自治区、直辖市人民政府药品监督管理部门应当对其批准的药品广告进行检查，对于违反本法和《中华人民共和国广告法》的广告，应当向广告监督管理机关通报并提出处理建议，广告监督管理机关应当依法作出处理。

第六十二条　药品价格和广告，本法未规定的，适用《中华人民共和国价格法》《中华人民共和国广告法》的规定。

第八章　药品监督

第六十三条　药品监督管理部门有权按照法律、行政法规的规定对报经其审批的药品研制和药品的生产、经营以及医疗机构使用药品的事项进行监督检查，有关单位和个人不得拒绝和隐瞒。

药品监督管理部门进行监督检查时，必须出示证明文件，对监督检查中知悉的被检查人的技术秘密和业务秘密应当保密。

第六十四条　药品监督管理部门根据监督检查的需要，可以对药品质量进行抽查检验。抽查检验应当按照规定抽样，并不得收取任何费用。所需费用按照国务院规定列支。

药品监督管理部门对有证据证明可能危害人体健康的药品及其有关材料可以采取查封、扣押的行政强制措施，并在 7 日内作出行政处理决定；药品需要检验的，必须自检验报告书发出之日起 15 日内作出行政处理决定。

第六十五条　国务院和省、自治区、直辖市人民政府的药品监督管理部门应当定期公告药品质量抽查检验的结果；公告不当的，必须在原公告范围内予以更正。

第六十六条　当事人对药品检验机构的检验结果有异议的，可以自收到药品检验结果之日起 7 日内向原药品检验机构或者上一级药品监督管理部门设置或者确定的药品检验机构申请复验，也可以直接向国务院药品监督管理部门设置或者确定的药品检验机构申请复验。受理复验的药品检验机构必须在国务院药品监督管理部门规定的时间内作出复验结论。

第六十七条　药品监督管理部门应当按照规定，依据《药品生产质量管理规范》《药品经营质量管理规范》，对经其认证合格的药品生产企业、药品经营企业进行认证后的跟踪检查。

第六十八条　地方人民政府和药品监督管理部门不得以要求实施药品检验、审批等手段限制或者排斥非本地区药品生产企业依照本法规定生产的药品进入本地区。

第六十九条　药品监督管理部门及其设置的药品检验机构和确定的专业从事药品检验的机构不得参与药品生产经营活动，不得以其名义推荐或者监制、监销药品。

药品监督管理部门及其设置的药品检验机构和确定的专业从事药品检验的机构的工作人员不得参与药品生产经营活动。

第七十条　国家实行药品不良反应报告制度。药品生产企业、药品经营企业和医疗机构必须经常考察本单位所生产、经营、使用的药品质量、疗效和反应。发现可能与用药有关的严重不良反应，必须及时向当地省、自治区、直辖市人民政府药品监督管理部门和卫生行政部门报告。具体办法由国务院药品监督管理部门会同国务院卫生行政部门制定。

对已确认发生严重不良反应的药品，国务院或者省、自治区、直辖市人民政府的药品监督管理部门可以采取停止生产、销售、使用的紧急控制措施，并应当在 5 日内组织鉴定，自鉴定结论作出之日起 15 日内依法作出行政处理决定。

第七十一条　药品生产企业、药品经营企业和医疗机构的药品检验机构或者人员，应当接受当地药品监督管理部门设置的药品检验机构的业务指导。

第九章　法律责任

第七十二条　未取得《药品生产许可证》《药品经营许可证》或者《医疗机构制剂许可证》生产药品、经营药品的，依法予以取缔，没收违法生产、销售的药品和违法所得，并处违法生产、销售的药品（包括已售出的和未售出的药品，下同）货值金额 2 倍以上 5 倍以下的罚款；构成犯罪的，依法追究刑事责任。

第七十三条　生产、销售假药的，没收违法生产、销售的药品和违法所得，并处违法生产、销售药品货值金额 2 倍以上 5 倍以下的罚款；有药品批准证明文件的予以撤销，并责令停产、停业整顿；情节严重的，吊销《药品生产许可证》《药品经营许可证》或者《医疗机构制剂许可证》；构成犯罪的，依法追究刑事责任。

第七十四条　生产、销售劣药的，没收违法生产、销售的药品和违法所得，并处违法生产、销售药品货值金额 1 倍以上 3 倍以下的罚款；情节严重的，责令停产、停业整顿或者撤销药品批准证明文件、吊

销《药品生产许可证》《药品经营许可证》或者《医疗机构制剂许可证》；构成犯罪的，依法追究刑事责任。

第七十五条　从事生产、销售假药及生产、销售劣药情节严重的企业或者其他单位，其直接负责的主管人员和其他直接责任人员 10 年内不得从事药品生产、经营活动。

对生产者专门用于生产假药、劣药的原辅材料、包装材料、生产设备，予以没收。

第七十六条　知道或者应当知道属于假劣药品而为其提供运输、保管、仓储等便利条件的，没收全部运输、保管、仓储的收入，并处违法收入 50% 以上 3 倍以下的罚款；构成犯罪的，依法追究刑事责任。

第七十七条　对假药、劣药的处罚通知，必须载明药品检验机构的质量检验结果；但是，本法第四十八条第三款第（一）、（二）、（五）、（六）项和第四十九条第三款规定的情形除外。

第七十八条　药品的生产企业、经营企业、药物非临床安全性评价研究机构、药物临床试验机构未按照规定实施《药品生产质量管理规范》《药品经营质量管理规范》、药物非临床研究质量管理规范、药物临床试验质量管理规范的，给予警告，责令限期改正；逾期不改正的，责令停产、停业整顿，并处 5000 元以上 2 万元以下的罚款；情节严重的，吊销《药品生产许可证》《药品经营许可证》和药物临床试验机构的资格。

第七十九条　药品的生产企业、经营

企业或者医疗机构违反本法第三十四条的规定，从无《药品生产许可证》《药品经营许可证》的企业购进药品的，责令改正，没收违法购进的药品，并处违法购进药品货值金额2倍以上5倍以下的罚款；有违法所得的，没收违法所得；情节严重的，吊销《药品生产许可证》《药品经营许可证》或者医疗机构执业许可证书。

第八十条　进口已获得药品进口注册证书的药品，未按照本法规定向允许药品进口的口岸所在地的药品监督管理部门登记备案的，给予警告，责令限期改正；逾期不改正的，撤销进口药品注册证书。

第八十一条　伪造、变造、买卖、出租、出借许可证或者药品批准证明文件的，没收违法所得，并处违法所得1倍以上3倍以下的罚款；没有违法所得的，处2万元以上10万元以下的罚款；情节严重的，并吊销卖方、出租方、出借方的《药品生产许可证》《药品经营许可证》《医疗机构制剂许可证》或者撤销药品批准证明文件；构成犯罪的，依法追究刑事责任。

第八十二条　违反本法规定，提供虚假的证明、文件资料样品或者采取其他欺骗手段取得《药品生产许可证》《药品经营许可证》《医疗机构制剂许可证》或者药品批准证明文件的，吊销《药品生产许可证》《药品经营许可证》《医疗机构制剂许可证》或者撤销药品批准证明文件，5年内不受理其申请，并处1万元以上3万元以下的罚款。

第八十三条　医疗机构将其配制的制剂在市场销售的，责令改正，没收违法销售的制剂，并处违法销售制剂货值金额1倍以上3倍以下的罚款；有违法所得的，没收违法所得。

第八十四条　药品经营企业违反本法第十八条、第十九条规定的，责令改正，给予警告；情节严重的，吊销《药品经营许可证》。

第八十五条　药品标识不符合本法第五十四条规定的，除依法应当按照假药、劣药论处的外，责令改正，给予警告；情节严重的，撤销该药品的批准证明文件。

第八十六条　药品检验机构出具虚假检验报告，构成犯罪的，依法追究刑事责任；不构成犯罪的，责令改正，给予警告，对单位并处3万元以上5万元以下的罚款；对直接负责的主管人员和其他直接责任人员依法给予降级、撤职、开除的处分，并处3万元以下的罚款；有违法所得的，没收违法所得；情节严重的，撤销其检验资格。药品检验机构出具的检验结果不实，造成损失的，应当承担相应的赔偿责任。

第八十七条　本法第七十三条至第八十七条规定的行政处罚，由县级以上药品监督管理部门按照国务院药品监督管理部门规定的职责分工决定；吊销《药品生产许可证》《药品经营许可证》《医疗机构制剂许可证》、医疗机构执业许可证书或者撤销药品批准证明文件的，由原发证、批准的部门决定。

第八十八条　违反本法第五十五条、第五十六条关于药品价格管理的规定的，依照《中华人民共和国价格法》的规定处罚。

第八十九条　药品的生产企业、经营企业、医疗机构在药品购销中暗中给予、收受回扣或者其他利益的，药品的生产企业、经营企业或者其代理人给予使用其药品的医疗机构的负责人、药品采购人员、医师等有关人员以财物或者其他利益的，由工商行政管理部门处 1 万元以上 20 万元以下的罚款，有违法所得的，予以没收；情节严重的，由工商行政管理部门吊销药品生产企业、药品经营企业的营业执照，并通知药品监督管理部门，由药品监督管理部门吊销其《药品生产许可证》《药品经营许可证》；构成犯罪的，依法追究刑事责任。

第九十条　药品的生产企业、经营企业的负责人、采购人员等有关人员在药品购销中收受其他生产企业、经营企业或者其代理人给予的财物或者其他利益的，依法给予处分，没收违法所得；构成犯罪的，依法追究刑事责任。

医疗机构的负责人、药品采购人员、医师等有关人员收受药品生产企业、药品经营企业或者其代理人给予的财物或者其他利益的，由卫生行政部门或者本单位给予处分，没收违法所得；对违法行为情节严重的执业医师，由卫生行政部门吊销其执业证书；构成犯罪的，依法追究刑事责任。

第九十一条　违反本法有关药品广告的管理规定的，依照《中华人民共和国广告法》的规定处罚，并由发给广告批准文号的药品监督管理部门撤销广告批准文号，1 年内不受理该品种的广告审批申请；构成犯罪的，依法追究刑事责任。

药品监督管理部门对药品广告不依法履行审查职责，批准发布的广告有虚假或者其他违反法律、行政法规的内容的，对直接负责的主管人员和其他直接责任人员依法给予行政处分；构成犯罪的，依法追究刑事责任。

第九十二条　药品的生产企业、经营企业、医疗机构违反本法规定，给药品使用者造成损害的，依法承担赔偿责任。

第九十三条　药品监督管理部门违反本法规定，有下列行为之一的，由其上级主管机关或者监察机关责令收回违法发给的证书、撤销药品批准证明文件，对直接负责的主管人员和其他直接责任人员依法给予行政处分；构成犯罪的，依法追究刑事责任：

（一）对不符合《药品生产质量管理规范》《药品经营质量管理规范》的企业发给符合有关规范的认证证书的，或者对取得认证证书的企业未按照规定履行跟踪检查的职责，对不符合认证条件的企业未依法责令其改正或者撤销其认证证书的；

（二）对不符合法定条件的单位发给《药品生产许可证》《药品经营许可证》或者《医疗机构制剂许可证》的；

（三）对不符合进口条件的药品发给进口药品注册证书的；

（四）对不具备临床试验条件或者生产条件而批准进行临床试验、发给新药证书、发给药品批准文号的。

第九十四条　药品监督管理部门或者其设置的药品检验机构或者其确定的专业从事药品检验的机构参与药品生产经营活动的，由其上级机关或者监察机关责令改正，有违法收入的予以没收；情节严重的，对直接负责的主管人员和其他直接责任人员依法给予行政处分。

药品监督管理部门或者其设置的药品检验机构或者其确定的专业从事药品检验的机构的工作人员参与药品生产经营活动的，依法给予行政处分。

第九十五条 药品监督管理部门或者其设置、确定的药品检验机构在药品监督检验中违法收取检验费用的，由政府有关部门责令退还，对直接负责的主管人员和其他直接责任人员依法给予行政处分。对违法收取检验费用情节严重的药品检验机构，撤销其检验资格。

第九十六条 药品监督管理部门应当依法履行监督检查职责，监督已取得《药品生产许可证》《药品经营许可证》的企业依照本法规定从事药品生产、经营活动。

已取得《药品生产许可证》《药品经营许可证》的企业生产、销售假药、劣药的，除依法追究该企业的法律责任外，对有失职、渎职行为的药品监督管理部门直接负责的主管人员和其他直接责任人员依法给予行政处分；构成犯罪的，依法追究刑事责任。

第九十七条 药品监督管理部门对下级药品监督管理部门违反本法的行政行为，责令限期改正；逾期不改正的，有权予以改变或者撤销。

第九十八条 药品监督管理人员滥用职权、徇私舞弊、玩忽职守，构成犯罪的，依法追究刑事责任；尚不构成犯罪的，依法给予行政处分。

第九十九条 依照本法被吊销《药品生产许可证》《药品经营许可证》的，由药品监督管理部门通知工商行政管理部门办理变更或者注销登记。

第一百条 本章规定的货值金额以违法生产、销售药品的标价计算；没有标价的，按照同类药品的市场价格计算。

第十章 附 则

第一百零一条 本法下列用语的含义是：

药品，是指用于预防、治疗、诊断人的疾病，有目的地调节人的生理机能并规定有适应症或者功能主治、用法和用量的物质，包括中药材、中药饮片、中成药、化学原料药及其制剂、抗生素、生化药品、放射性药品、血清、疫苗、血液制品和诊断药品等。

辅料，是指生产药品和调配处方时所用的赋形剂和附加剂。

药品生产企业，是指生产药品的专营企业或者兼营企业。

药品经营企业，是指经营药品的专营企业或者兼营企业。

第一百零二条 中药材的种植、采集和饲养的管理办法，由国务院另行制定。

第一百零三条 国家对预防性生物制品的流通实行特殊管理。具体办法由国务院制定。

第一百零四条 中国人民解放军执行本法的具体办法，由国务院、中央军事委员会依据本法制定。

第一百零五条 本法自2001年12月1日起施行。

中华人民共和国传染病防治法

（1989 年 2 月 21 日第七届全国人民代表大会常务委员会第六次会议通过，2004 年 8 月 28 日第十届全国人民代表大会常务委员会第十一次会议修订）

目　　录

第一章　总　　则

第一条　为了预防、控制和消除传染病的发生与流行，保障人体健康和公共卫生，制定本法。

第二条　国家对传染病防治实行预防为主的方针，防治结合、分类管理、依靠科学、依靠群众。

第三条　本法规定的传染病分为甲类、乙类和丙类。

甲类传染病是指：鼠疫、霍乱。

乙类传染病是指：传染性非典型肺炎、艾滋病、病毒性肝炎、脊髓灰质炎、人感染高致病性禽流感、麻疹、流行性出血热、狂犬病、流行性乙型脑炎、登革热、炭疽、细菌性和阿米巴性痢疾、肺结核、伤寒和副伤寒、流行性脑脊髓膜炎、百日咳、白喉、新生儿破伤风、猩红热、布鲁氏菌病、淋病、梅毒、钩端螺旋体病、血吸虫病、疟疾。

丙类传染病是指：流行性感冒、流行性腮腺炎、风疹、急性出血性结膜炎、麻风病、流行性和地方性斑疹伤寒、黑热病、包虫病、丝虫病，除霍乱、细菌性和阿米巴性痢疾、伤寒和副伤寒以外的感染性腹泻病。

上述规定以外的其他传染病，根据其暴发、流行情况和危害程度，需要列入乙类、丙类传染病的，由国务院卫生行政部门决定并予以公布。

第四条　对乙类传染病中传染性非典型肺炎、炭疽中的肺炭疽和人感染高致病性禽流感，采取本法所称甲类传染病的预防、控制措施。其他乙类传染病和突发原因不明的传染病需要采取本法所称甲类传染病的预防、控制措施的，由国务院卫生行政部门及时报经国务院批准后予以公布、实施。

省、自治区、直辖市人民政府对本行政区域内常见、多发的其他地方性传染病，可以根据情况决定按照乙类或者丙类传染病管理并予以公布，报国务院卫生行政部门备案。

第五条　各级人民政府领导传染病防治工作。

县级以上人民政府制定传染病防治规

划并组织实施，建立健全传染病防治的疾病预防控制、医疗救治和监督管理体系。

第六条　国务院卫生行政部门主管全国传染病防治及其监督管理工作。县级以上地方人民政府卫生行政部门负责本行政区域内的传染病防治及其监督管理工作。

县级以上人民政府其他部门在各自的职责范围内负责传染病防治工作。

军队的传染病防治工作，依照本法和国家有关规定办理，由中国人民解放军卫生主管部门实施监督管理。

第七条　各级疾病预防控制机构承担传染病监测、预测、流行病学调查、疫情报告以及其他预防、控制工作。

医疗机构承担与医疗救治有关的传染病防治工作和责任区域内的传染病预防工作。城市社区和农村基层医疗机构在疾病预防控制机构的指导下，承担城市社区、农村基层相应的传染病防治工作。

第八条　国家发展现代医学和中医药等传统医学，支持和鼓励开展传染病防治的科学研究，提高传染病防治的科学技术水平。

国家支持和鼓励开展传染病防治的国际合作。

第九条　国家支持和鼓励单位和个人参与传染病防治工作。各级人民政府应当完善有关制度，方便单位和个人参与防治传染病的宣传教育、疫情报告、志愿服务和捐赠活动。

居民委员会、村民委员会应当组织居民、村民参与社区、农村的传染病预防与控制活动。

第十条　国家开展预防传染病的健康教育。新闻媒体应当无偿开展传染病防治和公共卫生教育的公益宣传。

各级各类学校应当对学生进行健康知识和传染病预防知识的教育。

医学院校应当加强预防医学教育和科学研究，对在校学生以及其他与传染病防治相关人员进行预防医学教育和培训，为传染病防治工作提供技术支持。

疾病预防控制机构、医疗机构应当定期对其工作人员进行传染病防治知识、技能的培训。

第十一条　对在传染病防治工作中作出显著成绩和贡献的单位和个人，给予表彰和奖励。

对因参与传染病防治工作致病、致残、死亡的人员，按照有关规定给予补助、抚恤。

第十二条　在中华人民共和国领域内的一切单位和个人，必须接受疾病预防控制机构、医疗机构有关传染病的调查、检验、采集样本、隔离治疗等预防、控制措施，如实提供有关情况。疾病预防控制机构、医疗机构不得泄露涉及个人隐私的有关信息、资料。

卫生行政部门以及其他有关部门、疾病预防控制机构和医疗机构因违法实施行政管理或者预防、控制措施，侵犯单位和个人合法权益的，有关单位和个人可以依法申请行政复议或者提起诉讼。

第二章　传染病预防

第十三条　各级人民政府组织开展群众性卫生活动，进行预防传染病的健康教育，倡导文明健康的生活方式，提高公众对传染病的防治意识和应对能力，加强环境卫生建设，消除鼠害和蚊、蝇等病媒生物的危害。

各级人民政府农业、水利、林业行政部门按照职责分工负责指导和组织消除农田、湖区、河流、牧场、林区的鼠害与血吸虫危害，以及其他传播传染病的动物和病媒生物的危害。

铁路、交通、民用航空行政部门负责组织消除交通工具以及相关场所的鼠害和蚊、蝇等病媒生物的危害。

第十四条　地方各级人民政府应当有计划地建设和改造公共卫生设施，改善饮用水卫生条件，对污水、污物、粪便进行无害化处置。

第十五条　国家实行有计划的预防接种制度。国务院卫生行政部门和省、自治区、直辖市人民政府卫生行政部门，根据传染病预防、控制的需要，制定传染病预防接种规划并组织实施。用于预防接种的疫苗必须符合国家质量标准。

国家对儿童实行预防接种证制度。国家免疫规划项目的预防接种实行免费。医疗机构、疾病预防控制机构与儿童的监护人应当相互配合，保证儿童及时接受预防接种。具体办法由国务院制定。

第十六条　国家和社会应当关心、帮助传染病病人、病原携带者和疑似传染病病人，使其得到及时救治。任何单位和个人不得歧视传染病病人、病原携带者和疑似传染病病人。

传染病病人、病原携带者和疑似传染病病人，在治愈前或者在排除传染病嫌疑前，不得从事法律、行政法规和国务院卫生行政部门规定禁止从事的易使该传染病扩散的工作。

第十七条　国家建立传染病监测制度。

国务院卫生行政部门制定国家传染病监测规划和方案。省、自治区、直辖市人民政府卫生行政部门根据国家传染病监测规划和方案，制定本行政区域的传染病监测计划和工作方案。

各级疾病预防控制机构对传染病的发生、流行以及影响其发生、流行的因素，进行监测；对国外发生、国内尚未发生的传染病或者国内新发生的传染病，进行监测。

第十八条　各级疾病预防控制机构在传染病预防控制中履行下列职责：

（一）实施传染病预防控制规划、计划和方案；

（二）收集、分析和报告传染病监测信息，预测传染病的发生、流行趋势；

（三）开展对传染病疫情和突发公共卫生事件的流行病学调查、现场处理及其效果评价；

（四）开展传染病实验室检测、诊断、病原学鉴定；

（五）实施免疫规划，负责预防性生物制品的使用管理；

（六）开展健康教育、咨询，普及传染病防治知识；

（七）指导、培训下级疾病预防控制机构及其工作人员开展传染病监测工作；

（八）开展传染病防治应用性研究和卫生评价，提供技术咨询。

国家、省级疾病预防控制机构负责对传染病发生、流行以及分布进行监测，对重大传染病流行趋势进行预测，提出预防控制对策，参与并指导对暴发的疫情进行调查处理，开展传染病病原学鉴定，建立检测质量控制体系，开展应用性研究和卫生评价。

设区的市和县级疾病预防控制机构负责传染病预防控制规划、方案的落实，组织实施免疫、消毒、控制病媒生物的危害，普及传染病防治知识，负责本地区疫情和突发公共卫生事件监测、报告，开展流行病学调查和常见病原微生物检测。

第十九条 国家建立传染病预警制度。

国务院卫生行政部门和省、自治区、直辖市人民政府根据传染病发生、流行趋势的预测，及时发出传染病预警，根据情况予以公布。

第二十条 县级以上地方人民政府应当制定传染病预防、控制预案，报上一级人民政府备案。

传染病预防、控制预案应当包括以下主要内容：

（一）传染病预防控制指挥部的组成和相关部门的职责；

（二）传染病的监测、信息收集、分析、报告、通报制度；

（三）疾病预防控制机构、医疗机构在发生传染病疫情时的任务与职责；

（四）传染病暴发、流行情况的分级以及相应的应急工作方案；

（五）传染病预防、疫点疫区现场控制，应急设施、设备、救治药品和医疗器械以及其他物资和技术的储备与调用。

地方人民政府和疾病预防控制机构接到国务院卫生行政部门或者省、自治区、直辖市人民政府发出的传染病预警后，应当按照传染病预防、控制预案，采取相应的预防、控制措施。

第二十一条 医疗机构必须严格执行国务院卫生行政部门规定的管理制度、操作规范，防止传染病的医源性感染和医院感染。

医疗机构应当确定专门的部门或者人员，承担传染病疫情报告、本单位的传染病预防、控制以及责任区域内的传染病预防工作；承担医疗活动中与医院感染有关的危险因素监测、安全防护、消毒、隔离和医疗废物处置工作。

疾病预防控制机构应当指定专门人员负责对医疗机构内传染病预防工作进行指导、考核，开展流行病学调查。

第二十二条 疾病预防控制机构、医疗机构的实验室和从事病原微生物实验的单位，应当符合国家规定的条件和技术标准，建立严格的监督管理制度，对传染病病原体样本按照规定的措施实行严格监督管理，严防传染病病原体的实验室感染和病原微生物的扩散。

第二十三条 采供血机构、生物制品生产单位必须严格执行国家有关规定，保证血液、血液制品的质量。禁止非法采集血液或者组织他人出卖血液。

疾病预防控制机构、医疗机构使用血液和血液制品，必须遵守国家有关规定，防止因输入血液、使用血液制品引起经血液传播疾病的发生。

第二十四条　各级人民政府应当加强艾滋病的防治工作，采取预防、控制措施，防止艾滋病的传播。具体办法由国务院制定。

第二十五条　县级以上人民政府农业、林业行政部门以及其他有关部门，依据各自的职责负责与人畜共患传染病有关的动物传染病的防治管理工作。

与人畜共患传染病有关的野生动物、家畜家禽，经检疫合格后，方可出售、运输。

第二十六条　国家建立传染病菌种、毒种库。

对传染病菌种、毒种和传染病检测样本的采集、保藏、携带、运输和使用实行分类管理，建立健全严格的管理制度。

对可能导致甲类传染病传播的以及国务院卫生行政部门规定的菌种、毒种和传染病检测样本，确需采集、保藏、携带、运输和使用的，须经省级以上人民政府卫生行政部门批准。具体办法由国务院制定。

第二十七条　对被传染病病原体污染的污水、污物、场所和物品，有关单位和个人必须在疾病预防控制机构的指导下或者按照其提出的卫生要求，进行严格消毒处理；拒绝消毒处理的，由当地卫生行政部门或者疾病预防控制机构进行强制消毒处理。

第二十八条　在国家确认的自然疫源地计划兴建水利、交通、旅游、能源等大型建设项目的，应当事先由省级以上疾病预防控制机构对施工环境进行卫生调查。建设单位应当根据疾病预防控制机构的意见，采取必要的传染病预防、控制措施。施工期间，建设单位应当设专人负责工地上的卫生防疫工作。工程竣工后，疾病预防控制机构应当对可能发生的传染病进行监测。

第二十九条　用于传染病防治的消毒产品、饮用水供水单位供应的饮用水和涉及饮用水卫生安全的产品，应当符合国家卫生标准和卫生规范。

饮用水供水单位从事生产或者供应活动，应当依法取得卫生许可证。

生产用于传染病防治的消毒产品的单位和生产用于传染病防治的消毒产品，应当经省级以上人民政府卫生行政部门审批。具体办法由国务院制定。

第三章　疫情报告、通报和公布

第三十条　疾病预防控制机构、医疗机构和采供血机构及其执行职务的人员发现本法规定的传染病疫情或者发现其他传染病暴发、流行以及突发原因不明的传染病时，应当遵循疫情报告属地管理原则，按照国务院规定的或者国务院卫生行政部门规定的内容、程序、方式和时限报告。

军队医疗机构向社会公众提供医疗服务，发现前款规定的传染病疫情时，应当按照国务院卫生行政部门的规定报告。

第三十一条　任何单位和个人发现传染病病人或者疑似传染病病人时，应当及时向附近的疾病预防控制机构或者医疗机构报告。

第三十二条　港口、机场、铁路疾病预防控制机构以及国境卫生检疫机关发现甲类传染病病人、病原携带者、疑似传染病病人时，应当按照国家有关规定立即向国境口岸所在地的疾病预防控制机构或者所在地县级以上地方人民政府卫生行政部门报告并互相通报。

第三十三条 疾病预防控制机构应当主动收集、分析、调查、核实传染病疫情信息。接到甲类、乙类传染病疫情报告或者发现传染病暴发、流行时，应当立即报告当地卫生行政部门，由当地卫生行政部门立即报告当地人民政府，同时报告上级卫生行政部门和国务院卫生行政部门。

疾病预防控制机构应当设立或者指定专门的部门、人员负责传染病疫情信息管理工作，及时对疫情报告进行核实、分析。

第三十四条 县级以上地方人民政府卫生行政部门应当及时向本行政区域内的疾病预防控制机构和医疗机构通报传染病疫情以及监测、预警的相关信息。接到通报的疾病预防控制机构和医疗机构应当及时告知本单位的有关人员。

第三十五条 国务院卫生行政部门应当及时向国务院其他有关部门和各省、自治区、直辖市人民政府卫生行政部门通报全国传染病疫情以及监测、预警的相关信息。

毗邻的以及相关的地方人民政府卫生行政部门，应当及时互相通报本行政区域的传染病疫情以及监测、预警的相关信息。

县级以上人民政府有关部门发现传染病疫情时，应当及时向同级人民政府卫生行政部门通报。

中国人民解放军卫生主管部门发现传染病疫情时，应当向国务院卫生行政部门通报。

第三十六条 动物防疫机构和疾病预防控制机构，应当及时互相通报动物间和人间发生的人畜共患传染病疫情以及相关信息。

第三十七条 依照本法的规定负有传染病疫情报告职责的人民政府有关部门、疾病预防控制机构、医疗机构、采供血机构及其工作人员，不得隐瞒、谎报、缓报传染病疫情。

第三十八条 国家建立传染病疫情信息公布制度。

国务院卫生行政部门定期公布全国传染病疫情信息。省、自治区、直辖市人民政府卫生行政部门定期公布本行政区域的传染病疫情信息。

传染病暴发、流行时，国务院卫生行政部门负责向社会公布传染病疫情信息，并可以授权省、自治区、直辖市人民政府卫生行政部门向社会公布本行政区域的传染病疫情信息。

公布传染病疫情信息应当及时、准确。

第四章 疫情控制

第三十九条 医疗机构发现甲类传染病时，应当及时采取下列措施：

（一）对病人、病原携带者，予以隔离治疗，隔离期限根据医学检查结果确定；

（二）对疑似病人，确诊前在指定场

所单独隔离治疗；

（三）对医疗机构内的病人、病原携带者、疑似病人的密切接触者，在指定场所进行医学观察和采取其他必要的预防措施。

拒绝隔离治疗或者隔离期未满擅自脱离隔离治疗的，可以由公安机关协助医疗机构采取强制隔离治疗措施。

医疗机构发现乙类或者丙类传染病病人，应当根据病情采取必要的治疗和控制传播措施。

医疗机构对本单位内被传染病病原体污染的场所、物品以及医疗废物，必须依照法律、法规的规定实施消毒和无害化处置。

第四十条　疾病预防控制机构发现传染病疫情或者接到传染病疫情报告时，应当及时采取下列措施：

（一）对传染病疫情进行流行病学调查，根据调查情况提出划定疫点、疫区的建议，对被污染的场所进行卫生处理，对密切接触者，在指定场所进行医学观察和采取其他必要的预防措施，并向卫生行政部门提出疫情控制方案；

（二）传染病暴发、流行时，对疫点、疫区进行卫生处理，向卫生行政部门提出疫情控制方案，并按照卫生行政部门的要求采取措施；

（三）指导下级疾病预防控制机构实施传染病预防、控制措施，组织、指导有关单位对传染病疫情的处理。

第四十一条　对已经发生甲类传染病病例的场所或者该场所内的特定区域的人员，所在地的县级以上地方人民政府可以

实施隔离措施，并同时向上一级人民政府报告；接到报告的上级人民政府应当即时作出是否批准的决定。上级人民政府作出不予批准决定的，实施隔离措施的人民政府应当立即解除隔离措施。

在隔离期间，实施隔离措施的人民政府应当对被隔离人员提供生活保障；被隔离人员有工作单位的，所在单位不得停止支付其隔离期间的工作报酬。

隔离措施的解除，由原决定机关决定并宣布。

第四十二条　传染病暴发、流行时，县级以上地方人民政府应当立即组织力量，按照预防、控制预案进行防治，切断传染病的传播途径，必要时，报经上一级人民政府决定，可以采取下列紧急措施并予以公告：

（一）限制或者停止集市、影剧院演出或者其他人群聚集的活动；

（二）停工、停业、停课；

（三）封闭或者封存被传染病病原体污染的公共饮用水源、食品以及相关物品；

（四）控制或者扑杀染疫野生动物、家畜家禽；

（五）封闭可能造成传染病扩散的场所。

上级人民政府接到下级人民政府关于采取前款所列紧急措施的报告时，应当即时作出决定。

紧急措施的解除，由原决定机关决定并宣布。

第四十三条　甲类、乙类传染病暴发、流行时，县级以上地方人民政府报经

上一级人民政府决定，可以宣布本行政区域部分或者全部为疫区；国务院可以决定并宣布跨省、自治区、直辖市的疫区。县级以上地方人民政府可以在疫区内采取本法第四十二条规定的紧急措施，并可以对出入疫区的人员、物资和交通工具实施卫生检疫。

省、自治区、直辖市人民政府可以决定对本行政区域内的甲类传染病疫区实施封锁；但是，封锁大、中城市的疫区或者封锁跨省、自治区、直辖市的疫区，以及封锁疫区导致中断干线交通或者封锁国境的，由国务院决定。

疫区封锁的解除，由原决定机关决定并宣布。

第四十四条　发生甲类传染病时，为了防止该传染病通过交通工具及其乘运的人员、物资传播，可以实施交通卫生检疫。具体办法由国务院制定。

第四十五条　传染病暴发、流行时，根据传染病疫情控制的需要，国务院有权在全国范围或者跨省、自治区、直辖市范围内，县级以上地方人民政府有权在本行政区域内紧急调集人员或者调用储备物资，临时征用房屋、交通工具以及相关设施、设备。

紧急调集人员的，应当按照规定给予合理报酬。临时征用房屋、交通工具以及相关设施、设备的，应当依法给予补偿；能返还的，应当及时返还。

第四十六条　患甲类传染病、炭疽死亡的，应当将尸体立即进行卫生处理，就近火化。患其他传染病死亡的，必要时，应当将尸体进行卫生处理后火化或者按照规定深埋。

为了查找传染病病因，医疗机构在必要时可以按照国务院卫生行政部门的规定，对传染病病人尸体或者疑似传染病病人尸体进行解剖查验，并应当告知死者家属。

第四十七条　疫区中被传染病病原体污染或者可能被传染病病原体污染的物品，经消毒可以使用的，应当在当地疾病预防控制机构的指导下，进行消毒处理后，方可使用、出售和运输。

第四十八条　发生传染病疫情时，疾病预防控制机构和省级以上人民政府卫生行政部门指派的其他与传染病有关的专业技术机构，可以进入传染病疫点、疫区进行调查、采集样本、技术分析和检验。

第四十九条　传染病暴发、流行时，药品和医疗器械生产、供应单位应当及时生产、供应防治传染病的药品和医疗器械。铁路、交通、民用航空经营单位必须优先运送处理传染病疫情的人员以及防治传染病的药品和医疗器械。县级以上人民政府有关部门应当做好组织协调工作。

第五章　医疗救治

第五十条　县级以上人民政府应当加强和完善传染病医疗救治服务网络的建设，指定具备传染病救治条件和能力的医疗机构承担传染病救治任务，或者根据传染病救治需要设置传染病医院。

第五十一条　医疗机构的基本标准、建筑设计和服务流程，应当符合预防传染病医院感染的要求。

医疗机构应当按照规定对使用的医疗器械进行消毒；对按照规定一次使用的医疗器具，应当在使用后予以销毁。

医疗机构应当按照国务院卫生行政部门规定的传染病诊断标准和治疗要求，采取相应措施，提高传染病医疗救治能力。

第五十二条　医疗机构应当对传染病病人或者疑似传染病病人提供医疗救护、现场救援和接诊治疗，书写病历记录以及其他有关资料，并妥善保管。

医疗机构应当实行传染病预检、分诊制度；对传染病病人、疑似传染病病人，应当引导至相对隔离的分诊点进行初诊。医疗机构不具备相应救治能力的，应当将患者及其病历记录复印件一并转至具备相应救治能力的医疗机构。具体办法由国务院卫生行政部门规定。

第六章　监督管理

第五十三条　县级以上人民政府卫生行政部门对传染病防治工作履行下列监督检查职责：

（一）对下级人民政府卫生行政部门履行本法规定的传染病防治职责进行监督检查；

（二）对疾病预防控制机构、医疗机构的传染病防治工作进行监督检查；

（三）对采供血机构的采供血活动进行监督检查；

（四）对用于传染病防治的消毒产品及其生产单位进行监督检查，并对饮用水供水单位从事生产或者供应活动以及涉及饮用水卫生安全的产品进行监督检查；

（五）对传染病菌种、毒种和传染病检测样本的采集、保藏、携带、运输、使用进行监督检查；

（六）对公共场所和有关单位的卫生条件和传染病预防、控制措施进行监督检查。

省级以上人民政府卫生行政部门负责组织对传染病防治重大事项的处理。

第五十四条　县级以上人民政府卫生行政部门在履行监督检查职责时，有权进入被检查单位和传染病疫情发生现场调查取证，查阅或者复制有关的资料和采集样本。被检查单位应当予以配合，不得拒绝、阻挠。

第五十五条　县级以上地方人民政府卫生行政部门在履行监督检查职责时，发现被传染病病原体污染的公共饮用水源、食品以及相关物品，如不及时采取控制措施可能导致传染病传播、流行的，可以采取封闭公共饮用水源、封存食品以及相关物品或者暂停销售的临时控制措施，并予以检验或者进行消毒。经检验，属于被污染的食品，应当予以销毁；对未被污染的食品或者经消毒后可以使用的物品，应当解除控制措施。

第五十六条　卫生行政部门工作人员依法执行职务时，应当不少于两人，并出示执法证件，填写卫生执法文书。

卫生执法文书经核对无误后，应当由卫生执法人员和当事人签名。当事人拒绝签名的，卫生执法人员应当注明情况。

第五十七条　卫生行政部门应当依法建立健全内部监督制度，对其工作人员依据法定职权和程序履行职责的情况进行监督。

上级卫生行政部门发现下级卫生行政部门不及时处理职责范围内的事项或者不履行职责的，应当责令纠正或者直接予以处理。

第五十八条　卫生行政部门及其工作人员履行职责，应当自觉接受社会和公民的监督。单位和个人有权向上级人民政府及其卫生行政部门举报违反本法的行为。接到举报的有关人民政府或者其卫生部门，应当及时调查处理。

第七章　保障措施

第五十九条　国家将传染病防治工作纳入国民经济和社会发展计划，县级以上地方人民政府将传染病防治工作纳入本行政区域的国民经济和社会发展计划。

第六十条　县级以上地方人民政府按照本级政府职责负责本行政区域内传染病预防、控制、监督工作的日常经费。

国务院卫生行政部门会同国务院有关部门，根据传染病流行趋势，确定全国传染病预防、控制、救治、监测、预测、预警、监督检查等项目。中央财政对困难地区实施重大传染病防治项目给予补助。

省、自治区、直辖市人民政府根据本行政区域内传染病流行趋势，在国务院卫生行政部门确定的项目范围内，确定传染病预防、控制、监督等项目，并保障项目的实施经费。

第六十一条　国家加强基层传染病防治体系建设，扶持贫困地区和少数民族地区的传染病防治工作。

地方各级人民政府应当保障城市社区、农村基层传染病预防工作的经费。

第六十二条　国家对患有特定传染病的困难人群实行医疗救助，减免医疗费用。具体办法由国务院卫生行政部门会同国务院财政部门等部门制定。

第六十三条　县级以上人民政府负责储备防治传染病的药品、医疗器械和其他物资，以备调用。

第六十四条　对从事传染病预防、医疗、科研、教学、现场处理疫情的人员，以及在生产、工作中接触传染病病原体的其他人员，有关单位应当按照国家规定，采取有效的卫生防护措施和医疗保健措施，并给予适当的津贴。

第八章　法律责任

第六十五条　地方各级人民政府未依照本法的规定履行报告职责，或者隐瞒、谎报、缓报传染病疫情，或者在传染病暴发、流行时，未及时组织救治、采取控制措施的，由上级人民政府责令改正，通报批评；造成传染病传播、流行或者其他严重后果的，对负有责任的主管人员，依法给予行政处分；构成犯罪的，依法追究刑事责任。

第六十六条　县级以上人民政府卫生行政部门违反本法规定，有下列情形之一的，由本级人民政府、上级人民政府卫生行政部门责令改正，通报批评；造成传染病传播、流行或者其他严重后果的，对负有责任的主管人员和其他直接责任人员，依法给予行政处分；构成犯罪的，依法追究刑事责任：

（一）未依法履行传染病疫情通报、报告或者公布职责，或者隐瞒、谎报、缓报传染病疫情的；

（二）发生或者可能发生传染病传播时未及时采取预防、控制措施的；

（三）未依法履行监督检查职责，或者发现违法行为不及时查处的；

（四）未及时调查、处理单位和个人对下级卫生行政部门不履行传染病防治职责的举报的；

（五）违反本法的其他失职、渎职行为。

第六十七条　县级以上人民政府有关部门未依照本法的规定履行传染病防治和保障职责的，由本级人民政府或者上级人民政府有关部门责令改正，通报批评；造成传染病传播、流行或者其他严重后果的，对负有责任的主管人员和其他直接责任人员，依法给予行政处分；构成犯罪的，依法追究刑事责任。

第六十八条　疾病预防控制机构违反本法规定，有下列情形之一的，由县级以上人民政府卫生行政部门责令限期改正，通报批评，给予警告；对负有责任的主管人员和其他直接责任人员，依法给予降级、撤职、开除的处分，并可以依法吊销有关责任人员的执业证书；构成犯罪的，依法追究刑事责任：

（一）未依法履行传染病监测职责的；

（二）未依法履行传染病疫情报告、通报职责，或者隐瞒、谎报、缓报传染病疫情的；

（三）未主动收集传染病疫情信息，或者对传染病疫情信息和疫情报告未及时进行分析、调查、核实的；

（四）发现传染病疫情时，未依据职责及时采取本法规定的措施的；

（五）故意泄露传染病病人、病原携带者、疑似传染病病人、密切接触者涉及个人隐私的有关信息、资料的。

第六十九条　医疗机构违反本法规定，有下列情形之一的，由县级以上人民政府卫生行政部门责令改正，通报批评，给予警告；造成传染病传播、流行或者其他严重后果的，对负有责任的主管人员和其他直接责任人员，依法给予降级、撤职、开除的处分，并可以依法吊销有关责任人员的执业证书；构成犯罪的，依法追究刑事责任：

（一）未按照规定承担本单位的传染病预防、控制工作、医院感染控制任务和责任区域内的传染病预防工作的；

（二）未按照规定报告传染病疫情，或者隐瞒、谎报、缓报传染病疫情的；

（三）发现传染病疫情时，未按照规定对传染病病人、疑似传染病病人提供医疗救护、现场救援、接诊、转诊的，或者拒绝接受转诊的；

（四）未按照规定对本单位内被传染病病原体污染的场所、物品以及医疗废物实施消毒或者无害化处置的；

（五）未按照规定对医疗器械进行消毒，或者对按照规定一次使用的医疗器具未予销毁，再次使用的；

（六）在医疗救治过程中未按照规定保管医学记录资料的；

（七）故意泄露传染病病人、病原携

带者、疑似传染病病人、密切接触者涉及个人隐私的有关信息、资料的。

第七十条 采供血机构未按照规定报告传染病疫情，或者隐瞒、谎报、缓报传染病疫情，或者未执行国家有关规定，导致因输入血液引起经血液传播疾病发生的，由县级以上人民政府卫生行政部门责令改正，通报批评，给予警告；造成传染病传播、流行或者其他严重后果的，对负有责任的主管人员和其他直接责任人员，依法给予降级、撤职、开除的处分，并可以依法吊销采供血机构的执业许可证；构成犯罪的，依法追究刑事责任。

非法采集血液或者组织他人出卖血液的，由县级以上人民政府卫生行政部门予以取缔，没收违法所得，可以并处十万元以下的罚款；构成犯罪的，依法追究刑事责任。

第七十一条 国境卫生检疫机关、动物防疫机构未依法履行传染病疫情通报职责的，由有关部门在各自职责范围内责令改正，通报批评；造成传染病传播、流行或者其他严重后果的，对负有责任的主管人员和其他直接责任人员，依法给予降级、撤职、开除的处分；构成犯罪的，依法追究刑事责任。

第七十二条 铁路、交通、民用航空经营单位未依照本法的规定优先运送处理传染病疫情的人员以及防治传染病的药品和医疗器械的，由有关部门责令限期改正，给予警告；造成严重后果的，对负有责任的主管人员和其他直接责任人员，依法给予降级、撤职、开除的处分。

第七十三条 违反本法规定，有下列情形之一，导致或者可能导致传染病传播、流行的，由县级以上人民政府卫生行政部门责令限期改正，没收违法所得，可以并处五万元以下的罚款；已取得许可证的，原发证部门可以依法暂扣或者吊销许可证；构成犯罪的，依法追究刑事责任：

（一）饮用水供水单位供应的饮用水不符合国家卫生标准和卫生规范的；

（二）涉及饮用水卫生安全的产品不符合国家卫生标准和卫生规范的；

（三）用于传染病防治的消毒产品不符合国家卫生标准和卫生规范的；

（四）出售、运输疫区中被传染病病原体污染或者可能被传染病病原体污染的物品，未进行消毒处理的；

（五）生物制品生产单位生产的血液制品不符合国家质量标准的。

第七十四条 违反本法规定，有下列情形之一的，由县级以上地方人民政府卫生行政部门责令改正，通报批评，给予警告，已取得许可证的，可以依法暂扣或者吊销许可证；造成传染病传播、流行以及其他严重后果的，对负有责任的主管人员和其他直接责任人员，依法给予降级、撤职、开除的处分，并可以依法吊销有关责任人员的执业证书；构成犯罪的，依法追究刑事责任：

（一）疾病预防控制机构、医疗机构和从事病原微生物实验的单位，不符合国家规定的条件和技术标准，对传染病病原体样本未按照规定进行严格管理，造成实验室感染和病原微生物扩散的；

（二）违反国家有关规定，采集、保藏、携带、运输和使用传染病菌种、毒种和传染病检测样本的；

（三）疾病预防控制机构、医疗机构未执行国家有关规定，导致因输入血液、使用血液制品引起经血液传播疾病发生的。

第七十五条　未经检疫出售、运输与人畜共患传染病有关的野生动物、家畜家禽的，由县级以上地方人民政府畜牧兽医行政部门责令停止违法行为，并依法给予行政处罚。

第七十六条　在国家确认的自然疫源地兴建水利、交通、旅游、能源等大型建设项目，未经卫生调查进行施工的，或者未按照疾病预防控制机构的意见采取必要的传染病预防、控制措施的，由县级以上人民政府卫生行政部门责令限期改正，给予警告，处 5000 元以上 3 万元以下的罚款；逾期不改正的，处 3 万元以上 10 万元以下的罚款，并可以提请有关人民政府依据职责权限，责令停建、关闭。

第七十七条　单位和个人违反本法规定，导致传染病传播、流行，给他人人身、财产造成损害的，应当依法承担民事责任。

第九章　附　则

第七十八条　本法中下列用语的含义：

（一）传染病病人、疑似传染病病人：指根据国务院卫生行政部门发布的《中华人民共和国传染病防治法规定管理的传染病诊断标准》，符合传染病病人和疑似传染病病人诊断标准的人。

（二）病原携带者：指感染病原体无临床症状但能排出病原体的人。

（三）流行病学调查：指对人群中疾病或者健康状况的分布及其决定因素进行调查研究，提出疾病预防控制措施及保健对策。

（四）疫点：指病原体从传染源向周围播散的范围较小或者单个疫源地。

（五）疫区：指传染病在人群中暴发、流行，其病原体向周围播散时所能波及的地区。

（六）人畜共患传染病：指人与脊椎动物共同罹患的传染病，如鼠疫、狂犬病、血吸虫病等。

（七）自然疫源地：指某些可引起人类传染病的病原体在自然界的野生动物中长期存在和循环的地区。

（八）病媒生物：指能够将病原体从人或者其他动物传播给人的生物，如蚊、蝇、蚤类等。

（九）医源性感染：指在医学服务中，因病原体传播引起的感染。

（十）医院感染：指住院病人在医院内获得的感染，包括在住院期间发生的感染和在医院内获得出院后发生的感染，但不包括入院前已开始或者入院时已处于潜伏期的感染。医院工作人员在医院内获得的感染也属医院感染。

（十一）实验室感染：指从事实验室工作时，因接触病原体所致的感染。

（十二）菌种、毒种：指可能引起本法规定的传染病发生的细菌菌种、病毒毒种。

（十三）消毒：指用化学、物理、生物的方法杀灭或者消除环境中的病原微生物。

（十四）疾病预防控制机构：指从事疾病预防控制活动的疾病预防控制中心以

及与上述机构业务活动相同的单位。

（十五）医疗机构：指按照《医疗机构管理条例》取得医疗机构执业许可证，从事疾病诊断、治疗活动的机构。

第七十九条　传染病防治中有关食品、药品、血液、水、医疗废物和病原微生物的管理以及动物防疫和国境卫生检疫，本法未规定的，分别适用其他有关法律、行政法规的规定。

第八十条　本法自 2004 年 12 月 1 日起施行。

中华人民共和国母婴保健法

（1994 年 10 月 27 日第八届全国人民代表大会常务委员会第十次会议通过，1994 年 10 月 27 日中华人民共和国主席令第三十三号公布，自 1995 年 6 月 1 日起施行）

第一章　总　　则

第一条　为了保障母亲和婴儿健康，提高出生人口素质，根据宪法，制定本法。

第二条　国家发展母婴保健事业，提供必要条件和物质帮助，使母亲和婴儿获得医疗保健服务。

国家对边远贫困地区的母婴保健事业给予扶持。

第三条　各级人民政府领导母婴保健工作。

母婴保健事业应当纳入国民经济和社会发展计划。

第四条　国务院卫生行政部门主管全国母婴保健工作，根据不同地区情况提出分级分类指导原则，并对全国母婴保健工作实施监督管理。

国务院其他有关部门在各自职责范围内，配合卫生行政部门做好母婴保健工作。

第五条　国家鼓励、支持母婴保健领域的教育和科学研究，推广先进、实用的母婴保健技术，普及母婴保健科学知识。

第六条　对在母婴保健工作中做出显著成绩和在母婴保健科学研究中取得显著成果的组织和个人，应当给予奖励。

第二章　婚前保健

第七条　医疗保健机构应当为公民提供婚前保健服务。

婚前保健服务包括下列内容：

（一）婚前卫生指导：关于性卫生知识、生育知识和遗传病知识的教育；

（二）婚前卫生咨询：对有关婚配、生育保健等问题提供医学意见；

（三）婚前医学检查：对准备结婚的男女双方可能患影响结婚和生育的疾病进行医学检查。

第八条　婚前医学检查包括对下列疾病的检查：

（一）严重遗传性疾病；

（二）指定传染病；

（三）有关精神病。

经婚前医学检查，医疗保健机构应当出具婚前医学检查证明。

第九条　经婚前医学检查，对患指定传染病在传染期内或者有关精神病在发病期内的，医师应当提出医学意见；准备结婚的男女双方应当暂缓结婚。

第十条　经婚前医学检查，对诊断患医学上认为不宜生育的严重遗传性疾病的，医师应当向男女双方说明情况，提出医学意见；经男女双方同意，采取长效避孕措施或者施行结扎手术后不生育的，可以结婚。但《中华人民共和国婚姻法》规定禁止结婚的除外。

第十一条　接受婚前医学检查的人员对检查结果持有异议的，可以申请医学技术鉴定，取得医学鉴定证明。

第十二条　男女双方在结婚登记时，应当持有婚前医学检查证明或者医学鉴定证明。

第十三条　省、自治区、直辖市人民政府根据本地区的实际情况，制定婚前医学检查制度实施办法。

省、自治区、直辖市人民政府对婚前医学检查应当规定合理的收费标准，对边远贫困地区或者交费确有困难的人员应当给予减免。

第三章　孕产期保健

第十四条　医疗保健机构应当为育龄妇女和孕产妇提供孕产期保健服务。

孕产期保健服务包括下列内容：

（一）母婴保健指导：对孕育健康后代以及严重遗传性疾病和碘缺乏病等地方病的发病原因、治疗和预防方法提供医学意见；

（二）孕妇、产妇保健：为孕妇、产妇提供卫生、营养、心理等方面的咨询和指导以及产前定期检查等医疗保健服务；

（三）胎儿保健：为胎儿生长发育进行监护，提供咨询和医学指导；

（四）新生儿保健：为新生儿生长发育、哺乳和护理提供的医疗保健服务。

第十五条　对患严重疾病或者接触致畸物质，妊娠可能危及孕妇生命安全或者可能严重影响孕妇健康和胎儿正常发育的，医疗保健机构应当予以医学指导。

第十六条　医师发现或者怀疑患严重遗传性疾病的育龄夫妻，应当提出医学意见。育龄夫妻应当根据医师的医学意见采取相应的措施。

第十七条　经产前检查，医师发现或者怀疑胎儿异常的，应当对孕妇进行产前诊断。

第十八条　经产前诊断，有下列情形之一的，医师应当向夫妻双方说明情况，并提出终止妊娠的医学意见：

（一）胎儿患严重遗传性疾病的；

（二）胎儿有严重缺陷的；

（三）因患严重疾病，继续妊娠可能危及孕妇生命安全或者严重危害孕妇健康的。

第十九条　依照本法规定施行终止妊娠或者结扎手术，应当经本人同意，并签署意见。本人无行为能力的，应当经其监护人同意，并签署意见。

依照本法规定施行终止妊娠或者结扎手术的，接受免费服务。

第二十条　生育过严重缺陷患儿的妇女再次妊娠前，夫妻双方应当到县级以上医疗保健机构接受医学检查。

第二十一条　医师和助产人员应当严格遵守有关操作规程，提高助产技术和服务质量，预防和减少产伤。

第二十二条 不能住院分娩的孕妇应当由经过培训合格的接生人员实行消毒接生。

第二十三条 医疗保健机构和从事家庭接生的人员按照国务院卫生行政部门的规定，出具统一制发的新生儿出生医学证明；有产妇和婴儿死亡以及新生儿出生缺陷情况的，应当向卫生行政部门报告。

第二十四条 医疗保健机构为产妇提供科学育儿、合理营养和母乳喂养的指导。

医疗保健机构对婴儿进行体格检查和预防接种，逐步开展新生儿疾病筛查、婴儿多发病和常见病防治等医疗保健服务。

第四章 技术鉴定

第二十五条 县级以上地方人民政府可以设立医学技术鉴定组织，负责对婚前医学检查、遗传病诊断和产前诊断结果有异议的进行医学技术鉴定。

第二十六条 从事医学技术鉴定的人员，必须具有临床经验和医学遗传学知识，并具有主治医师以上的专业技术职务。

医学技术鉴定组织的组成人员，由卫生行政部门提名，同级人民政府聘任。

第二十七条 医学技术鉴定实行回避制度。凡与当事人有利害关系，可能影响公正鉴定的人员，应当回避。

第五章 行政管理

第二十八条 各级人民政府应当采取措施，加强母婴保健工作，提高医疗保健服务水平，积极防治由环境因素所致严重危害母亲和婴儿健康的地方性高发性疾病，促进母婴保健事业的发展。

第二十九条 县级以上地方人民政府卫生行政部门管理本行政区域内的母婴保健工作。

第三十条 省、自治区、直辖市人民政府卫生行政部门指定的医疗保健机构负责本行政区域内的母婴保健监测和技术指导。

第三十一条 医疗保健机构按照国务院卫生行政部门的规定，负责其职责范围内的母婴保健工作，建立医疗保健工作规范，提高医学技术水平，采取各种措施方便人民群众，做好母婴保健服务工作。

第三十二条 医疗保健机构依照本法规定开展婚前医学检查、遗传病诊断、产前诊断以及施行结扎手术和终止妊娠手术的，必须符合国务院卫生行政部门规定的条件和技术标准，并经县级以上地方人民政府卫生行政部门许可。

严禁采用技术手段对胎儿进行性别鉴定，但医学上确有需要的除外。

第三十三条 从事本法规定的遗传病诊断、产前诊断的人员，必须经过省、自治区、直辖市人民政府卫生行政部门的考核，并取得相应的合格证书。

从事本法规定的婚前医学检查、施行结扎手术和终止妊娠手术的人员以及从事家庭接生的人员，必须经过县级以上地方人民政府卫生行政部门的考核，并取得相应的合格证书。

第三十四条 从事母婴保健工作的人员应当严格遵守职业道德，为当事人保守秘密。

第六章　法律责任

第三十五条　未取得国家颁发的有关合格证书的，有下列行为之一，县级以上地方人民政府卫生行政部门应当予以制止，并可以根据情节给予警告或者处以罚款：

（一）从事婚前医学检查、遗传病诊断、产前诊断或者医学技术鉴定的；

（二）施行终止妊娠手术的；

（三）出具本法规定的有关医学证明的。

上款第（三）项出具的有关医学证明无效。

第三十六条　未取得国家颁发的有关合格证书，施行终止妊娠手术或者采取其他方法终止妊娠，致人死亡、残疾、丧失或者基本丧失劳动能力的，依照刑法第一百三十四条、第一百三十五条的规定追究刑事责任。

第三十七条　从事母婴保健工作的人员违反本法规定，出具有关虚假医学证明或者进行胎儿性别鉴定的，由医疗保健机构或者卫生行政部门根据情节给予行政处分；情节严重的，依法取消执业资格。

第七章　附　则

第三十八条　本法下列用语的含义：

指定传染病，是指《中华人民共和国传染病防治法》中规定的艾滋病、淋病、梅毒、麻风病以及医学上认为影响结婚和生育的其他传染病。

严重遗传性疾病，是指由于遗传因素先天形成，患者全部或者部分丧失自主生活能力，后代再现风险高，医学上认为不宜生育的遗传性疾病。

有关精神病，是指精神分裂症、躁狂抑郁型精神病以及其他重型精神病。

产前诊断，是指对胎儿进行先天性缺陷和遗传性疾病的诊断。

第三十九条　本法自1995年6月1日起施行。

中华人民共和国执业医师法

（1998年6月26日第九届全国人民代表大会常务委员会第三次会议通过，1998年6月26日中华人民共和国主席令第五号公布，自1999年5月1日起施行）

目　　录

第一章　总　则

第一条　为了加强医师队伍的建设，提高医师的职业道德和业务素质，保障医师的合法权益，保护人民健康，制定本法。

第二条　依法取得执业医师资格或者执业助理医师资格，经注册在医疗、预防、保健机构中执业的专业医务人员，适用本法。

本法所称医师，包括执业医师和执业助理医师。

第三条 医师应当具备良好的职业道德和医疗执业水平，发扬人道主义精神，履行防病治病、救死扶伤、保护人民健康的神圣职责。

全社会应当尊重医师。医师依法履行职责，受法律保护。

第四条 国务院卫生行政部门主管全国的医师工作。

县级以上地方人民政府卫生行政部门负责管理本行政区域内的医师工作。

第五条 国家对在医疗、预防、保健工作中作出贡献的医师，给予奖励。

第六条 医师的医学专业技术职称和医学专业技术职务的评定、聘任，按照国家有关规定办理。

第七条 医师可以依法组织和参加医师协会。

第二章 考试和注册

第八条 国家实行医师资格考试制度。医师资格考试分为执业医师资格考试和执业助理医师资格考试。

医师资格统一考试的办法，由国务院卫生行政部门制定。医师资格考试由省级以上人民政府卫生行政部门组织实施。

第九条 具有下列条件之一的，可以参加执业医师资格考试：

（一）具有高等学校医学专业本科以上学历，在执业医师指导下，在医疗、预

防、保健机构中试用期满1年的；

（二）取得执业助理医师执业证书后，具有高等学校医学专科学历，在医疗、预防、保健机构中工作满2年的；具有中等专业学校医学专业学历，在医疗、预防、保健机构中工作满5年的。

第十条 具有高等学校医学专科学历或者中等专业学校医学专业学历，在执业医师指导下，在医疗、预防、保健机构中试用期满1年的，可以参加执业助理医师资格考试。

第十一条 以师承方式学习传统医学满3年或者经多年实践医术确有专长的，经县级以上人民政府卫生行政部门确定的传统医学专业组织或者医疗、预防、保健机构考核合格并推荐，可以参加执业医师资格或者执业助理医师资格考试。考试的内容和办法由国务院卫生行政部门另行制定。

第十二条 医师资格考试成绩合格，取得执业医师资格或者执业助理医师资格。

第十三条 国家实行医师执业注册制度。

取得医师资格的，可以向所在地县级以上人民政府卫生行政部门申请注册。

除有本法第十五条规定的情形外，受理申请的卫生行政部门应当自收到申请之日起30日内准予注册，并发给由国务院卫生行政部门统一印制的医师执业证书。

医疗、预防、保健机构可以为本机构中的医师集体办理注册手续。

第十四条 医师经注册后，可以在医疗、预防、保健机构中按照注册的执业地

点、执业类别、执业范围执业，从事相应的医疗、预防、保健业务。

未经医师注册取得执业证书，不得从事医师执业活动。

第十五条　有下列情形之一的，不予注册：

（一）不具有完全民事行为能力的；

（二）因受刑事处罚，自刑罚执行完毕之日起至申请注册之日止不满 2 年的；

（三）受吊销医师执业证书行政处罚，自处罚决定之日起至申请注册之日止不满 2 年的；

（四）有国务院卫生行政部门规定不宜从事医疗、预防、保健业务的其他情形的。

受理申请的卫生行政部门对不符合条件不予注册的，应当自收到申请之日起 30 日内书面通知申请人，并说明理由。申请人有异议的，可以自收到通知之日起 15 日内，依法申请复议或者向人民法院提起诉讼。

第十六条　医师注册后有下列情形之一的，其所在的医疗、预防、保健机构应当在 30 日内报告准予注册的卫生行政部门，卫生行政部门应当注销注册，收回医师执业证书：

（一）死亡或者被宣告失踪的；

（二）受刑事处罚的；

（三）受吊销医师执业证书行政处罚的；

（四）依照本法第三十一条规定暂停执业活动期满，再次考核仍不合格的；

（五）中止医师执业活动满 2 年的；

（六）有国务院卫生行政部门规定不

宜从事医疗、预防、保健业务的其他情形的。

被注销注册的当事人有异议的，可以自收到注销注册通知之日起 15 日内，依法申请复议或者向人民法院提起诉讼。

第十七条　医师变更执业地点、执业类别、执业范围等注册事项的，应当到准予注册的卫生行政部门依照本法第十三条的规定办理变更注册手续。

第十八条　中止医师执业活动 2 年以上以及有本法第十五条规定情形消失的，申请重新执业，应当由本法第三十一条规定的机构考核合格，并依照本法第十三条的规定重新注册。

第十九条　申请个体行医的执业医师，须经注册后在医疗、预防、保健机构中执业满 5 年，并按照国家有关规定办理审批手续；未经批准，不得行医。

县级以上地方人民政府卫生行政部门对个体行医的医师，应当按照国务院卫生行政部门的规定，经常监督检查，凡发现有本法第十六条规定的情形的，应当及时注销注册，收回医师执业证书。

第二十条　县级以上地方人民政府卫生行政部门应当将准予注册和注销注册的人员名单予以公告，并由省级人民政府卫生行政部门汇总，报国务院卫生行政部门备案。

第三章　执业规则

第二十一条　医师在执业活动中享有下列权利：

（一）在注册的执业范围内，进行医

学诊查、疾病调查、医学处置、出具相应的医学证明文件，选择合理的医疗、预防、保健方案；

（二）按照国务院卫生行政部门规定的标准，获得与本人执业活动相当的医疗设备基本条件；

（三）从事医学研究、学术交流，参加专业学术团体；

（四）参加专业培训，接受继续医学教育；

（五）在执业活动中，人格尊严、人身安全不受侵犯；

（六）获取工资报酬和津贴，享受国家规定的福利待遇；

（七）对所在机构的医疗、预防、保健工作和卫生行政部门的工作提出意见和建议，依法参与所在机构的民主管理。

第二十二条　医师在执业活动中履行下列义务：

（一）遵守法律、法规，遵守技术操作规范；

（二）树立敬业精神，遵守职业道德，履行医师职责，尽职尽责为患者服务；

（三）关心、爱护、尊重患者，保护患者的隐私；

（四）努力钻研业务，更新知识，提高专业技术水平；

（五）宣传卫生保健知识，对患者进行健康教育。

第二十三条　医师实施医疗、预防、保健措施，签署有关医学证明文件，必须亲自诊查、调查，并按照规定及时填写医学文书，不得隐匿、伪造或者销毁医学文书及有关资料。

医师不得出具与自己执业范围无关或者与执业类别不相符的医学证明文件。

第二十四条　对急危患者，医师应当采取紧急措施进行诊治；不得拒绝急救处置。

第二十五条　医师应当使用经国家有关部门批准使用的药品、消毒药剂和医疗器械。

除正当诊断治疗外，不得使用麻醉药品、医疗用毒性药品、精神药品和放射性药品。

第二十六条　医师应当如实向患者或者其家属介绍病情，但应注意避免对患者产生不利后果。

医师进行实验性临床医疗，应当经医院批准并征得患者本人或者其家属同意。

第二十七条　医师不得利用职务之便，索取、非法收受患者财物或者牟取其他不正当利益。

第二十八条　遇有自然灾害、传染病流行、突发重大伤亡事故及其他严重威胁人民生命健康的紧急情况时，医师应当服从县级以上人民政府卫生行政部门的调遣。

第二十九条　医师发生医疗事故或者发现传染病疫情时，应当按照有关规定及时向所在机构或者卫生行政部门报告。

医师发现患者涉嫌伤害事件或者非正常死亡时，应当按照有关规定向有关部门报告。

第三十条　执业助理医师应当在执业医师的指导下，在医疗、预防、保健机构中按照其执业类别执业。

在乡、民族乡、镇的医疗、预防、保

健机构中工作的执业助理医师，可以根据医疗诊治的情况和需要，独立从事一般的执业活动。

第四章　考核和培训

第三十一条　受县级以上人民政府卫生行政部门委托的机构或者组织应当按照医师执业标准，对医师的业务水平、工作成绩和职业道德状况进行定期考核。

对医师的考核结果，考核机构应当报告准予注册的卫生行政部门备案。

对考核不合格的医师，县级以上人民政府卫生行政部门可以责令其暂停执业活动 3 个月至 6 个月，并接受培训和继续医学教育。暂停执业活动期满，再次进行考核，对考核合格的，允许其继续执业；对考核不合格的，由县级以上人民政府卫生行政部门注销注册，收回医师执业证书。

第三十二条　县级以上人民政府卫生行政部门负责指导、检查和监督医师考核工作。

第三十三条　医师有下列情形之一的，县级以上人民政府卫生行政部门应当给予表彰或者奖励：

（一）在执业活动中，医德高尚，事迹突出的；

（二）对医学专业技术有重大突破，作出显著贡献的；

（三）遇有自然灾害、传染病流行、突发重大伤亡事故及其他严重威胁人民生命健康的紧急情况时，救死扶伤、抢救诊疗表现突出的；

（四）长期在边远贫困地区、少数民族地区条件艰苦的基层单位努力工作的；

（五）国务院卫生行政部门规定应当予以表彰或者奖励的其他情形的。

第三十四条　县级以上人民政府卫生行政部门应当制定医师培训计划，对医师进行多种形式的培训，为医师接受继续医学教育提供条件。

县级以上人民政府卫生行政部门应当采取有力措施，对在农村和少数民族地区从事医疗、预防、保健业务的医务人员实施培训。

第三十五条　医疗、预防、保健机构应当按照规定和计划保证本机构医师的培训和继续医学教育。

县级以上人民政府卫生行政部门委托的承担医师考核任务的医疗卫生机构，应当为医师的培训和接受继续医学教育提供和创造条件。

第五章　法律责任

第三十六条　以不正当手段取得医师执业证书的，由发给证书的卫生行政部门予以吊销；对负有直接责任的主管人员和其他直接责任人员，依法给予行政处分。

第三十七条　医师在执业活动中，违反本法规定，有下列行为之一的，由县级以上人民政府卫生行政部门给予警告或者责令暂停 6 个月以上 1 年以下执业活动；情节严重的，吊销其执业证书；构成犯罪的，依法追究刑事责任：

（一）违反卫生行政规章制度或者技术操作规范，造成严重后果的；

（二）由于不负责任延误急危患者的

抢救和诊治，造成严重后果的；

（三）造成医疗责任事故的；

（四）未经亲自诊查、调查，签署诊断、治疗、流行病学等证明文件或者有关出生、死亡等证明文件的；

（五）隐匿、伪造或者擅自销毁医学文书及有关资料的；

（六）使用未经批准使用的药品、消毒药剂和医疗器械的；

（七）不按照规定使用麻醉药品、医疗用毒性药品、精神药品和放射性药品的；

（八）未经患者或者其家属同意，对患者进行实验性临床医疗的；

（九）泄露患者隐私，造成严重后果的；

（十）利用职务之便，索取、非法收受患者财物或者牟取其他不正当利益的；

（十一）发生自然灾害、传染病流行、突发重大伤亡事故以及其他严重威胁人民生命健康的紧急情况时，不服从卫生行政部门调遣的；

（十二）发生医疗事故或者发现传染病疫情，患者涉嫌伤害事件或者非正常死亡，不按照规定报告。

第三十八条 医师在医疗、预防、保健工作中造成事故的，依照法律或者国家有关规定处理。

第三十九条 未经批准擅自开办医疗机构行医或者非医师行医的，由县级以上人民政府卫生行政部门予以取缔，没收其违法所得及其药品、器械，并处10万元以下的罚款；对医师吊销其执业证书；给患者造成损害的，依法承担赔偿责任；构

成犯罪的，依法追究刑事责任。

第四十条 阻碍医师依法执业，侮辱、诽谤、威胁、殴打医师或者侵犯医师人身自由、干扰医师正常工作、生活的，依照治安管理处罚条例的规定处罚；构成犯罪的，依法追究刑事责任。

第四十一条 医疗、预防、保健机构未依照本法第十六条的规定履行报告职责，导致严重后果的，由县级以上人民政府卫生行政部门给予警告；并对该机构的行政负责人依法给予行政处分。

第四十二条 卫生行政部门工作人员或者医疗、预防、保健机构工作人员违反本法有关规定，弄虚作假、玩忽职守、滥用职权、徇私舞弊，尚不构成犯罪的，依法给予行政处分；构成犯罪的，依法追究刑事责任。

第六章 附 则

第四十三条 本法颁布之日前按照国家有关规定取得医学专业技术职称和医学专业技术职务的人员，由所在机构报请县级以上人民政府卫生行政部门认定，取得相应的医师资格。其中在医疗、预防、保健机构中从事医疗、预防、保健业务的医务人员，依照本法规定的条件，由所在机构集体核报县级以上人民政府卫生行政部门，予以注册并发给医师执业证书。具体办法由国务院卫生行政部门会同国务院人事行政部门制定。

第四十四条 计划生育技术服务机构中的医师，适用本法。

第四十五条 在乡村医疗卫生机构中

向村民提供预防、保健和一般医疗服务的乡村医生，符合本法有关规定的，可以依法取得执业医师资格或者执业助理医师资格；不具备本法规定的执业医师资格或者执业助理医师资格的乡村医生，由国务院另行制定管理办法。

第四十六条　军队医师执行本法的实施办法，由国务院、中央军事委员会依据本法的原则制定。

第四十七条　境外人员在中国境内申请医师考试、注册、执业或者从事临床示教、临床研究等活动的，按照国家有关规定办理。

第四十八条　本法自 1999 年 5 月 1 日起施行。

中华人民共和国食品安全法

（2009 年 2 月 28 日第十一届全国人民代表大会常务委员会第七次会议通过 2015 年 4 月 24 日第十二届全国人民代表大会常务委员会第十四次会议修订）

目　录

第一章　总　则

第一条　为了保证食品安全，保障公众身体健康和生命安全，制定本法。

第二条　在中华人民共和国境内从事下列活动，应当遵守本法：

（一）食品生产和加工（以下称食品生产），食品销售和餐饮服务（以下称食品经营）；

（二）食品添加剂的生产经营；

（三）用于食品的包装材料、容器、洗涤剂、消毒剂和用于食品生产经营的工具、设备（以下称食品相关产品）的生产经营；

（四）食品生产经营者使用食品添加剂、食品相关产品；

（五）食品的贮存和运输；

（六）对食品、食品添加剂、食品相关产品的安全管理。

供食用的源于农业的初级产品（以下称食用农产品）的质量安全管理，遵守《中华人民共和国农产品质量安全法》的规定。但是，食用农产品的市场销售、有关质量安全标准的制定、有关安全信息的公布和本法对农业投入品作出规定的，应当遵守本法的规定。

第三条　食品安全工作实行预防为主、风险管理、全程控制、社会共治，建立科学、严格的监督管理制度。

第四条　食品生产经营者对其生产经营食品的安全负责。

食品生产经营者应当依照法律、法规和食品安全标准从事生产经营活动，保证食品安全，诚信自律，对社会和公众负责，接受社会监督，承担社会责任。

第五条　国务院设立食品安全委员会，其职责由国务院规定。

国务院食品药品监督管理部门依照本法和国务院规定的职责，对食品生产经营活动实施监督管理。

国务院卫生行政部门依照本法和国务院规定的职责，组织开展食品安全风险监测和风险评估，会同国务院食品药品监督管理部门制定并公布食品安全国家标准。

国务院其他有关部门依照本法和国务院规定的职责，承担有关食品安全工作。

第六条　县级以上地方人民政府对本行政区域的食品安全监督管理工作负责，统一领导、组织、协调本行政区域的食品安全监督管理工作以及食品安全突发事件应对工作，建立健全食品安全全程监督管理工作机制和信息共享机制。

县级以上地方人民政府依照本法和国务院的规定，确定本级食品药品监督管理、卫生行政部门和其他有关部门的职责。有关部门在各自职责范围内负责本行政区域的食品安全监督管理工作。

县级人民政府食品药品监督管理部门可以在乡镇或者特定区域设立派出机构。

第七条　县级以上地方人民政府实行食品安全监督管理责任制。上级人民政府负责对下一级人民政府的食品安全监督管理工作进行评议、考核。县级以上地方人民政府负责对本级食品药品监督管理部门和其他有关部门的食品安全监督管理工作进行评议、考核。

第八条　县级以上人民政府应当将食品安全工作纳入本级国民经济和社会发展规划，将食品安全工作经费列入本级政府财政预算，加强食品安全监督管理能力建设，为食品安全工作提供保障。

县级以上人民政府食品药品监督管理部门和其他有关部门应当加强沟通、密切配合，按照各自职责分工，依法行使职权，承担责任。

第九条　食品行业协会应当加强行业自律，按照章程建立健全行业规范和奖惩机制，提供食品安全信息、技术等服务，引导和督促食品生产经营者依法生产经营，推动行业诚信建设，宣传、普及食品安全知识。

消费者协会和其他消费者组织对违反本法规定，损害消费者合法权益的行为，依法进行社会监督。

第十条　各级人民政府应当加强食品安全的宣传教育，普及食品安全知识，鼓励社会组织、基层群众性自治组织、食品生产经营者开展食品安全法律、法规以及食品安全标准和知识的普及工作，倡导健康的饮食方式，增强消费者食品安全意识和自我保护能力。

新闻媒体应当开展食品安全法律、法规以及食品安全标准和知识的公益宣传，并对食品安全违法行为进行舆论监督。有关食品安全的宣传报道应当真实、公正。

第十一条　国家鼓励和支持开展与食品安全有关的基础研究、应用研究，鼓励和支持食品生产经营者为提高食品安全水平采用先进技术和先进管理规范。

国家对农药的使用实行严格的管理制度，加快淘汰剧毒、高毒、高残留农药，推动替代产品的研发和应用，鼓励使用高效低毒低残留农药。

第十二条　任何组织或者个人有权举报食品安全违法行为，依法向有关部门了解食品安全信息，对食品安全监督管理工作提出意见和建议。

第十三条　对在食品安全工作中做出突出贡献的单位和个人，按照国家有关规定给予表彰、奖励。

第二章　食品安全风险
监测和评估

第十四条　国家建立食品安全风险监测制度，对食源性疾病、食品污染以及食品中的有害因素进行监测。

国务院卫生行政部门会同国务院食品药品监督管理、质量监督等部门，制定、实施国家食品安全风险监测计划。

国务院食品药品监督管理部门和其他有关部门获知有关食品安全风险信息后，应当立即核实并向国务院卫生行政部门通报。对有关部门通报的食品安全风险信息以及医疗机构报告的食源性疾病等有关疾病信息，国务院卫生行政部门应当会同国务院有关部门分析研究，认为必要的，及时调整国家食品安全风险监测计划。

省、自治区、直辖市人民政府卫生行政部门会同同级食品药品监督管理、质量监督等部门，根据国家食品安全风险监测计划，结合本行政区域的具体情况，制定、调整本行政区域的食品安全风险监测方案，报国务院卫生行政部门备案并实施。

第十五条　承担食品安全风险监测工作的技术机构应当根据食品安全风险监测计划和监测方案开展监测工作，保证监测数据真实、准确，并按照食品安全风险监测计划和监测方案的要求报送监测数据和分析结果。

食品安全风险监测工作人员有权进入相关食用农产品种植养殖、食品生产经营场所采集样品、收集相关数据。采集样品应当按照市场价格支付费用。

第十六条　食品安全风险监测结果表明可能存在食品安全隐患的，县级以上人民政府卫生行政部门应当及时将相关信息通报同级食品药品监督管理等部门，并报告本级人民政府和上级人民政府卫生行政部门。食品药品监督管理等部门应当组织开展进一步调查。

第十七条　国家建立食品安全风险评估制度，运用科学方法，根据食品安全风险监测信息、科学数据以及有关信息，对食品、食品添加剂、食品相关产品中生物性、化学性和物理性危害因素进行风险评估。

国务院卫生行政部门负责组织食品安全风险评估工作，成立由医学、农业、食品、营养、生物、环境等方面的专家组成的食品安全风险评估专家委员会进行食品安全风险评估。食品安全风险评估结果由国务院卫生行政部门公布。

对农药、肥料、兽药、饲料和饲料添加剂等的安全性评估，应当有食品安全风险评估专家委员会的专家参加。

食品安全风险评估不得向生产经营者收取费用，采集样品应当按照市场价格支付费用。

第十八条 有下列情形之一的，应当进行食品安全风险评估：

（一）通过食品安全风险监测或者接到举报发现食品、食品添加剂、食品相关产品可能存在安全隐患的；

（二）为制定或者修订食品安全国家标准提供科学依据需要进行风险评估的；

（三）为确定监督管理的重点领域、重点品种需要进行风险评估的；

（四）发现新的可能危害食品安全因素的；

（五）需要判断某一因素是否构成食品安全隐患的；

（六）国务院卫生行政部门认为需要进行风险评估的其他情形。

第十九条 国务院食品药品监督管理、质量监督、农业行政等部门在监督管理工作中发现需要进行食品安全风险评估的，应当向国务院卫生行政部门提出食品安全风险评估的建议，并提供风险来源、相关检验数据和结论等信息、资料。属于本法第十八条规定情形的，国务院卫生行政部门应当及时进行食品安全风险评估，并向国务院有关部门通报评估结果。

第二十条 省级以上人民政府卫生行政、农业行政部门应当及时相互通报食品、食用农产品安全风险监测信息。

国务院卫生行政、农业行政部门应当及时相互通报食品、食用农产品安全风险评估结果等信息。

第二十一条 食品安全风险评估结果是制定、修订食品安全标准和实施食品安全监督管理的科学依据。

经食品安全风险评估，得出食品、食品添加剂、食品相关产品不安全结论的，国务院食品药品监督管理、质量监督等部门应当依据各自职责立即向社会公告，告知消费者停止食用或者使用，并采取相应措施，确保该食品、食品添加剂、食品相关产品停止生产经营；需要制定、修订相关食品安全国家标准的，国务院卫生行政部门应当会同国务院食品药品监督管理部门立即制定、修订。

第二十二条 国务院食品药品监督管理部门应当会同国务院有关部门，根据食品安全风险评估结果、食品安全监督管理信息，对食品安全状况进行综合分析。对经综合分析表明可能具有较高程度安全风险的食品，国务院食品药品监督管理部门应当及时提出食品安全风险警示，并向社会公布。

第二十三条 县级以上人民政府食品药品监督管理部门和其他有关部门、食品安全风险评估专家委员会及其技术机构，应当按照科学、客观、及时、公开的原则，组织食品生产经营者、食品检验机构、认证机构、食品行业协会、消费者协会以及新闻媒体等，就食品安全风险评估信息和食品安全监督管理信息进行交流沟通。

第三章　食品安全标准

第二十四条　制定食品安全标准，应当以保障公众身体健康为宗旨，做到科学合理、安全可靠。

第二十五条　食品安全标准是强制执行的标准。除食品安全标准外，不得制定其他食品强制性标准。

第二十六条　食品安全标准应当包括下列内容：

（一）食品、食品添加剂、食品相关产品中的致病性微生物，农药残留、兽药残留、生物毒素、重金属等污染物质以及其他危害人体健康物质的限量规定；

（二）食品添加剂的品种、使用范围、用量；

（三）专供婴幼儿和其他特定人群的主辅食品的营养成分要求；

（四）对与卫生、营养等食品安全要求有关的标签、标志、说明书的要求；

（五）食品生产经营过程的卫生要求；

（六）与食品安全有关的质量要求；

（七）与食品安全有关的食品检验方法与规程；

（八）其他需要制定为食品安全标准的内容。

第二十七条　食品安全国家标准由国务院卫生行政部门会同国务院食品药品监督管理部门制定、公布，国务院标准化行政部门提供国家标准编号。

食品中农药残留、兽药残留的限量规定及其检验方法与规程由国务院卫生行政部门、国务院农业行政部门会同国务院食品药品监督管理部门制定。

屠宰畜、禽的检验规程由国务院农业行政部门会同国务院卫生行政部门制定。

第二十八条　制定食品安全国家标准，应当依据食品安全风险评估结果并充分考虑食用农产品安全风险评估结果，参照相关的国际标准和国际食品安全风险评估结果，并将食品安全国家标准草案向社会公布，广泛听取食品生产经营者、消费者、有关部门等方面的意见。

食品安全国家标准应当经国务院卫生行政部门组织的食品安全国家标准审评委员会审查通过。食品安全国家标准审评委员会由医学、农业、食品、营养、生物、环境等方面的专家以及国务院有关部门、食品行业协会、消费者协会的代表组成，对食品安全国家标准草案的科学性和实用性等进行审查。

第二十九条　对地方特色食品，没有食品安全国家标准的，省、自治区、直辖市人民政府卫生行政部门可以制定并公布食品安全地方标准，报国务院卫生行政部门备案。食品安全国家标准制定后，该地方标准即行废止。

第三十条　国家鼓励食品生产企业制定严于食品安全国家标准或者地方标准的企业标准，在本企业适用，并报省、自治区、直辖市人民政府卫生行政部门备案。

第三十一条　省级以上人民政府卫生行政部门应当在其网站上公布制定和备案的食品安全国家标准、地方标准和企业标准，供公众免费查阅、下载。

对食品安全标准执行过程中的问题，县级以上人民政府卫生行政部门应当会同有关部门及时给予指导、解答。

第三十二条　省级以上人民政府卫生行政部门应当会同同级食品药品监督管理、质量监督、农业行政等部门，分别对食品安全国家标准和地方标准的执行情况进行跟踪评价，并根据评价结果及时修订食品安全标准。

省级以上人民政府食品药品监督管理、质量监督、农业行政等部门应当对食品安全标准执行中存在的问题进行收集、汇总，并及时向同级卫生行政部门通报。

食品生产经营者、食品行业协会发现食品安全标准在执行中存在问题的，应当立即向卫生行政部门报告。

第四章　食品生产经营

第一节　一般规定

第三十三条　食品生产经营应当符合食品安全标准，并符合下列要求：

（一）具有与生产经营的食品品种、数量相适应的食品原料处理和食品加工、包装、贮存等场所，保持该场所环境整洁，并与有毒、有害场所以及其他污染源保持规定的距离；

（二）具有与生产经营的食品品种、数量相适应的生产经营设备或者设施，有相应的消毒、更衣、盥洗、采光、照明、通风、防腐、防尘、防蝇、防鼠、防虫、洗涤以及处理废水、存放垃圾和废弃物的设备或者设施；

（三）有专职或者兼职的食品安全专业技术人员、食品安全管理人员和保证食品安全的规章制度；

（四）具有合理的设备布局和工艺流程，防止待加工食品与直接入口食品、原料与成品交叉污染，避免食品接触有毒物、不洁物；

（五）餐具、饮具和盛放直接入口食品的容器，使用前应当洗净、消毒，炊具、用具用后应当洗净，保持清洁；

（六）贮存、运输和装卸食品的容器、工具和设备应当安全、无害，保持清洁，防止食品污染，并符合保证食品安全所需的温度、湿度等特殊要求，不得将食品与有毒、有害物品一同贮存、运输；

（七）直接入口的食品应当使用无毒、清洁的包装材料、餐具、饮具和容器；

（八）食品生产经营人员应当保持个人卫生，生产经营食品时，应当将手洗净，穿戴清洁的工作衣、帽等；销售无包装的直接入口食品时，应当使用无毒、清洁的容器、售货工具和设备；

（九）用水应当符合国家规定的生活饮用水卫生标准；

（十）使用的洗涤剂、消毒剂应当对人体安全、无害；

（十一）法律、法规规定的其他要求。

非食品生产经营者从事食品贮存、运输和装卸的，应当符合前款第六项的规定。

第三十四条　禁止生产经营下列食品、食品添加剂、食品相关产品：

（一）用非食品原料生产的食品或者添加食品添加剂以外的化学物质和其他可能危害人体健康物质的食品，或者用回收食品作为原料生产的食品；

（二）致病性微生物，农药残留、兽药残留、生物毒素、重金属等污染物质以及其他危害人体健康的物质含量超过食品安全标准限量的食品、食品添加剂、食品相关产品；

（三）用超过保质期的食品原料、食品添加剂生产的食品、食品添加剂；

（四）超范围、超限量使用食品添加剂的食品；

（五）营养成分不符合食品安全标准的专供婴幼儿和其他特定人群的主辅食品；

（六）腐败变质、油脂酸败、霉变生虫、污秽不洁、混有异物、掺假掺杂或者感官性状异常的食品、食品添加剂；

（七）病死、毒死或者死因不明的禽、畜、兽、水产动物肉类及其制品；

（八）未按规定进行检疫或者检疫不合格的肉类，或者未经检验或者检验不合格的肉类制品；

（九）被包装材料、容器、运输工具等污染的食品、食品添加剂；

（十）标注虚假生产日期、保质期或者超过保质期的食品、食品添加剂；

（十一）无标签的预包装食品、食品添加剂；

（十二）国家为防病等特殊需要明令禁止生产经营的食品；

（十三）其他不符合法律、法规或者食品安全标准的食品、食品添加剂、食品相关产品。

第三十五条　国家对食品生产经营实行许可制度。从事食品生产、食品销售、餐饮服务，应当依法取得许可。但是，销售食用农产品，不需要取得许可。

县级以上地方人民政府食品药品监督管理部门应当依照《中华人民共和国行政许可法》的规定，审核申请人提交的本法第三十三条第一款第一项至第四项规定要求的相关资料，必要时对申请人的生产经营场所进行现场核查；对符合规定条件的，准予许可；对不符合规定条件的，不予许可并书面说明理由。

第三十六条　食品生产加工小作坊和食品摊贩等从事食品生产经营活动，应当符合本法规定的与其生产经营规模、条件相适应的食品安全要求，保证所生产经营的食品卫生、无毒、无害，食品药品监督管理部门应当对其加强监督管理。

县级以上地方人民政府应当对食品生产加工小作坊、食品摊贩等进行综合治理，加强服务和统一规划，改善其生产经营环境，鼓励和支持其改进生产经营条件，进入集中交易市场、店铺等固定场所经营，或者在指定的临时经营区域、时段经营。

食品生产加工小作坊和食品摊贩等的具体管理办法由省、自治区、直辖市制定。

第三十七条　利用新的食品原料生产食品，或者生产食品添加剂新品种、食品相关产品新品种，应当向国务院卫生行政部门提交相关产品的安全性评估材料。国务院卫生行政部门应当自收到申请之日起60 日内组织审查；对符合食品安全要求的，准予许可并公布；对不符合食品安全要求的，不予许可并书面说明理由。

第三十八条　生产经营的食品中不得

添加药品，但是可以添加按照传统既是食品又是中药材的物质。按照传统既是食品又是中药材的物质目录由国务院卫生行政部门会同国务院食品药品监督管理部门制定、公布。

第三十九条　国家对食品添加剂生产实行许可制度。从事食品添加剂生产，应当具有与所生产食品添加剂品种相适应的场所、生产设备或者设施、专业技术人员和管理制度，并依照本法第三十五条第二款规定的程序，取得食品添加剂生产许可。

生产食品添加剂应当符合法律、法规和食品安全国家标准。

第四十条　食品添加剂应当在技术上确有必要且经过风险评估证明安全可靠，方可列入允许使用的范围；有关食品安全国家标准应当根据技术必要性和食品安全风险评估结果及时修订。

食品生产经营者应当按照食品安全国家标准使用食品添加剂。

第四十一条　生产食品相关产品应当符合法律、法规和食品安全国家标准。对直接接触食品的包装材料等具有较高风险的食品相关产品，按照国家有关工业产品生产许可证管理的规定实施生产许可。质量监督部门应当加强对食品相关产品生产活动的监督管理。

第四十二条　国家建立食品安全全程追溯制度。

食品生产经营者应当依照本法的规定，建立食品安全追溯体系，保证食品可追溯。国家鼓励食品生产经营者采用信息化手段采集、留存生产经营信息，建立食品安全追溯体系。

国务院食品药品监督管理部门会同国务院农业行政等有关部门建立食品安全全程追溯协作机制。

第四十三条　地方各级人民政府应当采取措施鼓励食品规模化生产和连锁经营、配送。

国家鼓励食品生产经营企业参加食品安全责任保险。

第二节　生产经营过程控制

第四十四条　食品生产经营企业应当建立健全食品安全管理制度，对职工进行食品安全知识培训，加强食品检验工作，依法从事生产经营活动。

食品生产经营企业的主要负责人应当落实企业食品安全管理制度，对本企业的食品安全工作全面负责。

食品生产经营企业应当配备食品安全管理人员，加强对其培训和考核。经考核不具备食品安全管理能力的，不得上岗。食品药品监督管理部门应当对企业食品安全管理人员随机进行监督抽查考核并公布考核情况。监督抽查考核不得收取费用。

第四十五条　食品生产经营者应当建立并执行从业人员健康管理制度。患有国务院卫生行政部门规定的有碍食品安全疾病的人员，不得从事接触直接入口食品的工作。

从事接触直接入口食品工作的食品生产经营人员应当每年进行健康检查，取得健康证明后方可上岗工作。

第四十六条　食品生产企业应当就下列事项制定并实施控制要求，保证所生产的食品符合食品安全标准：

（一）原料采购、原料验收、投料等原料控制；

（二）生产工序、设备、贮存、包装等生产关键环节控制；

（三）原料检验、半成品检验、成品出厂检验等检验控制；

（四）运输和交付控制。

第四十七条　食品生产经营者应当建立食品安全自查制度，定期对食品安全状况进行检查评价。生产经营条件发生变化，不再符合食品安全要求的，食品生产经营者应当立即采取整改措施；有发生食品安全事故潜在风险的，应当立即停止食品生产经营活动，并向所在地县级人民政府食品药品监督管理部门报告。

第四十八条　国家鼓励食品生产经营企业符合良好生产规范要求，实施危害分析与关键控制点体系，提高食品安全管理水平。

对通过良好生产规范、危害分析与关键控制点体系认证的食品生产经营企业，认证机构应当依法实施跟踪调查；对不再符合认证要求的企业，应当依法撤销认证，及时向县级以上人民政府食品药品监督管理部门通报，并向社会公布。认证机构实施跟踪调查不得收取费用。

第四十九条　食用农产品生产者应当按照食品安全标准和国家有关规定使用农药、肥料、兽药、饲料和饲料添加剂等农业投入品，严格执行农业投入品使用安全间隔期或者休药期的规定，不得使用国家明令禁止的农业投入品。禁止将剧毒、高毒农药用于蔬菜、瓜果、茶叶和中草药材等国家规定的农作物。

食用农产品的生产企业和农民专业合作经济组织应当建立农业投入品使用记录制度。

县级以上人民政府农业行政部门应当加强对农业投入品使用的监督管理和指导，建立健全农业投入品安全使用制度。

第五十条　食品生产者采购食品原料、食品添加剂、食品相关产品，应当查验供货者的许可证和产品合格证明；对无法提供合格证明的食品原料，应当按照食品安全标准进行检验；不得采购或者使用不符合食品安全标准的食品原料、食品添加剂、食品相关产品。

食品生产企业应当建立食品原料、食品添加剂、食品相关产品进货查验记录制度，如实记录食品原料、食品添加剂、食品相关产品的名称、规格、数量、生产日期或者生产批号、保质期、进货日期以及供货者名称、地址、联系方式等内容，并保存相关凭证。记录和凭证保存期限不得少于产品保质期满后 6 个月；没有明确保质期的，保存期限不得少于 2 年。

第五十一条　食品生产企业应当建立食品出厂检验记录制度，查验出厂食品的检验合格证和安全状况，如实记录食品的名称、规格、数量、生产日期或者生产批号、保质期、检验合格证号、销售日期以及购货者名称、地址、联系方式等内容，并保存相关凭证。记录和凭证保存期限应当符合本法第五十条第二款的规定。

第五十二条　食品、食品添加剂、食品相关产品的生产者，应当按照食品安全标准对所生产的食品、食品添加剂、食品相关产品进行检验，检验合格后方可出厂或者销售。

第五十三条 食品经营者采购食品，应当查验供货者的许可证和食品出厂检验合格证或者其他合格证明（以下称合格证明文件）。

食品经营企业应当建立食品进货查验记录制度，如实记录食品的名称、规格、数量、生产日期或者生产批号、保质期、进货日期以及供货者名称、地址、联系方式等内容，并保存相关凭证。记录和凭证保存期限应当符合本法第五十条第二款的规定。

实行统一配送经营方式的食品经营企业，可以由企业总部统一查验供货者的许可证和食品合格证明文件，进行食品进货查验记录。

从事食品批发业务的经营企业应当建立食品销售记录制度，如实记录批发食品的名称、规格、数量、生产日期或者生产批号、保质期、销售日期以及购货者名称、地址、联系方式等内容，并保存相关凭证。记录和凭证保存期限应当符合本法第五十条第二款的规定。

第五十四条 食品经营者应当按照保证食品安全的要求贮存食品，定期检查库存食品，及时清理变质或者超过保质期的食品。

食品经营者贮存散装食品，应当在贮存位置标明食品的名称、生产日期或者生产批号、保质期、生产者名称及联系方式等内容。

第五十五条 餐饮服务提供者应当制定并实施原料控制要求，不得采购不符合食品安全标准的食品原料。倡导餐饮服务提供者公开加工过程，公示食品原料及其来源等信息。

餐饮服务提供者在加工过程中应当检查待加工的食品及原料，发现有本法第三十四条第六项规定情形的，不得加工或者使用。

第五十六条 餐饮服务提供者应当定期维护食品加工、贮存、陈列等设施、设备；定期清洗、校验保温设施及冷藏、冷冻设施。

餐饮服务提供者应当按照要求对餐具、饮具进行清洗消毒，不得使用未经清洗消毒的餐具、饮具；餐饮服务提供者委托清洗消毒餐具、饮具的，应当委托符合本法规定条件的餐具、饮具集中消毒服务单位。

第五十七条 学校、托幼机构、养老机构、建筑工地等集中用餐单位的食堂应当严格遵守法律、法规和食品安全标准；从供餐单位订餐的，应当从取得食品生产经营许可的企业订购，并按照要求对订购的食品进行查验。供餐单位应当严格遵守法律、法规和食品安全标准，当餐加工，确保食品安全。

学校、托幼机构、养老机构、建筑工地等集中用餐单位的主管部门应当加强对集中用餐单位的食品安全教育和日常管理，降低食品安全风险，及时消除食品安全隐患。

第五十八条 餐具、饮具集中消毒服务单位应当具备相应的作业场所、清洗消毒设备或者设施，用水和使用的洗涤剂、消毒剂应当符合相关食品安全国家标准和其他国家标准、卫生规范。

餐具、饮具集中消毒服务单位应当对消毒餐具、饮具进行逐批检验，检验合格后方可出厂，并应当随附消毒合格证明。消毒后的餐具、饮具应当在独立包装上标注单位名称、地址、联系方式、消毒日期以及使用期限等内容。

第五十九条 食品添加剂生产者应当建立食品添加剂出厂检验记录制度，查验出厂产品的检验合格证和安全状况，如实记录食品添加剂的名称、规格、数量、生产日期或者生产批号、保质期、检验合格证号、销售日期以及购货者名称、地址、联系方式等相关内容，并保存相关凭证。记录和凭证保存期限应当符合本法第五十条第二款的规定。

第六十条 食品添加剂经营者采购食品添加剂，应当依法查验供货者的许可证和产品合格证明文件，如实记录食品添加剂的名称、规格、数量、生产日期或者生产批号、保质期、进货日期以及供货者名称、地址、联系方式等内容，并保存相关凭证。记录和凭证保存期限应当符合本法第五十条第二款的规定。

第六十一条 集中交易市场的开办者、柜台出租者和展销会举办者，应当依法审查入场食品经营者的许可证，明确其食品安全管理责任，定期对其经营环境和条件进行检查，发现其有违反本法规定行为的，应当及时制止并立即报告所在地县级人民政府食品药品监督管理部门。

第六十二条 网络食品交易第三方平台提供者应当对入网食品经营者进行实名登记，明确其食品安全管理责任；依法应当取得许可证的，还应当审查其许可证。

网络食品交易第三方平台提供者发现入网食品经营者有违反本法规定行为的，应当及时制止并立即报告所在地县级人民政府食品药品监督管理部门；发现严重违法行为的，应当立即停止提供网络交易平台服务。

第六十三条 国家建立食品召回制度。食品生产者发现其生产的食品不符合食品安全标准或者有证据证明可能危害人体健康的，应当立即停止生产，召回已经上市销售的食品，通知相关生产经营者和消费者，并记录召回和通知情况。

食品经营者发现其经营的食品有前款规定情形的，应当立即停止经营，通知相关生产经营者和消费者，并记录停止经营和通知情况。食品生产者认为应当召回的，应当立即召回。由于食品经营者的原因造成其经营的食品有前款规定情形的，食品经营者应当召回。

食品生产经营者应当对召回的食品采取无害化处理、销毁等措施，防止其再次流入市场。但是，对因标签、标志或者说明书不符合食品安全标准而被召回的食品，食品生产者在采取补救措施且能保证食品安全的情况下可以继续销售；销售时应当向消费者明示补救措施。

食品生产经营者应当将食品召回和处理情况向所在地县级人民政府食品药品监督管理部门报告；需要对召回的食品进行无害化处理、销毁的，应当提前报告时间、地点。食品药品监督管理部门认为必要的，可以实施现场监督。

食品生产经营者未依照本条规定召回或者停止经营的，县级以上人民政府食品药品监督管理部门可以责令其召回或者停止经营。

第六十四条 食用农产品批发市场应当配备检验设备和检验人员或者委托符合本法规定的食品检验机构，对进入该批发市场销售的食用农产品进行抽样检验；发现不符合食品安全标准的，应当要求销售者立即停止销售，并向食品药品监督管理部门报告。

第六十五条 食用农产品销售者应当建立食用农产品进货查验记录制度，如实记录食用农产品的名称、数量、进货日期以及供货者名称、地址、联系方式等内容，并保存相关凭证。记录和凭证保存期限不得少于6个月。

第六十六条 进入市场销售的食用农产品在包装、保鲜、贮存、运输中使用保鲜剂、防腐剂等食品添加剂和包装材料等食品相关产品，应符合食品安全国家标准。

第三节 标签、说明书和广告

第六十七条 预包装食品的包装上应当有标签。标签应当标明下列事项：

（一）名称、规格、净含量、生产日期；

（二）成分或者配料表；

（三）生产者的名称、地址、联系方式；

（四）保质期；

（五）产品标准代号；

（六）贮存条件；

（七）所使用的食品添加剂在国家标准中的通用名称；

（八）生产许可证编号；

（九）法律、法规或者食品安全标准规定应当标明的其他事项。

专供婴幼儿和其他特定人群的主辅食品，其标签还应当标明主要营养成分及其含量。

食品安全国家标准对标签标注事项另有规定的，从其规定。

第六十八条 食品经营者销售散装食品，应当在散装食品的容器、外包装上标明食品的名称、生产日期或者生产批号、保质期以及生产经营者名称、地址、联系方式等内容。

第六十九条 生产经营转基因食品应当按照规定显著标示。

第七十条 食品添加剂应当有标签、说明书和包装。标签、说明书应当载明本法第六十七条第一款第一项至第六项、第八项、第九项规定的事项，以及食品添加剂的使用范围、用量、使用方法，并在标签上载明"食品添加剂"字样。

第七十一条 食品和食品添加剂的标签、说明书，不得含有虚假内容，不得涉及疾病预防、治疗功能。生产经营者对其提供的标签、说明书的内容负责。

食品和食品添加剂的标签、说明书应当清楚、明显，生产日期、保质期等事项应当显著标注，容易辨识。

食品和食品添加剂与其标签、说明书的内容不符的，不得上市销售。

第七十二条 食品经营者应当按照食品标签标示的警示标志、警示说明或者注意事项的要求销售食品。

第七十三条 食品广告的内容应当真实合法，不得含有虚假内容，不得涉及疾病预防、治疗功能。食品生产经营者对食品广告内容的真实性、合法性负责。

县级以上人民政府食品药品监督管理部门和其他有关部门以及食品检验机构、食品行业协会不得以广告或者其他形式向消费者推荐食品。消费者组织不得以收取费用或者其他牟取利益的方式向消费者推荐食品。

第四节　特殊食品

第七十四条　国家对保健食品、特殊医学用途配方食品和婴幼儿配方食品等特殊食品实行严格监督管理。

第七十五条　保健食品声称保健功能，应当具有科学依据，不得对人体产生急性、亚急性或者慢性危害。

保健食品原料目录和允许保健食品声称的保健功能目录，由国务院食品药品监督管理部门会同国务院卫生行政部门、国家中医药管理部门制定、调整并公布。

保健食品原料目录应当包括原料名称、用量及其对应的功效；列入保健食品原料目录的原料只能用于保健食品生产，不得用于其他食品生产。

第七十六条　使用保健食品原料目录以外原料的保健食品和首次进口的保健食品应当经国务院食品药品监督管理部门注册。但是，首次进口的保健食品中属于补充维生素、矿物质等营养物质的，应当报国务院食品药品监督管理部门备案。其他保健食品应当报省、自治区、直辖市人民政府食品药品监督管理部门备案。

进口的保健食品应当是出口国（地区）主管部门准许上市销售的产品。

第七十七条　依法应当注册的保健食品，注册时应当提交保健食品的研发报告、产品配方、生产工艺、安全性和保健功能评价、标签、说明书等材料及样品，并提供相关证明文件。国务院食品药品监督管理部门经组织技术审评，对符合安全和功能声称要求的，准予注册；对不符合要求的，不予注册并书面说明理由。对使用保健食品原料目录以外原料的保健食品作出准予注册决定的，应当及时将该原料纳入保健食品原料目录。

依法应当备案的保健食品，备案时应当提交产品配方、生产工艺、标签、说明书以及表明产品安全性和保健功能的材料。

第七十八条　保健食品的标签、说明书不得涉及疾病预防、治疗功能，内容应当真实，与注册或者备案的内容相一致，载明适宜人群、不适宜人群、功效成分或者标志性成分及其含量等，并声明"本品不能代替药物"。保健食品的功能和成分应当与标签、说明书相一致。

第七十九条　保健食品广告除应当符合本法第七十三条第一款的规定外，还应当声明"本品不能代替药物"；其内容应当经生产企业所在地省、自治区、直辖市人民政府食品药品监督管理部门审查批准，取得保健食品广告批准文件。省、自治区、直辖市人民政府食品药品监督管理部门应当公布并及时更新已经批准的保健食品广告目录以及批准的广告内容。

第八十条　特殊医学用途配方食品应当经国务院食品药品监督管理部门注册。注册时，应当提交产品配方、生产工艺、标签、说明书以及表明产品安全性、营养充足性和特殊医学用途临床效果的材料。

特殊医学用途配方食品广告适用《中华人民共和国广告法》和其他法律、行政法规关于药品广告管理的规定。

第八十一条 婴幼儿配方食品生产企业应当实施从原料进厂到成品出厂的全过程质量控制，对出厂的婴幼儿配方食品实施逐批检验，保证食品安全。

生产婴幼儿配方食品使用的生鲜乳、辅料等食品原料、食品添加剂等，应当符合法律、行政法规的规定和食品安全国家标准，保证婴幼儿生长发育所需的营养成分。

婴幼儿配方食品生产企业应当将食品原料、食品添加剂、产品配方及标签等事项向省、自治区、直辖市人民政府食品药品监督管理部门备案。

婴幼儿配方乳粉的产品配方应当经国务院食品药品监督管理部门注册。注册时，应当提交配方研发报告和其他表明配方科学性、安全性的材料。

不得以分装方式生产婴幼儿配方乳粉，同一企业不得用同一配方生产不同品牌的婴幼儿配方乳粉。

第八十二条 保健食品、特殊医学用途配方食品、婴幼儿配方乳粉的注册人或者备案人应当对其提交材料的真实性负责。

省级以上人民政府食品药品监督管理部门应当及时公布注册或者备案的保健食品、特殊医学用途配方食品、婴幼儿配方乳粉目录，并对注册或者备案中获知的企业商业秘密予以保密。

保健食品、特殊医学用途配方食品、婴幼儿配方乳粉生产企业应当按照注册或者备案的产品配方、生产工艺等技术要求组织生产。

第八十三条 生产保健食品、特殊医学用途配方食品、婴幼儿配方食品和其他专供特定人群的主辅食品的企业，应当按照良好生产规范的要求建立与所生产食品相适应的生产质量管理体系，定期对该体系的运行情况进行自查，保证其有效运行，并向所在地县级人民政府食品药品监督管理部门提交自查报告。

第五章 食品检验

第八十四条 食品检验机构按照国家有关认证认可的规定取得资质认定后，方可从事食品检验活动。但是，法律另有规定的除外。

食品检验机构的资质认定条件和检验规范，由国务院食品药品监督管理部门规定。

符合本法规定的食品检验机构出具的检验报告具有同等效力。

县级以上人民政府应当整合食品检验资源，实现资源共享。

第八十五条 食品检验由食品检验机构指定的检验人独立进行。

检验人应当依照有关法律、法规的规定，并按照食品安全标准和检验规范对食品进行检验，尊重科学，恪守职业道德，保证出具的检验数据和结论客观、公正，不得出具虚假检验报告。

第八十六条 食品检验实行食品检验

机构与检验人负责制。食品检验报告应当加盖食品检验机构公章，并有检验人的签名或者盖章。食品检验机构和检验人对出具的食品检验报告负责。

第八十七条　县级以上人民政府食品药品监督管理部门应当对食品进行定期或者不定期的抽样检验，并依据有关规定公布检验结果，不得免检。进行抽样检验，应当购买抽取的样品，委托符合本法规定的食品检验机构进行检验，并支付相关费用；不得向食品生产经营者收取检验费和其他费用。

第八十八条　对依照本法规定实施的检验结论有异议的，食品生产经营者可以自收到检验结论之日起7个工作日内向实施抽样检验的食品药品监督管理部门或者其上一级食品药品监督管理部门提出复检申请，由受理复检申请的食品药品监督管理部门在公布的复检机构名录中随机确定复检机构进行复检。复检机构出具的复检结论为最终检验结论。复检机构与初检机构不得为同一机构。复检机构名录由国务院认证认可监督管理、食品药品监督管理、卫生行政、农业行政等部门共同公布。

采用国家规定的快速检测方法对食用农产品进行抽查检测，被抽查人对检测结果有异议的，可以自收到检测结果时起四小时内申请复检。复检不得采用快速检测方法。

第八十九条　食品生产企业可以自行对所生产的食品进行检验，也可以委托符合本法规定的食品检验机构进行检验。

食品行业协会和消费者协会等组织、消费者需要委托食品检验机构对食品进行检验的，应当委托符合本法规定的食品检验机构进行。

第九十条　食品添加剂的检验，适用本法有关食品检验的规定。

第六章　食品进出口

第九十一条　国家出入境检验检疫部门对进出口食品安全实施监督管理。

第九十二条　进口的食品、食品添加剂、食品相关产品应当符合我国食品安全国家标准。

进口的食品、食品添加剂应当经出入境检验检疫机构依照进出口商品检验相关法律、行政法规的规定检验合格。

进口的食品、食品添加剂应当按照国家出入境检验检疫部门的要求随附合格证明材料。

第九十三条　进口尚无食品安全国家标准的食品，由境外出口商、境外生产企业或者其委托的进口商向国务院卫生行政部门提交所执行的相关国家（地区）标准或者国际标准。国务院卫生行政部门对相关标准进行审查，认为符合食品安全要求的，决定暂予适用，并及时制定相应的食品安全国家标准。进口利用新的食品原料生产的食品或者进口食品添加剂新品种、食品相关产品新品种，依照本法第三十七条的规定办理。

出入境检验检疫机构按照国务院卫生行政部门的要求，对前款规定的食品、食品添加剂、食品相关产品进行检验。检验结果应当公开。

第九十四条 境外出口商、境外生产企业应当保证向我国出口的食品、食品添加剂、食品相关产品符合本法以及我国其他有关法律、行政法规的规定和食品安全国家标准的要求，并对标签、说明书的内容负责。

进口商应当建立境外出口商、境外生产企业审核制度，重点审核前款规定的内容；审核不合格的，不得进口。

发现进口食品不符合我国食品安全国家标准或者有证据证明可能危害人体健康的，进口商应当立即停止进口，并依照本法第六十三条的规定召回。

第九十五条 境外发生的食品安全事件可能对我国境内造成影响，或者在进口食品、食品添加剂、食品相关产品中发现严重食品安全问题的，国家出入境检验检疫部门应当及时采取风险预警或者控制措施，并向国务院食品药品监督管理、卫生行政、农业行政部门通报。接到通报的部门应当及时采取相应措施。

县级以上人民政府食品药品监督管理部门对国内市场上销售的进口食品、食品添加剂实施监督管理。发现存在严重食品安全问题的，国务院食品药品监督管理部门应当及时向国家出入境检验检疫部门通报。国家出入境检验检疫部门应当及时采取相应措施。

第九十六条 向我国境内出口食品的境外出口商或者代理商、进口食品的进口商应当向国家出入境检验检疫部门备案。向我国境内出口食品的境外食品生产企业应当经国家出入境检验检疫部门注册。已经注册的境外食品生产企业提供虚假材料，或者因其自身的原因致使进口食品发生重大食品安全事故的，国家出入境检验检疫部门应当撤销注册并公告。

国家出入境检验检疫部门应当定期公布已经备案的境外出口商、代理商、进口商和已经注册的境外食品生产企业名单。

第九十七条 进口的预包装食品、食品添加剂应当有中文标签；依法应当有说明书的，还应当有中文说明书。标签、说明书应当符合本法以及我国其他有关法律、行政法规的规定和食品安全国家标准的要求，并载明食品的原产地以及境内代理商的名称、地址、联系方式。预包装食品没有中文标签、中文说明书或者标签、说明书不符合本条规定的，不得进口。

第九十八条 进口商应当建立食品、食品添加剂进口和销售记录制度，如实记录食品、食品添加剂的名称、规格、数量、生产日期、生产或者进口批号、保质期、境外出口商和购货者名称、地址及联系方式、交货日期等内容，并保存相关凭证。记录和凭证保存期限应当符合本法第五十条第二款的规定。

第九十九条 出口食品生产企业应当保证其出口食品符合进口国（地区）的标准或者合同要求。

出口食品生产企业和出口食品原料种植、养殖场应当向国家出入境检验检疫部门备案。

第一百条 国家出入境检验检疫部门应当收集、汇总下列进出口食品安全信息，并及时通报相关部门、机构和企业：

（一）出入境检验检疫机构对进出口食品实施检验检疫发现的食品安全信息；

（二）食品行业协会和消费者协会等组织、消费者反映的进口食品安全信息；

（三）国际组织、境外政府机构发布的风险预警信息及其他食品安全信息，以及境外食品行业协会等组织、消费者反映的食品安全信息；

（四）其他食品安全信息。

国家出入境检验检疫部门应当对进出口食品的进口商、出口商和出口食品生产企业实施信用管理，建立信用记录，并依法向社会公布。对有不良记录的进口商、出口商和出口食品生产企业，应当加强对其进出口食品的检验检疫。

第一百零一条　国家出入境检验检疫部门可以对向我国境内出口食品的国家（地区）的食品安全管理体系和食品安全状况进行评估和审查，并根据评估和审查结果，确定相应检验检疫要求。

第七章　食品安全事故处置

第一百零二条　国务院组织制定国家食品安全事故应急预案。

县级以上地方人民政府应当根据有关法律、法规的规定和上级人民政府的食品安全事故应急预案以及本行政区域的实际情况，制定本行政区域的食品安全事故应急预案，并报上一级人民政府备案。

食品安全事故应急预案应当对食品安全事故分级、事故处置组织指挥体系与职责、预防预警机制、处置程序、应急保障措施等作出规定。

食品生产经营企业应当制定食品安全事故处置方案，定期检查本企业各项食品安全防范措施的落实情况，及时消除事故隐患。

第一百零三条　发生食品安全事故的单位应当立即采取措施，防止事故扩大。事故单位和接收病人进行治疗的单位应当及时向事故发生地县级人民政府食品药品监督管理、卫生行政部门报告。

县级以上人民政府质量监督、农业行政等部门在日常监督管理中发现食品安全事故或者接到事故举报，应当立即向同级食品药品监督管理部门通报。

发生食品安全事故，接到报告的县级人民政府食品药品监督管理部门应当按照应急预案的规定向本级人民政府和上级人民政府食品药品监督管理部门报告。县级人民政府和上级人民政府食品药品监督管理部门应当按照应急预案的规定上报。

任何单位和个人不得对食品安全事故隐瞒、谎报、缓报，不得隐匿、伪造、毁灭有关证据。

第一百零四条　医疗机构发现其接收的病人属于食源性疾病病人或者疑似病人的，应当按照规定及时将相关信息向所在地县级人民政府卫生行政部门报告。县级人民政府卫生行政部门认为与食品安全有关的，应当及时通报同级食品药品监督管理部门。

县级以上人民政府卫生行政部门在调查处理传染病或者其他突发公共卫生事件中发现与食品安全相关的信息，应当及时通报同级食品药品监督管理部门。

第一百零五条　县级以上人民政府食品药品监督管理部门接到食品安全事故的报告后，应当立即会同同级卫生行政、质量监督、农业行政等部门进行调查处理，并采取下列措施，防止或者减轻社会危害：

（一）开展应急救援工作，组织救治因食品安全事故导致人身伤害的人员；

（二）封存可能导致食品安全事故的食品及其原料，并立即进行检验；对确认属于被污染的食品及其原料，责令食品生产经营者依照本法第六十三条的规定召回或者停止经营；

（三）封存被污染的食品相关产品，并责令进行清洗消毒；

（四）做好信息发布工作，依法对食品安全事故及其处理情况进行发布，并对可能产生的危害加以解释、说明。

发生食品安全事故需要启动应急预案的，县级以上人民政府应当立即成立事故处置指挥机构，启动应急预案，依照前款和应急预案的规定进行处置。

发生食品安全事故，县级以上疾病预防控制机构应当对事故现场进行卫生处理，并对与事故有关的因素开展流行病学调查，有关部门应当予以协助。县级以上疾病预防控制机构应当向同级食品药品监督管理、卫生行政部门提交流行病学调查报告。

第一百零六条　发生食品安全事故，设区的市级以上人民政府食品药品监督管理部门应当立即会同有关部门进行事故责任调查，督促有关部门履行职责，向本级人民政府和上一级人民政府食品药品监督管理部门提出事故责任调查处理报告。

涉及两个以上省、自治区、直辖市的重大食品安全事故由国务院食品药品监督管理部门依照前款规定组织事故责任调查。

第一百零七条　调查食品安全事故，应当坚持实事求是、尊重科学的原则，及时、准确查清事故性质和原因，认定事故责任，提出整改措施。

调查食品安全事故，除了查明事故单位的责任，还应当查明有关监督管理部门、食品检验机构、认证机构及其工作人员的责任。

第一百零八条　食品安全事故调查部门有权向有关单位和个人了解与事故有关的情况，并要求提供相关资料和样品。有关单位和个人应当予以配合，按照要求提供相关资料和样品，不得拒绝。

任何单位和个人不得阻挠、干涉食品安全事故的调查处理。

第八章　监督管理

第一百零九条　县级以上人民政府食品药品监督管理、质量监督部门根据食品安全风险监测、风险评估结果和食品安全状况等，确定监督管理的重点、方式和频次，实施风险分级管理。

县级以上地方人民政府组织本级食品药品监督管理、质量监督、农业行政等部门制定本行政区域的食品安全年度监督管理计划，向社会公布并组织实施。

食品安全年度监督管理计划应当将下列事项作为监督管理的重点：

（一）专供婴幼儿和其他特定人群的主辅食品；

（二）保健食品生产过程中的添加行

为和按照注册或者备案的技术要求组织生产的情况，保健食品标签、说明书以及宣传材料中有关功能宣传的情况；

（三）发生食品安全事故风险较高的食品生产经营者；

（四）食品安全风险监测结果表明可能存在食品安全隐患的事项。

第一百一十条　县级以上人民政府食品药品监督管理、质量监督部门履行各自食品安全监督管理职责，有权采取下列措施，对生产经营者遵守本法的情况进行监督检查：

（一）进入生产经营场所实施现场检查；

（二）对生产经营的食品、食品添加剂、食品相关产品进行抽样检验；

（三）查阅、复制有关合同、票据、账簿以及其他有关资料；

（四）查封、扣押有证据证明不符合食品安全标准或者有证据证明存在安全隐患以及用于违法生产经营的食品、食品添加剂、食品相关产品；

（五）查封违法从事生产经营活动的场所。

第一百一十一条　对食品安全风险评估结果证明食品存在安全隐患，需要制定、修订食品安全标准的，在制定、修订食品安全标准前，国务院卫生行政部门应当及时会同国务院有关部门规定食品中有害物质的临时限量值和临时检验方法，作为生产经营和监督管理的依据。

第一百一十二条　县级以上人民政府食品药品监督管理部门在食品安全监督管理工作中可以采用国家规定的快速检测方法对食品进行抽查检测。

对抽查检测结果表明可能不符合食品安全标准的食品，应当依照本法第八十七条的规定进行检验。抽查检测结果确定有关食品不符合食品安全标准的，可以作为行政处罚的依据。

第一百一十三条　县级以上人民政府食品药品监督管理部门应当建立食品生产经营者食品安全信用档案，记录许可颁发、日常监督检查结果、违法行为查处等情况，依法向社会公布并实时更新；对有不良信用记录的食品生产经营者增加监督检查频次，对违法行为情节严重的食品生产经营者，可以通报投资主管部门、证券监督管理机构和有关的金融机构。

第一百一十四条　食品生产经营过程中存在食品安全隐患，未及时采取措施消除的，县级以上人民政府食品药品监督管理部门可以对食品生产经营者的法定代表人或者主要负责人进行责任约谈。食品生产经营者应当立即采取措施，进行整改，消除隐患。责任约谈情况和整改情况应当纳入食品生产经营者食品安全信用档案。

第一百一十五条　县级以上人民政府食品药品监督管理、质量监督等部门应当公布本部门的电子邮件地址或者电话，接受咨询、投诉、举报。接到咨询、投诉、举报，对属于本部门职责的，应当受理并在法定期限内及时答复、核实、处理；对不属于本部门职责的，应当移交有权处理的部门并书面通知咨询、投诉、举报人。有权处理的部门应当在法定期限内及时处理，不得推诿。对查证属实的举报，给予举报人奖励。

有关部门应当对举报人的信息予以保密，保护举报人的合法权益。举报人举报所在企业的，该企业不得以解除、变更劳动合同或者其他方式对举报人进行打击报复。

第一百一十六条　县级以上人民政府食品药品监督管理、质量监督等部门应当加强对执法人员食品安全法律、法规、标准和专业知识与执法能力等的培训，并组织考核。不具备相应知识和能力的，不得从事食品安全执法工作。

食品生产经营者、食品行业协会、消费者协会等发现食品安全执法人员在执法过程中有违反法律、法规规定的行为以及不规范执法行为的，可以向本级或者上级人民政府食品药品监督管理、质量监督等部门或者监察机关投诉、举报。接到投诉、举报的部门或者机关应当进行核实，并将经核实的情况向食品安全执法人员所在部门通报；涉嫌违法违纪的，按照本法和有关规定处理。

第一百一十七条　县级以上人民政府食品药品监督管理等部门未及时发现食品安全系统性风险，未及时消除监督管理区域内的食品安全隐患的，本级人民政府可以对其主要负责人进行责任约谈。

地方人民政府未履行食品安全职责，未及时消除区域性重大食品安全隐患的，上级人民政府可以对其主要负责人进行责任约谈。

被约谈的食品药品监督管理等部门、地方人民政府应当立即采取措施，对食品安全监督管理工作进行整改。

责任约谈情况和整改情况应当纳入地方人民政府和有关部门食品安全监督管理工作评议、考核记录。

第一百一十八条　国家建立统一的食品安全信息平台，实行食品安全信息统一公布制度。国家食品安全总体情况、食品安全风险警示信息、重大食品安全事故及其调查处理信息和国务院确定需要统一公布的其他信息由国务院食品药品监督管理部门统一公布。食品安全风险警示信息和重大食品安全事故及其调查处理信息的影响限于特定区域的，也可以由有关省、自治区、直辖市人民政府食品药品监督管理部门公布。未经授权不得发布上述信息。

县级以上人民政府食品药品监督管理、质量监督、农业行政部门依据各自职责公布食品安全日常监督管理信息。

公布食品安全信息，应当做到准确、及时，并进行必要的解释说明，避免误导消费者和社会舆论。

第一百一十九条　县级以上地方人民政府食品药品监督管理、卫生行政、质量监督、农业行政部门获知本法规定需要统一公布的信息，应当向上级主管部门报告，由上级主管部门立即报告国务院食品药品监督管理部门；必要时，可以直接向国务院食品药品监督管理部门报告。

县级以上人民政府食品药品监督管理、卫生行政、质量监督、农业行政部门应当相互通报获知的食品安全信息。

第一百二十条　任何单位和个人不得编造、散布虚假食品安全信息。

县级以上人民政府食品药品监督管理部门发现可能误导消费者和社会舆论的食品安全信息，应当立即组织有关部门、专业机构、相关食品生产经营者等进行核实、分析，并及时公布结果。

第一百二十一条　县级以上人民政府食品药品监督管理、质量监督等部门发现涉嫌食品安全犯罪的，应当按照有关规定及时将案件移送公安机关。对移送的案件，公安机关应当及时审查；认为有犯罪事实需要追究刑事责任的，应当立案侦查。

公安机关在食品安全犯罪案件侦查过程中认为没有犯罪事实，或者犯罪事实显著轻微，不需要追究刑事责任，但依法应当追究行政责任的，应当及时将案件移送食品药品监督管理、质量监督等部门和监察机关，有关部门应当依法处理。

公安机关商请食品药品监督管理、质量监督、环境保护等部门提供检验结论、认定意见以及对涉案物品进行无害化处理等协助的，有关部门应当及时提供，予以协助。

第九章　法律责任

第一百二十二条　违反本法规定，未取得食品生产经营许可从事食品生产经营活动，或者未取得食品添加剂生产许可从事食品添加剂生产活动的，由县级以上人民政府食品药品监督管理部门没收违法所得和违法生产经营的食品、食品添加剂以及用于违法生产经营的工具、设备、原料等物品；违法生产经营的食品、食品添加剂货值金额不足1万元的，并处5万元以上10万元以下罚款；货值金额1万元以上的，并处货值金额10倍以上20倍以下罚款。

明知从事前款规定的违法行为，仍为其提供生产经营场所或者其他条件的，由县级以上人民政府食品药品监督管理部门责令停止违法行为，没收违法所得，并处5万元以上10万元以下罚款；使消费者的合法权益受到损害的，应当与食品、食品添加剂生产经营者承担连带责任。

第一百二十三条　违反本法规定，有下列情形之一，尚不构成犯罪的，由县级以上人民政府食品药品监督管理部门没收违法所得和违法生产经营的食品，并可以没收用于违法生产经营的工具、设备、原料等物品；违法生产经营的食品货值金额不足1万元的，并处10万元以上15万元以下罚款；货值金额1万元以上的，并处货值金额15倍以上30倍以下罚款；情节严重的，吊销许可证，并可以由公安机关对其直接负责的主管人员和其他直接责任人员处5日以上15日以下拘留：

（一）用非食品原料生产食品、在食品中添加食品添加剂以外的化学物质和其他可能危害人体健康的物质，或者用回收食品作为原料生产食品，或者经营上述食品；

（二）生产经营营养成分不符合食品安全标准的专供婴幼儿和其他特定人群的主辅食品；

（三）经营病死、毒死或者死因不明的禽、畜、兽、水产动物肉类，或者生产经营其制品；

（四）经营未按规定进行检疫或者检疫不合格的肉类，或者生产经营未经检验或者检验不合格的肉类制品；

（五）生产经营国家为防病等特殊需

要明令禁止生产经营的食品；

（六）生产经营添加药品的食品。

明知从事前款规定的违法行为，仍为其提供生产经营场所或者其他条件的，由县级以上人民政府食品药品监督管理部门责令停止违法行为，没收违法所得，并处10万元以上20万元以下罚款；使消费者的合法权益受到损害的，应当与食品生产经营者承担连带责任。

违法使用剧毒、高毒农药的，除依照有关法律、法规规定给予处罚外，可以由公安机关依照第一款规定给予拘留。

第一百二十四条 违反本法规定，有下列情形之一，尚不构成犯罪的，由县级以上人民政府食品药品监督管理部门没收违法所得和违法生产经营的食品、食品添加剂，并可以没收用于违法生产经营的工具、设备、原料等物品；违法生产经营的食品、食品添加剂货值金额不足1万元的，并处5万元以上10万元以下罚款；货值金额1万元以上的，并处货值金额10倍以上20倍以下罚款；情节严重的，吊销许可证：

（一）生产经营致病性微生物，农药残留、兽药残留、生物毒素、重金属等污染物质以及其他危害人体健康的物质含量超过食品安全标准限量的食品、食品添加剂；

（二）用超过保质期的食品原料、食品添加剂生产食品、食品添加剂，或者经营上述食品、食品添加剂；

（三）生产经营超范围、超限量使用食品添加剂的食品；

（四）生产经营腐败变质、油脂酸败、霉变生虫、污秽不洁、混有异物、掺假掺杂或者感官性状异常的食品、食品添加剂；

（五）生产经营标注虚假生产日期、保质期或者超过保质期的食品、食品添加剂；

（六）生产经营未按规定注册的保健食品、特殊医学用途配方食品、婴幼儿配方乳粉，或者未按注册的产品配方、生产工艺等技术要求组织生产；

（七）以分装方式生产婴幼儿配方乳粉，或者同一企业以同一配方生产不同品牌的婴幼儿配方乳粉；

（八）利用新的食品原料生产食品，或者生产食品添加剂新品种，未通过安全性评估；

（九）食品生产经营者在食品药品监督管理部门责令其召回或者停止经营后，仍拒不召回或者停止经营。

除前款和本法第一百二十三条、第一百二十五条规定的情形外，生产经营不符合法律、法规或者食品安全标准的食品、食品添加剂的，依照前款规定给予处罚。

生产食品相关产品新品种，未通过安全性评估，或者生产不符合食品安全标准的食品相关产品的，由县级以上人民政府质量监督部门依照第一款规定给予处罚。

第一百二十五条 违反本法规定，有下列情形之一的，由县级以上人民政府食品药品监督管理部门没收违法所得和违法生产经营的食品、食品添加剂，并可以没收用于违法生产经营的工具、设备、原料等物品；违法生产经营的食品、食品添加剂货值金额不足1万元的，并处5000元以上 5 万元以下罚款；货值金额 1 万元以上的，并处货值金额 5 倍以上 10 倍以下罚款；情节严重的，责令停产停业，直至吊销许可证：

（一）生产经营被包装材料、容器、运输工具等污染的食品、食品添加剂；

（二）生产经营无标签的预包装食品、食品添加剂或者标签、说明书不符合本法规定的食品、食品添加剂；（三）生产经营转基因食品未按规定进行标示；

（四）食品生产经营者采购或者使用不符合食品安全标准的食品原料、食品添加剂、食品相关产品。

生产经营的食品、食品添加剂的标签、说明书存在瑕疵但不影响食品安全且不会对消费者造成误导的，由县级以上人民政府食品药品监督管理部门责令改正；拒不改正的，处 2000 元以下罚款。

第一百二十六条　违反本法规定，有下列情形之一的，由县级以上人民政府食品药品监督管理部门责令改正，给予警告；拒不改正的，处 5000 元以上 5 万元以下罚款；情节严重的，责令停产停业，直至吊销许可证：

（一）食品、食品添加剂生产者未按规定对采购的食品原料和生产的食品、食品添加剂进行检验；

（二）食品生产经营企业未按规定建立食品安全管理制度，或者未按规定配备或者培训、考核食品安全管理人员；

（三）食品、食品添加剂生产经营者进货时未查验许可证和相关证明文件，或者未按规定建立并遵守进货查验记录、出厂检验记录和销售记录制度；

（四）食品生产经营企业未制定食品安全事故处置方案；

（五）餐具、饮具和盛放直接入口食品的容器，使用前未经洗净、消毒或者清洗消毒不合格，或者餐饮服务设施、设备未按规定定期维护、清洗、校验；

（六）食品生产经营者安排未取得健康证明或者患有国务院卫生行政部门规定的有碍食品安全疾病的人员从事接触直接入口食品的工作；

（七）食品经营者未按规定要求销售食品；

（八）保健食品生产企业未按规定向食品药品监督管理部门备案，或者未按备案的产品配方、生产工艺等技术要求组织生产；

（九）婴幼儿配方食品生产企业未将食品原料、食品添加剂、产品配方、标签等向食品药品监督管理部门备案；

（十）特殊食品生产企业未按规定建立生产质量管理体系并有效运行，或者未定期提交自查报告；

（十一）食品生产经营者未定期对食品安全状况进行检查评价，或者生产经营条件发生变化，未按规定处理；

（十二）学校、托幼机构、养老机构、建筑工地等集中用餐单位未按规定履行食品安全管理责任；

（十三）食品生产企业、餐饮服务提供者未按规定制定、实施生产经营过程控制要求。

餐具、饮具集中消毒服务单位违反本法规定用水，使用洗涤剂、消毒剂，或者出厂的餐具、饮具未按规定检验合格并随附消毒合格证明，或者未按规定在独立包装上标注相关内容的，由县级以上人民政府卫生行政部门依照前款规定给予处罚。

食品相关产品生产者未按规定对生产的食品相关产品进行检验的，由县级以上人民政府质量监督部门依照第一款规定予处罚。

食用农产品销售者违反本法第六十五条规定的，由县级以上人民政府食品药品监督管理部门依照第一款规定给予处罚。

第一百二十七条　对食品生产加工小作坊、食品摊贩等的违法行为的处罚，依照省、自治区、直辖市制定的具体管理办法执行。

第一百二十八条　违反本法规定，事故单位在发生食品安全事故后未进行处置、报告的，由有关主管部门按照各自职责分工责令改正，给予警告；隐匿、伪造、毁灭有关证据的，责令停产停业，没收违法所得，并处 10 万元以上 50 万元以下罚款；造成严重后果的，吊销许可证。

第一百二十九条　违反本法规定，有下列情形之一的，由出入境检验检疫机构依照本法第一百二十四条的规定给予处罚：

（一）提供虚假材料，进口不符合我国食品安全国家标准的食品、食品添加剂、食品相关产品；

（二）进口尚无食品安全国家标准的食品，未提交所执行的标准并经国务院卫生行政部门审查，或者进口利用新的食品原料生产的食品或者进口食品添加剂新品种、食品相关产品新品种，未通过安全性评估；

（三）未遵守本法的规定出口食品；

（四）进口商在有关主管部门责令其依照本法规定召回进口的食品后，仍拒不召回。

违反本法规定，进口商未建立并遵守食品、食品添加剂进口和销售记录制度、境外出口商或者生产企业审核制度的，由出入境检验检疫机构依照本法第一百二十六条的规定给予处罚。

第一百三十条　违反本法规定，集中交易市场的开办者、柜台出租者、展销会的举办者允许未依法取得许可的食品经营者进入市场销售食品，或者未履行检查、报告等义务的，由县级以上人民政府食品药品监督管理部门责令改正，没收违法所得，并处 5 万元以上 20 万元以下罚款；造成严重后果的，责令停业，直至由原发证部门吊销许可证；使消费者的合法权益受到损害的，应当与食品经营者承担连带责任。

食用农产品批发市场违反本法第六十四条规定的，依照前款规定承担责任。

第一百三十一条　违反本法规定，网络食品交易第三方平台提供者未对入网食品经营者进行实名登记、审查许可证，或者未履行报告、停止提供网络交易平台服务等义务的，由县级以上人民政府食品药品监督管理部门责令改正，没收违法所得，并处 5 万元以上 20 万元以下罚款；造成严重后果的，责令停业，直至由原发证部门吊销许可证；使消费者的合法权益受到损害的，应当与食品经营者承担连带责任。

消费者通过网络食品交易第三方平台

购买食品，其合法权益受到损害的，可以向入网食品经营者或者食品生产者要求赔偿。网络食品交易第三方平台提供者不能提供入网食品经营者的真实名称、地址和有效联系方式的，由网络食品交易第三方平台提供者赔偿。网络食品交易第三方平台提供者赔偿后，有权向入网食品经营者或者食品生产者追偿。网络食品交易第三方平台提供者作出更有利于消费者承诺的，应当履行其承诺。

第一百三十二条　违反本法规定，未按要求进行食品贮存、运输和装卸的，由县级以上人民政府食品药品监督管理等部门按照各自职责分工责令改正，给予警告；拒不改正的，责令停产停业，并处 1 万元以上 5 万元以下罚款；情节严重的，吊销许可证。

第一百三十三条　违反本法规定，拒绝、阻挠、干涉有关部门、机构及其工作人员依法开展食品安全监督检查、事故调查处理、风险监测和风险评估的，由有关主管部门按照各自职责分工责令停产停业，并处 2000 元以上 5 万元以下罚款；情节严重的，吊销许可证；构成违反治安管理行为的，由公安机关依法给予治安管理处罚。

违反本法规定，对举报人以解除、变更劳动合同或者其他方式打击报复的，应当依照有关法律的规定承担责任。

第一百三十四条　食品生产经营者在 1 年内累计 3 次因违反本法规定受到责令停产停业、吊销许可证以外处罚的，由食品药品监督管理部门责令停产停业，直至吊销许可证。

第一百三十五条　被吊销许可证的食品生产经营者及其法定代表人、直接负责的主管人员和其他直接责任人员自处罚决定作出之日起 5 年内不得申请食品生产经营许可，或者从事食品生产经营管理工作、担任食品生产经营企业食品安全管理人员。

因食品安全犯罪被判处有期徒刑以上刑罚的，终身不得从事食品生产经营管理工作，也不得担任食品生产经营企业食品安全管理人员。

食品生产经营者聘用人员违反前两款规定的，由县级以上人民政府食品药品监督管理部门吊销许可证。

第一百三十六条　食品经营者履行了本法规定的进货查验等义务，有充分证据证明其不知道所采购的食品不符合食品安全标准，并能如实说明其进货来源的，可以免予处罚，但应当依法没收其不符合食品安全标准的食品；造成人身、财产或其他损害的，依法承担赔偿责任。

第一百三十七条　违反本法规定，承担食品安全风险监测、风险评估工作的技术机构、技术人员提供虚假监测、评估信息的，依法对技术机构直接负责的主管人员和技术人员给予撤职、开除处分；有执业资格的，由授予其资格的主管部门吊销执业证书。

第一百三十八条　违反本法规定，食品检验机构、食品检验人员出具虚假检验报告的，由授予其资质的主管部门或者机构撤销该食品检验机构的检验资质，没收所收取的检验费用，并处检验费用 5 倍以上 10 倍以下罚款，检验费用不足 1 万元的，并处 5 万元以上 10 万元以下罚款；依法对食品检验机构直接负责的主管人员和食品检验人员给予撤职或者开除处分；导致发生重大食品安全事故的，对直接负责的主管人员和食品检验人员给予开除处分。

违反本法规定，受到开除处分的食品检验机构人员，自处分决定作出之日起十年内不得从事食品检验工作；因食品安全违法行为受到刑事处罚或者因出具虚假检验报告导致发生重大食品安全事故受到开除处分的食品检验机构人员，终身不得从事食品检验工作。食品检验机构聘用不得从事食品检验工作的人员的，由授予其资质的主管部门或者机构撤销该食品检验机构的检验资质。

食品检验机构出具虚假检验报告，使消费者的合法权益受到损害的，应当与食品生产经营者承担连带责任。

第一百三十九条　违反本法规定，认证机构出具虚假认证结论，由认证认可监督管理部门没收所收取的认证费用，并处认证费用5倍以上10倍以下罚款，认证费用不足1万元的，并处5万元以上10万元以下罚款；情节严重的，责令停业，直至撤销认证机构批准文件，并向社会公布；对直接负责的主管人员和负有直接责任的认证人员，撤销其执业资格。

认证机构出具虚假认证结论，使消费者的合法权益受到损害的，应当与食品生产经营者承担连带责任。

第一百四十条　违反本法规定，在广告中对食品作虚假宣传，欺骗消费者，或者发布未取得批准文件、广告内容与批准文件不一致的保健食品广告的，依照《中华人民共和国广告法》的规定给予处罚。

广告经营者、发布者设计、制作、发布虚假食品广告，使消费者的合法权益受到损害的，应当与食品生产经营者承担连带责任。

社会团体或者其他组织、个人在虚假广告或者其他虚假宣传中向消费者推荐食品，使消费者的合法权益受到损害的，应当与食品生产经营者承担连带责任。

违反本法规定，食品药品监督管理等部门、食品检验机构、食品行业协会以广告或者其他形式向消费者推荐食品，消费者组织以收取费用或者其他牟取利益的方式向消费者推荐食品的，由有关主管部门没收违法所得，依法对直接负责的主管人员和其他直接责任人员给予记大过、降级或者撤职处分；情节严重的，给予开除处分。

对食品作虚假宣传且情节严重的，由省级以上人民政府食品药品监督管理部门决定暂停销售该食品，并向社会公布；仍然销售该食品的，由县级以上人民政府食品药品监督管理部门没收违法所得和违法销售的食品，并处2万元以上5万元以下罚款。

第一百四十一条　违反本法规定，编造、散布虚假食品安全信息，构成违反治安管理行为的，由公安机关依法给予治安管理处罚。

媒体编造、散布虚假食品安全信息的，由有关主管部门依法给予处罚，并对直接负责的主管人员和其他直接责任人员给予处分；使公民、法人或者其他组织的合法权益受到损害的，依法承担消除影响、恢复名誉、赔偿损失、赔礼道歉等民事责任。

第一百四十二条　违反本法规定，县级以上地方人民政府有下列行为之一的，对直接负责的主管人员和其他直接责任人员给予记大过处分；情节较重的，给予降级或者撤职处分；情节严重的，给予开除处分；造成严重后果的，其主要负责人还应当引咎辞职：

（一）对发生在本行政区域内的食品安全事故，未及时组织协调有关部门开展有效处置，造成不良影响或者损失；

（二）对本行政区域内涉及多环节的区域性食品安全问题，未及时组织整治，造成不良影响或者损失；

（三）隐瞒、谎报、缓报食品安全事故；

（四）本行政区域内发生特别重大食品安全事故，或者连续发生重大食品安全事故。

第一百四十三条　违反本法规定，县级以上地方人民政府有下列行为之一的，对直接负责的主管人员和其他直接责任人员给予警告、记过或者记大过处分；造成严重后果的，给予降级或者撤职处分：

（一）未确定有关部门的食品安全监督管理职责，未建立健全食品安全全程监督管理工作机制和信息共享机制，未落实食品安全监督管理责任制；

（二）未制定本行政区域的食品安全事故应急预案，或者发生食品安全事故后未按规定立即成立事故处置指挥机构、启动应急预案。

第一百四十四条　违反本法规定，县级以上人民政府食品药品监督管理、卫生行政、质量监督、农业行政等部门有下列行为之一的，对直接负责的主管人员和其

他直接责任人员给予记大过处分；情节较重的，给予降级或者撤职处分；情节严重的，给予开除处分；造成严重后果的，其主要负责人还应当引咎辞职：

（一）隐瞒、谎报、缓报食品安全事故；

（二）未按规定查处食品安全事故，或者接到食品安全事故报告未及时处理，造成事故扩大或者蔓延；

（三）经食品安全风险评估得出食品、食品添加剂、食品相关产品不安全结论后，未及时采取相应措施，造成食品安全事故或者不良社会影响；

（四）对不符合条件的申请人准予许可，或者超越法定职权准予许可；

（五）不履行食品安全监督管理职责，导致发生食品安全事故。

第一百四十五条　违反本法规定，县级以上人民政府食品药品监督管理、卫生行政、质量监督、农业行政等部门有下列行为之一，造成不良后果的，对直接负责的主管人员和其他直接责任人员给予警告、记过或者记大过处分；情节较重的，给予降级或者撤职处分；情节严重的，给予开除处分：

（一）在获知有关食品安全信息后，未按规定向上级主管部门和本级人民政府报告，或者未按规定相互通报；

（二）未按规定公布食品安全信息；

（三）不履行法定职责，对查处食品安全违法行为不配合，或者滥用职权、玩忽职守、徇私舞弊。

第一百四十六条　食品药品监督管理、质量监督等部门在履行食品安全监督

管理职责过程中，违法实施检查、强制等执法措施，给生产经营者造成损失的，应当依法予以赔偿，对直接负责的主管人员和其他直接责任人员依法给予处分。

第一百四十七条 违反本法规定，造成人身、财产或者其他损害的，依法承担赔偿责任。生产经营者财产不足以同时承担民事赔偿责任和缴纳罚款、罚金时，先承担民事赔偿责任。

第一百四十八条 消费者因不符合食品安全标准的食品受到损害的，可以向经营者要求赔偿损失，也可以向生产者要求赔偿损失。接到消费者赔偿要求的生产经营者，应当实行首负责任制，先行赔付，不得推诿；属于生产者责任的，经营者赔偿后有权向生产者追偿；属于经营者责任的，生产者赔偿后有权向经营者追偿。

生产不符合食品安全标准的食品或者经营明知是不符合食品安全标准的食品，消费者除要求赔偿损失外，还可以向生产者或者经营者要求支付价款 10 倍或者损失 3 倍的赔偿金；增加赔偿的金额不足 1000 元的，为 1000 元。但是，食品的标签、说明书存在不影响食品安全且不会对消费者造成误导的瑕疵的除外。

第一百四十九条 违反本法规定，构成犯罪的，依法追究刑事责任。

第十章 附 则

第一百五十条 本法下列用语的含义：

食品，指各种供人食用或者饮用的成品和原料以及按照传统既是食品又是中药材的物品，但是不包括以治疗为目的的物品。

食品安全，指食品无毒、无害，符合应当有的营养要求，对人体健康不造成任何急性、亚急性或者慢性危害。

预包装食品，指预先定量包装或者制作在包装材料、容器中的食品。

食品添加剂，指为改善食品品质和色、香、味以及为防腐、保鲜和加工工艺的需要而加入食品中的人工合成或者天然物质，包括营养强化剂。

用于食品的包装材料和容器，指包装、盛放食品或者食品添加剂用的纸、竹、木、金属、搪瓷、陶瓷、塑料、橡胶、天然纤维、化学纤维、玻璃等制品和直接接触食品或者食品添加剂的涂料。

用于食品生产经营的工具、设备，指在食品或者食品添加剂生产、销售、使用过程中直接接触食品或者食品添加剂的机械、管道、传送带、容器、用具、餐具等。

用于食品的洗涤剂、消毒剂，指直接用于洗涤或者消毒食品、餐具、饮具以及直接接触食品的工具、设备或者食品包装材料和容器的物质。

食品保质期，指食品在标明的贮存条件下保持品质的期限。

食源性疾病，指食品中致病因素进入人体引起的感染性、中毒性等疾病，包括食物中毒。

食品安全事故，指食源性疾病、食品污染等源于食品，对人体健康有危害或者可能有危害的事故。

第一百五十一条 转基因食品和食盐的食品安全管理，本法未作规定的，适用其他法律、行政法规的规定。

第一百五十二条　铁路、民航运营中食品安全的管理办法由国务院食品药品监督管理部门会同国务院有关部门依照本法制定。

保健食品的具体管理办法由国务院食品药品监督管理部门依照本法制定。

食品相关产品生产活动的具体管理办法由国务院质量监督部门依照本法制定。

国境口岸食品的监督管理由出入境检验检疫机构依照本法以及有关法律、行政法规的规定实施。

军队专用食品和自供食品的食品安全管理办法由中央军事委员会依照本法制定。

第一百五十三条　国务院根据实际需要，可以对食品安全监督管理体制作出调整。

第一百五十四条　本法自 2015 年 10 月 1 日起施行。

中华人民共和国非物质文化遗产法

（2011 年 2 月 25 日第十一届全国人民代表大会常务委员会第十九次会议通过）

目　录

第一章　总　　则

第一条　为了继承和弘扬中华民族优秀传统文化，促进社会主义精神文明建设，加强非物质文化遗产保护、保存工作，制定本法。

第二条　本法所称非物质文化遗产，是指各族人民世代相传并视为其文化遗产组成部分的各种传统文化表现形式，以及与传统文化表现形式相关的实物和场所。包括：

（一）传统口头文学以及作为其载体的语言；

（二）传统美术、书法、音乐、舞蹈、戏剧、曲艺和杂技；

（三）传统技艺、医药和历法；

（四）传统礼仪、节庆等民俗；

（五）传统体育和游艺；

（六）其他非物质文化遗产。

属于非物质文化遗产组成部分的实物和场所，凡属文物的，适用《中华人民共和国文物保护法》的有关规定。

第三条　国家对非物质文化遗产采取认定、记录、建档等措施予以保存，对体现中华民族优秀传统文化，具有历史、文学、艺术、科学价值的非物质文化遗产采取传承、传播等措施予以保护。

第四条　保护非物质文化遗产，应当注重其真实性、整体性和传承性，有利于增强中华民族的文化认同，有利于维护国家统一和民族团结，有利于促进社会和谐和可持续发展。

第五条 使用非物质文化遗产，应当尊重其形式和内涵。

禁止以歪曲、贬损等方式使用非物质文化遗产。

第六条 县级以上人民政府应当将非物质文化遗产保护、保存工作纳入本级国民经济和社会发展规划，并将保护、保存经费列入本级财政预算。

国家扶持民族地区、边远地区、贫困地区的非物质文化遗产保护、保存工作。

第七条 国务院文化主管部门负责全国非物质文化遗产的保护、保存工作；县级以上地方人民政府文化主管部门负责本行政区域内非物质文化遗产的保护、保存工作。

县级以上人民政府其他有关部门在各自职责范围内，负责有关非物质文化遗产的保护、保存工作。

第八条 县级以上人民政府应当加强对非物质文化遗产保护工作的宣传，提高全社会保护非物质文化遗产的意识。

第九条 国家鼓励和支持公民、法人和其他组织参与非物质文化遗产保护工作。

第十条 对在非物质文化遗产保护工作中做出显著贡献的组织和个人，按照国家有关规定予以表彰、奖励。

第二章 非物质文化遗产的调查

第十一条 县级以上人民政府根据非物质文化遗产保护、保存工作需要，组织非物质文化遗产调查。非物质文化遗产调查由文化主管部门负责进行。

县级以上人民政府其他有关部门可以对其工作领域内的非物质文化遗产进行调查。

第十二条 文化主管部门和其他有关部门进行非物质文化遗产调查，应当对非物质文化遗产予以认定、记录、建档，建立健全调查信息共享机制。

文化主管部门和其他有关部门进行非物质文化遗产调查，应当收集属于非物质文化遗产组成部分的代表性实物，整理调查工作中取得的资料，并妥善保存，防止损毁、流失。其他有关部门取得的实物图片、资料复制件，应当汇交给同级文化主管部门。

第十三条 文化主管部门应当全面了解非物质文化遗产有关情况，建立非物质文化遗产档案及相关数据库。除依法应当保密的外，非物质文化遗产档案及相关数据信息应当公开，便于公众查阅。

第十四条 公民、法人和其他组织可以依法进行非物质文化遗产调查。

第十五条 境外组织或者个人在中华人民共和国境内进行非物质文化遗产调查，应当报经省、自治区、直辖市人民政府文化主管部门批准；调查在两个以上省、自治区、直辖市行政区域进行的，应当报经国务院文化主管部门批准；调查结束后，应当向批准调查的文化主管部门提交调查报告和调查中取得的实物图片、资料复制件。

境外组织在中华人民共和国境内进行非物质文化遗产调查，应当与境内非物质文化遗产学术研究机构合作进行。

第十六条　进行非物质文化遗产调查，应当征得调查对象的同意，尊重其风俗习惯，不得损害其合法权益。

第十七条　对通过调查或者其他途径发现的濒临消失的非物质文化遗产项目，县级人民政府文化主管部门应当立即予以记录并收集有关实物，或者采取其他抢救性保存措施；对需要传承的，应当采取有效措施支持传承。

第三章　非物质文化遗产代表性项目名录

第十八条　国务院建立国家级非物质文化遗产代表性项目名录，将体现中华民族优秀传统文化，具有重大历史、文学、艺术、科学价值的非物质文化遗产项目列入名录予以保护。

省、自治区、直辖市人民政府建立地方非物质文化遗产代表性项目名录，将本行政区域内体现中华民族优秀传统文化，具有历史、文学、艺术、科学价值的非物质文化遗产项目列入名录予以保护。

第十九条　省、自治区、直辖市人民政府可以从本省、自治区、直辖市非物质文化遗产代表性项目名录中向国务院文化主管部门推荐列入国家级非物质文化遗产代表性项目名录的项目。推荐时应当提交下列材料：

（一）项目介绍，包括项目的名称、历史、现状和价值；

（二）传承情况介绍，包括传承范围、传承谱系、传承人的技艺水平、传承活动

的社会影响；

（三）保护要求，包括保护应当达到的目标和应当采取的措施、步骤、管理制度；

（四）有助于说明项目的视听资料等材料。

第二十条　公民、法人和其他组织认为某项非物质文化遗产体现中华民族优秀传统文化，具有重大历史、文学、艺术、科学价值的，可以向省、自治区、直辖市人民政府或者国务院文化主管部门提出列入国家级非物质文化遗产代表性项目名录的建议。

第二十一条　相同的非物质文化遗产项目，其形式和内涵在两个以上地区均保持完整的，可以同时列入国家级非物质文化遗产代表性项目名录。

第二十二条　国务院文化主管部门应当组织专家评审小组和专家评审委员会，对推荐或者建议列入国家级非物质文化遗产代表性项目名录的非物质文化遗产项目进行初评和审议。

初评意见应当经专家评审小组成员过半数通过。专家评审委员会对初评意见进行审议，提出审议意见。

评审工作应当遵循公开、公平、公正的原则。

第二十三条　国务院文化主管部门应当将拟列入国家级非物质文化遗产代表性项目名录的项目予以公示，征求公众意见。公示时间不得少于 20 日。

第二十四条　国务院文化主管部门根据专家评审委员会的审议意见和公示结果，拟订国家级非物质文化遗产代表性项

目名录，报国务院批准、公布。

第二十五条 国务院文化主管部门应当组织制定保护规划，对国家级非物质文化遗产代表性项目予以保护。

省、自治区、直辖市人民政府文化主管部门应当组织制定保护规划，对本级人民政府批准公布的地方非物质文化遗产代表性项目予以保护。

制定非物质文化遗产代表性项目保护规划，应当对濒临消失的非物质文化遗产代表性项目予以重点保护。

第二十六条 对非物质文化遗产代表性项目集中、特色鲜明、形式和内涵保持完整的特定区域，当地文化主管部门可以制定专项保护规划，报经本级人民政府批准后，实行区域性整体保护。确定对非物质文化遗产实行区域性整体保护，应当尊重当地居民的意愿，并保护属于非物质文化遗产组成部分的实物和场所，避免遭受破坏。

实行区域性整体保护涉及非物质文化遗产集中地村镇或者街区空间规划的，应当由当地城乡规划主管部门依据相关法规制定专项保护规划。

第二十七条 国务院文化主管部门和省、自治区、直辖市人民政府文化主管部门应当对非物质文化遗产代表性项目保护规划的实施情况进行监督检查；发现保护规划未能有效实施的，应当及时纠正、处理。

第四章 非物质文化遗产的传承与传播

第二十八条 国家鼓励和支持开展非物质文化遗产代表性项目的传承、传播。

第二十九条 国务院文化主管部门和省、自治区、直辖市人民政府文化主管部门对本级人民政府批准公布的非物质文化遗产代表性项目，可以认定代表性传承人。

非物质文化遗产代表性项目的代表性传承人应当符合下列条件：

（一）熟练掌握其传承的非物质文化遗产；

（二）在特定领域内具有代表性，并在一定区域内具有较大影响；

（三）积极开展传承活动。

认定非物质文化遗产代表性项目的代表性传承人，应当参照执行本法有关非物质文化遗产代表性项目评审的规定，并将所认定的代表性传承人名单予以公布。

第三十条 县级以上人民政府文化主管部门根据需要，采取下列措施，支持非物质文化遗产代表性项目的代表性传承人开展传承、传播活动：

（一）提供必要的传承场所；

（二）提供必要的经费资助其开展授徒、传艺、交流等活动；

（三）支持其参与社会公益性活动；

（四）支持其开展传承、传播活动的其他措施。

第三十一条 非物质文化遗产代表性项目的代表性传承人应当履行下列义务：

（一）开展传承活动，培养后继人才；

（二）妥善保存相关的实物、资料；

（三）配合文化主管部门和其他有关部门进行非物质文化遗产调查；

（四）参与非物质文化遗产公益性宣传。

非物质文化遗产代表性项目的代表性传承人无正当理由不履行前款规定义务的，文化主管部门可以取消其代表性传承人资格，重新认定该项目的代表性传承人；丧失传承能力的，文化主管部门可以重新认定该项目的代表性传承人。

第三十二条　县级以上人民政府应当结合实际情况，采取有效措施，组织文化主管部门和其他有关部门宣传、展示非物质文化遗产代表性项目。

第三十三条　国家鼓励开展与非物质文化遗产有关的科学技术研究和非物质文化遗产保护、保存方法研究，鼓励开展非物质文化遗产的记录和非物质文化遗产代表性项目的整理、出版等活动。

第三十四条　学校应当按照国务院教育主管部门的规定，开展相关的非物质文化遗产教育。

新闻媒体应当开展非物质文化遗产代表性项目的宣传，普及非物质文化遗产知识。

第三十五条　图书馆、文化馆、博物馆、科技馆等公共文化机构和非物质文化遗产学术研究机构、保护机构以及利用财政性资金举办的文艺表演团体、演出场所经营单位等，应当根据各自业务范围，开展非物质文化遗产的整理、研究、学术交流和非物质文化遗产代表性项目的宣传、展示。

第三十六条　国家鼓励和支持公民、法人和其他组织依法设立非物质文化遗产展示场所和传承场所，展示和传承非物质文化遗产代表性项目。

第三十七条　国家鼓励和支持发挥非物质文化遗产资源的特殊优势，在有效保护的基础上，合理利用非物质文化遗产代表性项目开发具有地方、民族特色和市场潜力的文化产品和文化服务。

开发利用非物质文化遗产代表性项目的，应当支持代表性传承人开展传承活动，保护属于该项目组成部分的实物和场所。

县级以上地方人民政府应当对合理利用非物质文化遗产代表性项目的单位予以扶持。单位合理利用非物质文化遗产代表性项目的，依法享受国家规定的税收优惠。

第五章　法律责任

第三十八条　文化主管部门和其他有关部门的工作人员在非物质文化遗产保护、保存工作中玩忽职守、滥用职权、徇私舞弊的，依法给予处分。

第三十九条　文化主管部门和其他有关部门的工作人员进行非物质文化遗产调查时侵犯调查对象风俗习惯，造成严重后果的，依法给予处分。

第四十条　违反本法规定，破坏属于非物质文化遗产组成部分的实物和场所的，依法承担民事责任；构成违反治安管理行为的，依法给予治安管理处罚。

第四十一条　境外组织违反本法第十五条规定的，由文化主管部门责令改正，给予警告，没收违法所得及调查中取得的实物、资料；情节严重的，并处 10 万元以上 50 万元以下的罚款。

境外个人违反本法第十五条第一款规定的，由文化主管部门责令改正，给予警告，没收违法所得及调查中取得的实物、资料；情节严重的，并处 1 万元以上 5 万元以下的罚款。

第四十二条 违反本法规定，构成犯罪的，依法追究刑事责任。

第六章 附 则

第四十三条 建立地方非物质文化遗产代表性项目名录的办法，由省、自治区、直辖市参照本法有关规定制定。

第四十四条 使用非物质文化遗产涉及知识产权的，适用有关法律、行政法规的规定。

对传统医药、传统工艺美术等的保护，其他法律、行政法规另有规定的，依照其规定。

第四十五条 本法自2011年6月1日起施行。

中华人民共和国精神卫生法

（2012年10月26日第十一届全国人民代表大会常务委员会第二十九次会议通过）

目 录

第一章 总 则

第一条 为了发展精神卫生事业，规范精神卫生服务，维护精神障碍患者的合法权益，制定本法。

第二条 在中华人民共和国境内开展维护和增进公民心理健康、预防和治疗精神障碍、促进精神障碍患者康复的活动，适用本法。

第三条 精神卫生工作实行预防为主的方针，坚持预防、治疗和康复相结合的原则。

第四条 精神障碍患者的人格尊严、人身和财产安全不受侵犯。

精神障碍患者的教育、劳动、医疗以及从国家和社会获得物质帮助等方面的合法权益受法律保护。

有关单位和个人应当对精神障碍患者的姓名、肖像、住址、工作单位、病历资料以及其他可能推断出其身份的信息予以保密；但是，依法履行职责需要公开的除外。

第五条 全社会应当尊重、理解、关爱精神障碍患者。

任何组织或者个人不得歧视、侮辱、虐待精神障碍患者，不得非法限制精神障碍患者的人身自由。

新闻报道和文学艺术作品等不得含有歧视、侮辱精神障碍患者的内容。

第六条 精神卫生工作实行政府组织领导、部门各负其责、家庭和单位尽力尽责、全社会共同参与的综合管理机制。

第七条　县级以上人民政府领导精神卫生工作，将其纳入国民经济和社会发展规划，建设和完善精神障碍的预防、治疗和康复服务体系，建立健全精神卫生工作协调机制和工作责任制，对有关部门承担的精神卫生工作进行考核、监督。

乡镇人民政府和街道办事处根据本地区的实际情况，组织开展预防精神障碍发生、促进精神障碍患者康复等工作。

第八条　国务院卫生行政部门主管全国的精神卫生工作。县级以上地方人民政府卫生行政部门主管本行政区域的精神卫生工作。

县级以上人民政府司法行政、民政、公安、教育、人力资源社会保障等部门在各自职责范围内负责有关的精神卫生工作。

第九条　精神障碍患者的监护人应当履行监护职责，维护精神障碍患者的合法权益。

禁止对精神障碍患者实施家庭暴力，禁止遗弃精神障碍患者。

第十条　中国残疾人联合会及其地方组织依照法律、法规或者接受政府委托，动员社会力量，开展精神卫生工作。

村民委员会、居民委员会依照本法的规定开展精神卫生工作，并对所在地人民政府开展的精神卫生工作予以协助。

国家鼓励和支持工会、共产主义青年团、妇女联合会、红十字会、科学技术协会等团体依法开展精神卫生工作。

第十一条　国家鼓励和支持开展精神卫生专门人才的培养，维护精神卫生工作人员的合法权益，加强精神卫生专业队伍建设。

国家鼓励和支持开展精神卫生科学技术研究，发展现代医学、我国传统医学、心理学，提高精神障碍预防、诊断、治疗、康复的科学技术水平。

国家鼓励和支持开展精神卫生领域的国际交流与合作。

第十二条　各级人民政府和县级以上人民政府有关部门应当采取措施，鼓励和支持组织、个人提供精神卫生志愿服务，捐助精神卫生事业，兴建精神卫生公益设施。

对在精神卫生工作中作出突出贡献的组织、个人，按照国家有关规定给予表彰、奖励。

第二章　心理健康促进和精神障碍预防

第十三条　各级人民政府和县级以上人民政府有关部门应当采取措施，加强心理健康促进和精神障碍预防工作，提高公众心理健康水平。

第十四条　各级人民政府和县级以上人民政府有关部门制定的突发事件应急预案，应当包括心理援助的内容。发生突发事件，履行统一领导职责或者组织处置突发事件的人民政府应当根据突发事件的具体情况，按照应急预案的规定，组织开展心理援助工作。

第十五条　用人单位应当创造有益于职工身心健康的工作环境，关注职工的心理健康；对处于职业发展特定时期或者在特殊岗位工作的职工，应当有针对性地开展心理健康教育。

第十六条　各级各类学校应当对学生进行精神卫生知识教育；配备或者聘请心理健康教育教师、辅导人员，并可以设立心理健康辅导室，对学生进行心理健康教育。学前教育机构应当对幼儿开展符合其特点的心理健康教育。

发生自然灾害、意外伤害、公共安全事件等可能影响学生心理健康的事件，学校应当及时组织专业人员对学生进行心理援助。

教师应当学习和了解相关的精神卫生知识，关注学生心理健康状况，正确引导、激励学生。地方各级人民政府教育行政部门和学校应当重视教师心理健康。

学校和教师应当与学生父母或者其他监护人、近亲属沟通学生心理健康情况。

第十七条　医务人员开展疾病诊疗服务，应当按照诊断标准和治疗规范的要求，对就诊者进行心理健康指导；发现就诊者可能患有精神障碍的，应当建议其到符合本法规定的医疗机构就诊。

第十八条　监狱、看守所、拘留所、强制隔离戒毒所等场所，应当对服刑人员，被依法拘留、逮捕、强制隔离戒毒的人员等，开展精神卫生知识宣传，关注其心理健康状况，必要时提供心理咨询和心理辅导。

第十九条　县级以上地方人民政府人力资源社会保障、教育、卫生、司法行政、公安等部门应当在各自职责范围内分别对本法第十五条至第十八条规定的单位履行精神障碍预防义务的情况进行督促和指导。

第二十条　村民委员会、居民委员会应当协助所在地人民政府及其有关部门开展社区心理健康指导、精神卫生知识宣传教育活动，创建有益于居民身心健康的社区环境。

乡镇卫生院或者社区卫生服务机构应当为村民委员会、居民委员会开展社区心理健康指导、精神卫生知识宣传教育活动提供技术指导。

第二十一条　家庭成员之间应当相互关爱，创造良好、和睦的家庭环境，提高精神障碍预防意识；发现家庭成员可能患有精神障碍的，应当帮助其及时就诊，照顾其生活，做好看护管理。

第二十二条　国家鼓励和支持新闻媒体、社会组织开展精神卫生的公益性宣传，普及精神卫生知识，引导公众关注心理健康，预防精神障碍的发生。

第二十三条　心理咨询人员应当提高业务素质，遵守执业规范，为社会公众提供专业化的心理咨询服务。

心理咨询人员不得从事心理治疗或者精神障碍的诊断、治疗。

心理咨询人员发现接受咨询的人员可能患有精神障碍的，应当建议其到符合本法规定的医疗机构就诊。

心理咨询人员应当尊重接受咨询人员的隐私，并为其保守秘密。

第二十四条　国务院卫生行政部门建立精神卫生监测网络，实行严重精神障碍发病报告制度，组织开展精神障碍发生状况、发展趋势等的监测和专题调查工作。精神卫生监测和严重精神障碍发病报告管理办法，由国务院卫生行政部门制定。

国务院卫生行政部门应当会同有关部门、组织，建立精神卫生工作信息共享机制，实现信息互联互通、交流共享。

第三章　精神障碍的诊断和治疗

第二十五条　开展精神障碍诊断、治疗活动，应当具备下列条件，并依照医疗机构的管理规定办理有关手续：

（一）有与从事的精神障碍诊断、治疗相适应的精神科执业医师、护士；

（二）有满足开展精神障碍诊断、治疗需要的设施和设备；

（三）有完善的精神障碍诊断、治疗管理制度和质量监控制度。

从事精神障碍诊断、治疗的专科医疗机构还应当配备从事心理治疗的人员。

第二十六条　精神障碍的诊断、治疗，应当遵循维护患者合法权益、尊重患者人格尊严的原则，保障患者在现有条件下获得良好的精神卫生服务。

精神障碍分类、诊断标准和治疗规范，由国务院卫生行政部门组织制定。

第二十七条　精神障碍的诊断应当以精神健康状况为依据。

除法律另有规定外，不得违背本人意志进行确定其是否患有精神障碍的医学检查。

第二十八条　除个人自行到医疗机构进行精神障碍诊断外，疑似精神障碍患者的近亲属可以将其送往医疗机构进行精神障碍诊断。对查找不到近亲属的流浪乞讨疑似精神障碍患者，由当地民政等有关部门按照职责分工，帮助送往医疗机构进行精神障碍诊断。

疑似精神障碍患者发生伤害自身、危害他人安全的行为，或者有伤害自身、危害他人安全的危险的，其近亲属、所在单位、当地公安机关应当立即采取措施予以制止，并将其送往医疗机构进行精神障碍诊断。

医疗机构接到送诊的疑似精神障碍患者，不得拒绝为其作出诊断。

第二十九条　精神障碍的诊断应当由精神科执业医师作出。

医疗机构接到依照本法第二十八条第二款规定送诊的疑似精神障碍患者，应当将其留院，立即指派精神科执业医师进行诊断，并及时出具诊断结论。

第三十条　精神障碍的住院治疗实行自愿原则。

诊断结论、病情评估表明，就诊者为严重精神障碍患者并有下列情形之一的，应当对其实施住院治疗：

（一）已经发生伤害自身的行为，或者有伤害自身的危险的；

（二）已经发生危害他人安全的行为，或者有危害他人安全的危险的。

第三十一条　精神障碍患者有本法第三十条第二款第一项情形的，经其监护人同意，医疗机构应当对患者实施住院治疗；监护人不同意的，医疗机构不得对患者实施住院治疗。监护人应当对在家居住的患者做好看护管理。

第三十二条　精神障碍患者有本法第三十条第二款第二项情形，患者或者其监护人对需要住院治疗的诊断结论有异议，不同意对患者实施住院治疗的，可以要求再次诊断和鉴定。

依照前款规定要求再次诊断的，应当自收到诊断结论之日起三日内向原医疗机构或者其他具有合法资质的医疗机构提出。承担再次诊断的医疗机构应当在接到再次诊断要求后指派二名初次诊断医师以外的精神科执业医师进行再次诊断，并及时出具再次诊断结论。承担再次诊断的执业医师应当到收治患者的医疗机构面见、询问患者，该医疗机构应当予以配合。

对再次诊断结论有异议的，可以自主委托依法取得执业资质的鉴定机构进行精神障碍医学鉴定；医疗机构应当公示经公告的鉴定机构名单和联系方式。接受委托的鉴定机构应当指定本机构具有该鉴定事项执业资格的二名以上鉴定人共同进行鉴定，并及时出具鉴定报告。

第三十三条 鉴定人应当到收治精神障碍患者的医疗机构面见、询问患者，该医疗机构应当予以配合。

鉴定人本人或者其近亲属与鉴定事项有利害关系，可能影响其独立、客观、公正进行鉴定的，应当回避。

第三十四条 鉴定机构、鉴定人应当遵守有关法律、法规、规章的规定，尊重科学，恪守职业道德，按照精神障碍鉴定的实施程序、技术方法和操作规范，依法独立进行鉴定，出具客观、公正的鉴定报告。

鉴定人应当对鉴定过程进行实时记录并签名。记录的内容应当真实、客观、准确、完整，记录的文本或者声像载体应当妥善保存。

第三十五条 再次诊断结论或者鉴定报告表明，不能确定就诊者为严重精神障碍患者，或者患者不需要住院治疗的，医疗机构不得对其实施住院治疗。

再次诊断结论或者鉴定报告表明，精神障碍患者有本法第三十条第二款第二项情形的，其监护人应当同意对患者实施住院治疗。监护人阻碍实施住院治疗或者患者擅自脱离住院治疗的，可以由公安机关协助医疗机构采取措施对患者实施住院治疗。

在相关机构出具再次诊断结论、鉴定报告前，收治精神障碍患者的医疗机构应当按照诊疗规范的要求对患者实施住院治疗。

第三十六条 诊断结论表明需要住院治疗的精神障碍患者，本人没有能力办理住院手续的，由其监护人办理住院手续；患者属于查找不到监护人的流浪乞讨人员的，由送诊的有关部门办理住院手续。

精神障碍患者有本法第三十条第二款第二项情形，其监护人不办理住院手续的，由患者所在单位、村民委员会或者居民委员会办理住院手续，并由医疗机构在患者病历中予以记录。

第三十七条 医疗机构及其医务人员应当将精神障碍患者在诊断、治疗过程中享有的权利，告知患者或者其监护人。

第三十八条 医疗机构应当配备适宜的设施、设备，保护就诊和住院治疗的精神障碍患者的人身安全，防止其受到伤害，并为住院患者创造尽可能接近正常生活的环境和条件。

第三十九条 医疗机构及其医务人员应当遵循精神障碍诊断标准和治疗规范，

制定治疗方案，并向精神障碍患者或者其监护人告知治疗方案和治疗方法、目的以及可能产生的后果。

第四十条　精神障碍患者在医疗机构内发生或者将要发生伤害自身、危害他人安全、扰乱医疗秩序的行为，医疗机构及其医务人员在没有其他可替代措施的情况下，可以实施约束、隔离等保护性医疗措施。实施保护性医疗措施应当遵循诊断标准和治疗规范，并在实施后告知患者的监护人。

禁止利用约束、隔离等保护性医疗措施惩罚精神障碍患者。

第四十一条　对精神障碍患者使用药物，应当以诊断和治疗为目的，使用安全、有效的药物，不得为诊断或者治疗以外的目的使用药物。

医疗机构不得强迫精神障碍患者从事生产劳动。

第四十二条　禁止对依照本法第三十条第二款规定实施住院治疗的精神障碍患者实施以治疗精神障碍为目的的外科手术。

第四十三条　医疗机构对精神障碍患者实施下列治疗措施，应当向患者或者其监护人告知医疗风险、替代医疗方案等情况，并取得患者的书面同意；无法取得患者意见的，应当取得其监护人的书面同意，并经本医疗机构伦理委员会批准：

（一）导致人体器官丧失功能的外科手术；

（二）与精神障碍治疗有关的实验性临床医疗。

实施前款第一项治疗措施，因情况紧急查找不到监护人的，应当取得本医疗机构负责人和伦理委员会批准。

禁止对精神障碍患者实施与治疗其精神障碍无关的实验性临床医疗。

第四十四条　自愿住院治疗的精神障碍患者可以随时要求出院，医疗机构应当同意。

对有本法第三十条第二款第一项情形的精神障碍患者实施住院治疗的，监护人可以随时要求患者出院，医疗机构应当同意。

医疗机构认为前两款规定的精神障碍患者不宜出院的，应当告知不宜出院的理由；患者或者其监护人仍要求出院的，执业医师应当在病历资料中详细记录告知的过程，同时提出出院后的医学建议，患者或者其监护人应当签字确认。

对有本法第三十条第二款第二项情形的精神障碍患者实施住院治疗，医疗机构认为患者可以出院的，应当立即告知患者及其监护人。

医疗机构应当根据精神障碍患者病情，及时组织精神科执业医师对依照本法第三十条第二款规定实施住院治疗的患者进行检查评估。评估结果表明患者不需要继续住院治疗的，医疗机构应当立即通知患者及其监护人。

第四十五条　精神障碍患者出院，本人没有能力办理出院手续的，监护人应当为其办理出院手续。

第四十六条　医疗机构及其医务人员应当尊重住院精神障碍患者的通讯和会见探访者等权利。除在急性发病期或者为了避免妨碍治疗可以暂时性限制外，不得限制患者的通讯和会见探访者等权利。

第四十七条 医疗机构及其医务人员应当在病历资料中如实记录精神障碍患者的病情、治疗措施、用药情况、实施约束、隔离措施等内容，并如实告知患者或者其监护人。患者及其监护人可以查阅、复制病历资料；但是，患者查阅、复制病历资料可能对其治疗产生不利影响的除外。病历资料保存期限不得少于 30 年。

第四十八条 医疗机构不得因就诊者是精神障碍患者，推诿或者拒绝为其治疗属于本医疗机构诊疗范围的其他疾病。

第四十九条 精神障碍患者的监护人应当妥善看护未住院治疗的患者，按照医嘱督促其按时服药、接受随访或者治疗。村民委员会、居民委员会、患者所在单位等应当依患者或者其监护人的请求，对监护人看护患者提供必要的帮助。

第五十条 县级以上地方人民政府卫生行政部门应当定期就下列事项对本行政区域内从事精神障碍诊断、治疗的医疗机构进行检查：

（一）相关人员、设施、设备是否符合本法要求；

（二）诊疗行为是否符合本法以及诊断标准、治疗规范的规定；

（三）对精神障碍患者实施住院治疗的程序是否符合本法规定；

（四）是否依法维护精神障碍患者的合法权益。

县级以上地方人民政府卫生行政部门进行前款规定的检查，应当听取精神障碍患者及其监护人的意见；发现存在违反本法行为的，应当立即制止或者责令改正，并依法作出处理。

第五十一条 心理治疗活动应当在医疗机构内开展。专门从事心理治疗的人员不得从事精神障碍的诊断，不得为精神障碍患者开具处方或者提供外科治疗。心理治疗的技术规范由国务院卫生行政部门制定。

第五十二条 监狱、强制隔离戒毒所等场所应当采取措施，保证患有精神障碍的服刑人员、强制隔离戒毒人员等获得治疗。

第五十三条 精神障碍患者违反治安管理处罚法或者触犯刑法的，依照有关法律的规定处理。

第四章 精神障碍的康复

第五十四条 社区康复机构应当为需要康复的精神障碍患者提供场所和条件，对患者进行生活自理能力和社会适应能力等方面的康复训练。

第五十五条 医疗机构应当为在家居住的严重精神障碍患者提供精神科基本药物维持治疗，并为社区康复机构提供有关精神障碍康复的技术指导和支持。

社区卫生服务机构、乡镇卫生院、村卫生室应当建立严重精神障碍患者的健康档案，对在家居住的严重精神障碍患者进行定期随访，指导患者服药和开展康复训练，并对患者的监护人进行精神卫生知识和看护知识的培训。县级人民政府卫生行政部门应当为社区卫生服务机构、乡镇卫生院、村卫生室开展上述工作给予指导和培训。

第五十六条 村民委员会、居民委员

会应当为生活困难的精神障碍患者家庭提供帮助，并向所在地乡镇人民政府或者街道办事处以及县级人民政府有关部门反映患者及其家庭的情况和要求，帮助其解决实际困难，为患者融入社会创造条件。

第五十七条　残疾人组织或者残疾人康复机构应当根据精神障碍患者康复的需要，组织患者参加康复活动。

第五十八条　用人单位应当根据精神障碍患者的实际情况，安排患者从事力所能及的工作，保障患者享有同等待遇，安排患者参加必要的职业技能培训，提高患者的就业能力，为患者创造适宜的工作环境，对患者在工作中取得的成绩予以鼓励。

第五十九条　精神障碍患者的监护人应当协助患者进行生活自理能力和社会适应能力等方面的康复训练。

精神障碍患者的监护人在看护患者过程中需要技术指导的，社区卫生服务机构或者乡镇卫生院、村卫生室、社区康复机构应当提供。

第五章　保障措施

第六十条　县级以上人民政府卫生行政部门会同有关部门依据国民经济和社会发展规划的要求，制定精神卫生工作规划并组织实施。

精神卫生监测和专题调查结果应当作为制定精神卫生工作规划的依据。

第六十一条　省、自治区、直辖市人民政府根据本行政区域的实际情况，统筹规划，整合资源，建设和完善精神卫生服务体系，加强精神障碍预防、治疗和康复服务能力建设。

县级人民政府根据本行政区域的实际情况，统筹规划，建立精神障碍患者社区康复机构。

县级以上地方人民政府应当采取措施，鼓励和支持社会力量举办从事精神障碍诊断、治疗的医疗机构和精神障碍患者康复机构。

第六十二条　各级人民政府应当根据精神卫生工作需要，加大财政投入力度，保障精神卫生工作所需经费，将精神卫生工作经费列入本级财政预算。

第六十三条　国家加强基层精神卫生服务体系建设，扶持贫困地区、边远地区的精神卫生工作，保障城市社区、农村基层精神卫生工作所需经费。

第六十四条　医学院校应当加强精神医学的教学和研究，按照精神卫生工作的实际需要培养精神医学专门人才，为精神卫生工作提供人才保障。

第六十五条　综合性医疗机构应当按照国务院卫生行政部门的规定开设精神科门诊或者心理治疗门诊，提高精神障碍预防、诊断、治疗能力。

第六十六条　医疗机构应当组织医务人员学习精神卫生知识和相关法律、法规、政策。

从事精神障碍诊断、治疗、康复的机构应当定期组织医务人员、工作人员进行在岗培训，更新精神卫生知识。

县级以上人民政府卫生行政部门应当组织医务人员进行精神卫生知识培训，提高其识别精神障碍的能力。

第六十七条　师范院校应当为学生开

设精神卫生课程；医学院校应当为非精神医学专业的学生开设精神卫生课程。

县级以上人民政府教育行政部门对教师进行上岗前和在岗培训，应当有精神卫生的内容，并定期组织心理健康教育教师、辅导人员进行专业培训。

第六十八条　县级以上人民政府卫生行政部门应当组织医疗机构为严重精神障碍患者免费提供基本公共卫生服务。

精神障碍患者的医疗费用按照国家有关社会保险的规定由基本医疗保险基金支付。医疗保险经办机构应当按照国家有关规定将精神障碍患者纳入城镇职工基本医疗保险、城镇居民基本医疗保险或者新型农村合作医疗的保障范围。县级人民政府应当按照国家有关规定对家庭经济困难的严重精神障碍患者参加基本医疗保险给予资助。人力资源社会保障、卫生、民政、财政等部门应当加强协调，简化程序，实现属于基本医疗保险基金支付的医疗费用由医疗机构与医疗保险经办机构直接结算。

精神障碍患者通过基本医疗保险支付医疗费用后仍有困难，或者不能通过基本医疗保险支付医疗费用的，民政部门应当优先给予医疗救助。

第六十九条　对符合城乡最低生活保障条件的严重精神障碍患者，民政部门应当会同有关部门及时将其纳入最低生活保障。

对属于农村五保供养对象的严重精神障碍患者，以及城市中无劳动能力、无生活来源且无法定赡养、抚养、扶养义务人，或者其法定赡养、抚养、扶养义务人无赡养、抚养、扶养能力的严重精神障碍患者，民政部门应当按照国家有关规定予以供养、救助。

前两款规定以外的严重精神障碍患者确有困难的，民政部门可以采取临时救助等措施，帮助其解决生活困难。

第七十条　县级以上地方人民政府及其有关部门应当采取有效措施，保证患有精神障碍的适龄儿童、少年接受义务教育，扶持有劳动能力的精神障碍患者从事力所能及的劳动，并为已经康复的人员提供就业服务。

国家对安排精神障碍患者就业的用人单位依法给予税收优惠，并在生产、经营、技术、资金、物资、场地等方面给予扶持。

第七十一条　精神卫生工作人员的人格尊严、人身安全不受侵犯，精神卫生工作人员依法履行职责受法律保护。全社会应当尊重精神卫生工作人员。

县级以上人民政府及其有关部门、医疗机构、康复机构应当采取措施，加强对精神卫生工作人员的职业保护，提高精神卫生工作人员的待遇水平，并按照规定给予适当的津贴。精神卫生工作人员因工致伤、致残、死亡的，其工伤待遇以及抚恤按照国家有关规定执行。

第六章　法律责任

第七十二条　县级以上人民政府卫生行政部门和其他有关部门未依照本法规定履行精神卫生工作职责，或者滥用职权、玩忽职守、徇私舞弊的，由本级人民政府或者上一级人民政府有关部门责令改正，通报批评，对直接负责的主管人员和其他直接责任人员依法给予警告、记过或者记大过的处分；造成严重后果的，给予降级、撤职或者开除的处分。

第七十三条　不符合本法规定条件的医疗机构擅自从事精神障碍诊断、治疗的，由县级以上人民政府卫生行政部门责令停止相关诊疗活动，给予警告，并处5000 元以上 1 万元以下罚款，有违法所得的，没收违法所得；对直接负责的主管人员和其他直接责任人员依法给予或者责令给予降低岗位等级或者撤职、开除的处分；对有关医务人员，吊销其执业证书。

第七十四条　医疗机构及其工作人员有下列行为之一的，由县级以上人民政府卫生行政部门责令改正，给予警告；情节严重的，对直接负责的主管人员和其他直接责任人员依法给予或者责令给予降低岗位等级或者撤职、开除的处分，并可以责令有关医务人员暂停 1 个月以上 6 个月以下执业活动：

（一）拒绝对送诊的疑似精神障碍患者作出诊断的；

（二）对依照本法第三十条第二款规定实施住院治疗的患者未及时进行检查评估或者未根据评估结果作出处理的。

第七十五条　医疗机构及其工作人员有下列行为之一的，由县级以上人民政府卫生行政部门责令改正，对直接负责的主管人员和其他直接责任人员依法给予或者责令给予降低岗位等级或者撤职的处分；对有关医务人员，暂停 6 个月以上 1 年以下执业活动；情节严重的，给予或者责令给予开除的处分，并吊销有关医务人员的执业证书：

（一）违反本法规定实施约束、隔离等保护性医疗措施的；

（二）违反本法规定，强迫精神障碍

患者劳动的；

（三）违反本法规定对精神障碍患者实施外科手术或者实验性临床医疗的；

（四）违反本法规定，侵害精神障碍患者的通讯和会见探访者等权利的；

（五）违反精神障碍诊断标准，将非精神障碍患者诊断为精神障碍患者的。

第七十六条　有下列情形之一的，由县级以上人民政府卫生行政部门、工商行政管理部门依据各自职责责令改正，给予警告，并处 5000 元以上 1 万元以下罚款，有违法所得的，没收违法所得；造成严重后果的，责令暂停 6 个月以上 1 年以下执业活动，直至吊销执业证书或者营业执照：

（一）心理咨询人员从事心理治疗或者精神障碍的诊断、治疗的；

（二）从事心理治疗的人员在医疗机构以外开展心理治疗活动的；

（三）专门从事心理治疗的人员从事精神障碍的诊断的；

（四）专门从事心理治疗的人员为精神障碍患者开具处方或者提供外科治疗的。

心理咨询人员、专门从事心理治疗的人员在心理咨询、心理治疗活动中造成他人人身、财产或者其他损害的，依法承担民事责任。

第七十七条　有关单位和个人违反本法第四条第三款规定，给精神障碍患者造成损害的，依法承担赔偿责任；对单位直接负责的主管人员和其他直接责任人员，还应当依法给予处分。

第七十八条　违反本法规定，有下列情形之一，给精神障碍患者或者其他公民造成人身、财产或者其他损害的，依法承担赔偿责任：

（一）将非精神障碍患者故意作为精神障碍患者送入医疗机构治疗的；

（二）精神障碍患者的监护人遗弃患者，或者有不履行监护职责的其他情形的；

（三）歧视、侮辱、虐待精神障碍患者，侵害患者的人格尊严、人身安全的；

（四）非法限制精神障碍患者人身自由的；

（五）其他侵害精神障碍患者合法权益的情形。

第七十九条　医疗机构出具的诊断结论表明精神障碍患者应当住院治疗而其监护人拒绝，致使患者造成他人人身、财产损害的，或者患者有其他造成他人人身、财产损害情形的，其监护人依法承担民事责任。

第八十条　在精神障碍的诊断、治疗、鉴定过程中，寻衅滋事，阻挠有关工作人员依照本法的规定履行职责，扰乱医疗机构、鉴定机构工作秩序的，依法给予治安管理处罚。

违反本法规定，有其他构成违反治安管理行为的，依法给予治安管理处罚。

第八十一条　违反本法规定，构成犯罪的，依法追究刑事责任。

第八十二条　精神障碍患者或者其监护人、近亲属认为行政机关、医疗机构或者其他有关单位和个人违反本法规定侵害患者合法权益的，可以依法提起诉讼。

第七章　附　　则

第八十三条　本法所称精神障碍，是指由各种原因引起的感知、情感和思维等精神活动的紊乱或者异常，导致患者明显的心理痛苦或者社会适应等功能损害。

本法所称严重精神障碍，是指疾病症状严重，导致患者社会适应等功能严重损害、对自身健康状况或者客观现实不能完整认识，或者不能处理自身事务的精神障碍。

本法所称精神障碍患者的监护人，是指依照民法通则的有关规定可以担任监护人的人。

第八十四条　军队的精神卫生工作，由国务院和中央军事委员会依据本法制定管理办法。

第八十五条　本法自 2013 年 5 月 1 日起施行。

第二部分　行政法规

野生药材资源保护管理条例

（1987 年 10 月 30 日国务院发布，
自 1987 年 12 月 1 日起施行）

第一条　为保护和合理利用野生药材资源，适应人民医疗保健事业的需要，特制定本条例。

第二条　在中华人民共和国境内采猎、经营野生药材的任何单位或个人，除国家另有规定外，都必须遵守本条例。

第三条　国家对野生药材资源实行保护、采猎相结合的原则，并创造条件开展人工种养。

第四条　国家重点保护的野生药材物种分为三级：

一级：濒临灭绝状态的稀有珍贵野生药材物种（以下简称一级保护野生药材物种）；

二级：分布区域缩小、资源处于衰竭状态的重要野生药材物种（以下简称二级保护野生药材物种）；

三级：资源严重减少的主要常用野生药材物种（以下简称三级保护野生药材物种）。

第五条　国家重点保护的野生药材物种名录，由国家医药管理部门会同国务院野生动物、植物管理部门制定。

在国家重点保护的野生药材物种名录之外，需要增加的野生药材保护物种，由省、自治区、直辖市人民政府制定并抄送国家医药管理部门备案。

第六条　禁止采猎一级保护野生药材物种。

第七条　采猎、收购二、三级保护野生药材物种的，必须按照批准的计划执行。该计划由县以上（含县，下同）医药管理部门（含当地人民政府授权管理该项工作的有关部门，下同）会同同级野生动物、植物管理部门制定，报上一级医药管理部门批准。

第八条　采猎二、三级保护野生药材物种的，不得在禁止采猎区、禁止采猎期进行采猎，不得使用禁用工具进行采猎。

前款关于禁止采猎区、禁止采猎期和禁止使用的工具，由县以上医药管理部门会同同级野生动物、植物管理部门确定。

第九条　采猎二、三级保护野生药材物种的，必须持有采药证。

取得采药证后，需要进行采伐或狩猎的，必须分别向有关部门申请采伐证或狩猎证。

第十条　采药证的格式由国家医药管理部门确定。采药证由县以上医药管理部门会同同级野生动物、植物管理部门核发。

采伐证或狩猎证的核发，按照国家有关规定办理。

第十一条　建立国家或地方野生药材资源保护区，需经国务院或县以上地方人民政府批准。

在国家或地方自然保护区内建立野生药材资源保护区，必须征得国家或地方自然保护区主管部门的同意。

第十二条　进入野生药材资源保护区从事科研、教学、旅游等活动的，必须经该保护区管理部门批准。进入设在国家或地方自然保护区范围内野生药材资源保护区的，还须征得该自然保护区主管部门的同意。

第十三条　一级保护野生药材物种属于自然淘汰的，其药用部分由各经药材公司负责经营管理，但不得出口。

第十四条　二、三级保护野生药材物种属于国家计划管理的品种，由中国药材公司统一经营管理；其余品种由产地县药材公司或其委托单位按照计划收购。

第十五条　二、三级保护野生药材物种的药用部分，除国家另有规定外，实行限量出口。

实行限量出口和出口许可证制度的品种，由国家医药管理部门会同国务院有关部门确定。

第十六条　野生药材的规格、等级标准，由国家医药管理部门会同国务院有关部门制定。

第十七条　对保护野生药材资源作出显著成绩的单位或个人，由各级医药管理部门会同同级有关部门给予精神鼓励或一次性物质奖励。

第十八条　违反本条例第六条、第七条、第八条、第九条规定的，由当地县以上医药管理部门会同同级有关部门没收其非法采猎的野生药材及使用工具，并处以罚款。

第十九条　违反本条例第十二条规定的，当地县以上医药管理部门和自然保护区主管部门有权制止；造成损失的，必须承担赔偿责任。

第二十条　违反本条例第十三条、第十四条、第十五条规定的，由工商行政管理部门或有关部门没收其野生药材和全部违法所得，并处以罚款。

第二十一条　保护野生药材资源管理部门工作人员徇私舞弊的，由所在单位或上级管理部门给予行政处分；造成野生药材资源损失的，必须承担赔偿责任。

第二十二条　当事人对行政处罚决定不服的，可以在接到处罚决定书之日起15日内向人民法院起诉；期满不起诉又不执行的，作出行政处罚决定的部门可以申请人民法院强制执行。

第二十三条　破坏野生药材资源情节严重，构成犯罪的，由司法机关依法追究刑事责任。

第二十四条　省、自治区、直辖市人民政府可以根据本条例制定实施细则。

第二十五条　本条例由国家医药管理局负责解释。

第二十六条　本条例自1987年12月1日起施行。

医疗用毒性药品管理办法

（1988年12月27日国务院令第23号发布，自发布之日起施行）

第一条　为加强医疗用毒性药品的管理，防止中毒或死亡事故的发生，根据《中华人民共和国药品管理法》的规定，制定本办法。

第二条　医疗用毒性药品（以下简称毒性药品），系指毒性剧烈、治疗剂量与中毒剂量相近，使用不当会致人中毒或死亡的药品。

毒性药品的管理品种，由卫生部会同国家医药管理局、国家中医药管理局规定。

第三条　毒性药品年度生产、收购、供应和配制计划，由省、自治区、直辖市医药管理部门根据医疗需要制定，经省、自治区、直辖市卫生行政部门审核后，由医药管理部门下达给指定的毒性药品生产、收购、供应单位，并抄报卫生部、国家医药管理局和国家中医药管理局。生产单位不得擅自改变生产计划，自行销售。

第四条　药厂必须由医药专业人员负责生产、配制和质量检验，并建立严格的管理制度，严防与其他药品混杂。每次配料，必须经二人以上复核无误，并详细记录每次生产所用原料和成品数，经手人要签字备查。所有工具、容器要处理干净，以防污染其他药品。标示量要准确无误，包装容器要有毒药标志。

第五条　毒性药品的收购、经营，由各级医药管理部门指定的药品经营单位负责；配方用药由国营药店、医疗单位负责。其他任何单位或者个人均不得从事毒性药品的收购、经营和配方业务。

第六条　收购、经营、加工、使用毒性药品的单位必须建立健全保管、验收、领发、核对等制度；严防收假、发错，严禁与其他药品混杂，做到划定仓间或仓位，专柜加锁并由专人保管。

毒性药品的包装容器上必须印有毒药标志，在运输毒性药品的过程中，应当采取有效措施，防止发生事故。

第七条　凡加工炮制毒性中药，必须按照《中华人民共和国药典》或者省、自治区、直辖市卫生行政部门制定的《炮制规范》的规定进行。药材符合药用要求的，方可供应、配方和用于中成药生产。

第八条　生产毒性药品及其制剂，必须严格执行生产工艺操作规程，在本单位药品检验人员的监督下准确投料，并建立完整的生产记录，保存 5 年备查。

在生产毒性药品过程中产生的废弃物，必须妥善处理，不得污染环境。

第九条　医疗单位供应和调配毒性药品，凭医生签名的正式处方。国营药店供应和调配毒性药品，凭盖有医生所在的医疗单位公章的正式处方。每次处方剂量不得超过 2 日极量。

调配处方时，必须认真负责，计量准确，按医嘱注明要求，并由配方人员及具有药师以上技术职称的复核人员签名盖章后方可发出。对处方未注明"生用"的毒性中药，应当付炮制品。如发现处方有疑问时，须经原处方医生重新审定后再行调配。处方一次有效，取药后处方保存 2 年备查。

第十条　科研和教学单位所需的毒性药品，必须持本单位的证明信，经单位所在地县以上卫生行政部门批准后，供应部门方能发售。

群众自配民间单、秘、验方需用毒性中药，购买时要持有本单位或者城市街道办事处、乡（镇）人民政府的证明信，供应部门方可发售。每次购用量不得超过 2 日极量。

第十一条　对违反本办法的规定，擅

自生产、收购、经营毒性药品的单位或者个人，由县以上卫生行政部门没收其全部毒性药品，并处以警告或按非法所得的 5 至 10 倍罚款。情节严重、致人伤残或死亡，构成犯罪的，由司法机关依法追究其刑事责任。

第十二条　当事人对处罚不服的，可在接到处罚通知之日起 15 日内，向作出处理的机关的上级机关申请复议。但申请复议期间仍应执行原处罚决定。上级机关应在接到申请之日起 10 日内作出答复。对答复不服的，可在接到答复之日起 15 日内，向人民法院起诉。

第十三条　本办法由卫生部负责解释。

第十四条　本办法自发布之日起施行。1964 年 4 月 20 日卫生部、商业部、化工部发布的《管理毒药、限制性剧药暂行规定》，1964 年 12 月 7 日卫生部、商业部发布的《管理毒性中药的暂行办法》，1979 年 6 月 30 日卫生部、国家医药管理总局发布的《医疗用毒药、限制性剧药管理规定》，同时废止。

附：

毒性药品管理品种

一、毒性中药品种

砒石（红砒、白砒）　砒霜　水银　生马钱子　生川乌　生草乌　生白附子　生附子　生半夏　生南星　生巴豆　斑蝥　青娘虫　红娘虫　生甘遂　生狼毒　生藤黄　生千金子　生天仙子　闹羊花　雪上一枝蒿　红升丹　白降丹　蟾酥　洋金花　红粉　轻粉　雄黄

二、西药毒药品种

去乙酰毛花甙丙　阿托品　洋地黄毒甙　氢溴酸后马托品　三氧化二砷　毛果芸香碱　升汞　水杨酸毒扁豆碱　亚砷酸钾　氢溴酸东莨菪碱　士的宁

中华人民共和国传染病防治法实施办法

（1991 年 10 月 4 日国务院批准，1991 年 12 月 6 日卫生部令第 17 号发布，自发布之日起施行）

第一章　总　则

第一条　根据《中华人民共和国传染病防治法》（以下简称《传染病防治法》）的规定，制定本办法。

第二条　国家对传染病实行预防为主的方针，各级政府在制定社会经济发展规划时，必须包括传染病防治目标，并组织有关部门共同实施。

第三条　各级政府卫生行政部门对传染病防治工作实施统一监督管理。

受国务院卫生行政部门委托的其他有关部门卫生主管机构，在本系统内行使《传染病防治法》第三十二条第一款所列职权。

军队的传染病防治工作，依照《传染病防治法》和本办法中的有关规定以及国家其他有关规定，由中国人民解放军卫生主管部门实施监督管理。

第四条　各级各类卫生防疫机构按照专业分工承担传染病监测管理的责任和范围，由省级政府卫生行政部门确定。

铁路、交通、民航、厂（场）矿的卫生防疫机构，承担本系统传染病监测管理工作，并接受本系统上级卫生主管机构和省级政府卫生行政部门指定的卫生防疫机构的业务指导。

第五条　各级各类医疗保健机构承担传染病防治管理的责任和范围，由当地政府卫生行政部门确定。

第六条　各级政府对预防、控制传染病做出显著成绩和贡献的单位和个人，应当给予奖励。

第二章　预　防

第七条　各级政府应当组织有关部门，开展传染病预防知识和防治措施的卫生健康教育。

第八条　各级政府组织开展爱国卫生活动。

铁路、交通、民航部门负责组织消除交通工具的鼠害和各种病媒昆虫的危害。

农业、林业部门负责组织消除农田、牧场及林区的鼠害。

国务院各有关部委消除钉螺危害的分工，按照国务院的有关规定办理。

第九条　集中式供水必须符合国家《生活饮用水卫生标准》。

各单位自备水源，未经城市建设部门和卫生行政部门批准，不得与城镇集中式供水系统连接。

第十条　地方各级政府应当有计划地建设和改造公共卫生设施。

城市应当按照城市环境卫生设施标准修建公共厕所、垃圾粪便的无害化处理场和污水、雨水排放处理系统等公共卫生设施。

农村应当逐步改造厕所，对粪便进行无害化处理，加强对公共生活用水的卫生管理，建立必要的卫生管理制度。饮用水水源附近禁止有污水池、粪堆（坑）等污染源。禁止在饮用水水源附近洗刷便器和运输粪便的工具。

第十一条　国家实行有计划的预防接种制度。

中华人民共和国国境内的任何人均应按照有关规定接受预防接种。

各省、自治区、直辖市政府卫生行政部门可以根据当地传染病的流行情况，增加预防接种项目。

第十二条　国家对儿童实行预防接种证制度。

适龄儿童应当按照国家有关规定，接受预防接种。适龄儿童的家长或者监护人应当及时向医疗保健机构申请办理预防接种证。

托幼机构、学校在办理入托、入学手续时，应当查验预防接种证，未按规定接种的儿童应当及时补种。

第十三条　各级各类医疗保健机构的预防保健组织或者人员，在本单位及责任地段内承担下列工作：

（一）传染病疫情报告和管理；

（二）传染病预防和控制工作；

（三）卫生行政部门指定的卫生防疫机构交付的传染病防治和监测任务。

第十四条　医疗保健机构必须按照国务院卫生行政部门的有关规定，严格执行消毒隔离制度，防止医院内感染和医源性感染。

第十五条　卫生防疫机构和从事致病性微生物实验的科研、教学、生产等单位必须做到：

（一）建立健全防止致病性微生物扩散的制度和人体防护措施；

（二）严格执行实验操作规程，对实验后的样品、器材、污染物品等，按照有关规定严格消毒后处理；

（三）实验动物必须按照国家有关规定进行管理。

第十六条　传染病的菌（毒）种分为下列三类：

一类：鼠疫耶尔森氏菌、霍乱弧菌、天花病毒、艾滋病病毒；

二类：布氏菌、炭疽菌、麻风杆菌、肝炎病毒、狂犬病毒、出血热病毒、登革热病毒；斑疹伤寒立克次体；

三类：脑膜炎双球菌、链球菌、淋病双球菌、结核杆菌、百日咳嗜血杆菌、白喉棒状杆菌、沙门氏菌、志贺氏菌、破伤风梭状杆菌、钩端螺旋体、梅毒螺旋体；乙型脑炎病毒、脊髓灰质炎病毒、流感病毒、流行性腮腺炎病毒、麻疹病毒、风疹病毒。

国务院卫生行政部门可以根据情况增加或者减少菌（毒）种的种类。

第十七条　国家对传染病菌（毒）种的保藏、携带、运输实行严格管理：

（一）菌（毒）种的保藏由国务院卫生行政部门指定的单位负责；

（二）一、二类菌（毒）种的供应由国务院卫生行政部门指定的保藏管理单位供应。三类菌（毒）种由设有专业实验室的单位或者国务院卫生行政部门指定的保藏管理单位供应。

（三）使用一类菌（毒）种的单位，必须经国务院卫生行政部门批准；使用二类菌（毒）种的单位必须经省级政府卫生行政部门批准；使用三类菌（毒）种的单位，应当经县级政府卫和珩政部门批准；

（四）一、二类菌（毒）种，应派专人向供应单位领取，不得邮寄；三类菌（毒）种的邮寄必须持有邮寄单位的证明，并按照菌（毒）种邮寄与包装的有关规定办理。

第十八条　对患有下列传染病的病人或者病原携带者予以必要的隔离治疗，直至医疗保健机构证明其不具有传染性时，方可恢复工作：

（一）鼠疫、霍乱；

（二）艾滋病、病毒性肝炎、细菌性和阿米巴痢疾、伤寒和副伤寒、炭疽、斑疹伤寒、麻疹、百日咳、白喉、脊髓灰质炎、流行性脑脊髓膜炎、猩红热、流行性出血热、登革热、淋病、梅毒；

（三）肺结核、麻风病、流行性腮腺炎、风疹、急性出血性结膜炎。

第十九条　从事饮水、饮食、整容、保育等易使传染病扩散工作的从业人员，必须按照国家有关规定取得健康合格证后方可上岗。

第二十条　二招用流动人员200人以上的用工单位，应当向当地政府卫生行政部门指定的卫生防疫机构报告，并按照要求采取预防控制传染病的卫生措施。

第二十一条　被甲类传染病病原体污染的污水、污物、粪便，有关单位和个人必须在卫生防疫人员的指导监督下，按照下列要求进行处理：

（一）被鼠疫病原体污染

1. 被污染的室内空气、地面、四壁必须进行严格消毒，被污染的物品必须严格消毒或者焚烧处理；

2. 彻底消除鼠疫疫区内的鼠类、蚤类；发现病鼠、死鼠应当送检；解剖检验后的鼠尸必须焚化；

3. 疫区内啮齿类动物的皮毛不能就地进行有效的消毒处理时，必须在卫生防疫机构的监督下焚烧。

（二）被霍乱病原体污染

1. 被污染的饮用水，必须进行严格消毒处理；

2. 污水经消毒处理后排放；

3. 被污染的食物要就地封存，消毒处理；

4. 粪便消毒处理达到无害化；

5. 被污染的物品，必须进行严格消毒或者焚烧处理。

第二十二条　被伤寒和副伤寒、细菌性痢疾、脊髓灰质炎、病毒性肝炎病原体污染的水、物品、粪便，有关单位和个人应当按照下列要求进行处理：

（一）被污染的饮用水，应当进行严格消毒处理；

（二）污水经消毒处理后排放；

（三）被污染的物品，应当进行严格消毒处理或者焚烧处理；

（四）粪便消毒处理达到无害化。

死于炭疽的动物尸体必须就地焚化，被污染的用具必须消毒处理，被污染的土地、草皮消毒后，必须将 10 厘米厚的表层土铲除，并在远离水源及河流的地方深埋。

第二十三条　出售、运输被传染病病原体污染或者来自疫区可能被传染病原体污染的皮毛、旧衣物及生活用品等，必须按照卫生防疫机构的要求进行必要的卫生处理。

第二十四条　用于预防传染病的菌苗、疫苗等生物制品，由各省、自治区、直辖市卫生防疫机构统一向生物制品生产单位订购，其他任何单位和个人不得经营。

用于预防传染病的菌苗、疫苗等生物制品必须在卫生防疫机构监督指导下使用。

第二十五条　凡从事可能导致经血液传播传染病的美容、整容等单位和个人，必须执行国务院卫生行政部门的有关规定。

第二十六条　血站（库）、生物制品生产单位，必须严格执行国务院卫生行政部门的有关规定，保证血液、血液制品的质量，防止因输入血液、血液制品引起病毒性肝炎、艾滋病、疟疾等疾病的发生。任何单位和个人不准使用国务院卫生行政部门禁止进口的血液和血液制品。

第二十七条　生产、经营、使用消毒药剂和消毒器械、卫生用品、卫生材料、一次性医疗器材、隐形眼镜、人造器官等必须符合国家有关标准，不符合国家有关标准的不得生产、经营和使用。

第二十八条　发现人畜共患传染病已在人、畜间流行时，卫生行政部门与畜牧兽医部门应当深入疫区，按照职责分别对人、畜开展防治工作。

传染病流行区的家畜家禽，未经畜牧兽医部门检疫不得外运。

进入鼠疫自然疫源地捕猎旱獭应按照国家有关规定执行。

第二十九条　狂犬病的防治管理工作按照下列规定分工负责：

（一）公安部门负责县上城市养犬的审批与违章养犬的处理，捕杀狂犬、野犬。

（二）畜牧兽医部门负责兽用狂犬病疫苗的研制、生产和供应；对城乡经批准的养犬进行预防接种、登记和发放"家犬免疫证"；对犬类狂犬病的疫情进行监测和负责进出口犬类的检疫、免疫及管理。

（三）乡（镇）政府负责辖区内养犬的管理，捕杀狂犬、野犬。

（四）卫生部门负责人用狂犬病疫苗的供应、接种和病人的诊治。

第三十条　自然疫源地或者可能是自然疫源地的地区计划兴建大型建设项目时，建设单位在设计任务书批准后，应当向当地卫生防疫机构申请对施工环境进行卫生调查，并根据卫生防疫机构的意见采取必要的卫生防疫措施后，方可办理开工手续。

兴建城市规划内的建设项目，属于在自然疫源地和可能是自然疫源地范围内的，城市规划主管部门在核发建设工程规划许可证明中，必须有卫生防疫部门提出的有关意见及结论。建设单位在施工过程中，必须采取预防传染病传播和扩散的措施。

第三十一条　卫生防疫机构接到自然疫源地和可能是自然疫源地范围内兴办大型建设项目的建设单位的卫生调查申请后，应当及时组成调查组到现场进行调查，并提出该地区自然环境中可能存在的传染病病种、流行范围、流行强度及预防措施等意见和结论。

第三十二条　在自然疫源地或者可能是自然疫源地内施工的建设单位，应当设立预防保健组织负责施工期间的卫生防疫工作。

第三十三条　凡在生产、工作中接触传染病病原体的工作人员，可以按照国家有关规定申领卫生防疫津贴。

第三章　疫情报告

第三十四条　执行职务的医疗保健人员、卫生防疫人员为责任疫情报告人。

责任疫情报告人应当按照本办法第三十五条规定的时限向卫生行政部门指定的卫生防疫机构报告疫情，并做疫情登记。

第三十五条　责任疫情报告人发现甲类传染病和乙类传染病中的艾滋病、肺炭疽的病人、病原携带者和疑似传染病病人时，城镇于6小时内，农村于12小时内，以最快的通讯方式向发病地的卫生防疫机构报告，并同时报出传染病报告卡。

责任疫情报告人发现乙类传染病病人、病原携带者和疑似传染病病人时，城镇于12小时内，农村于24小时内向发病地的卫生防疫机构报出传染病报告卡。

责任疫情报告人在丙类传染病监测区内发现丙类传染病病人时，应当在 24 小时内向发病地的卫生防疫机构报出传染病报告卡。

第三十六条 传染病暴发、流行时，责任疫情报告人应当以最快的通讯方式向当地卫生防疫机构报告疫情。接到疫情报告的卫生防疫机构应当以最快的通讯方式报告上级卫生防疫机构和当地政府卫生行政部门，卫生行政部门接到报告后，应当立即报告当地政府。

省级政府卫生行政部门接到发现甲类传染病和发生传染病暴发、流行的报告后，应当于 6 小时内报告国务院卫生行政部门。

第三十七条 流动人员中的传染病病人、病原携带者和疑似传染病病人的传染病报告、处理由诊治地负责，其疫情登记、统计由户口所在地负责。

第三十八条 铁路、交通、民航、厂（场）矿的卫生防疫机构，应当定期向所在地卫生行政部门指定的卫生防疫机构报告疫情。

第三十九条 军队的传染病疫情，由中国人民解放军卫生主管部门根据军队有关规定向国务院卫生行政部门报告。

军队的医疗保健和卫生防疫机构，发现地方就诊的传染病病人、病原携带者、疑似传染病病人时，应当按照本办法第三十五条的规定报告疫情，并接受当地卫生防疫机构的业务指导。

第四十条 国境口岸所在地卫生行政部门指下的卫生也疫机构和港口、机场、铁路卫生防疫机构和国境卫生检疫机关在

发现国境卫生检疫法规定的检疫传染病时，应当互相通报疫情。

发现人畜共患传染病时，卫生防疫机构和畜牧兽医部门应当互相通报疫情。

第四十一条 各级政府卫生行政部门指定的卫生防疫机构应当对辖区内各类医疗保健机构的疫情登记报告和管理情况定期进行核实、检查、指导。

第四十二条 传染病报告卡片邮寄信封应当印有明显的"红十字"标志及写明×× 卫生防疫机构收的字样。

邮电部门应当及时传递疫情报告的电话或者信卡，并实行邮资总付。

第四十三条 医务人员未经县级以上政府卫生行政部门批准，不得将就诊的淋病、梅毒、麻风病、艾滋病病人和艾滋病病原携带者及其家属的姓名、住址和个人病史公开。

第四章 控 制

第四十四条 卫生防疫机构和医疗保健机构传染病的疫情处理实行分级分工管理。

第四十五条 艾滋病的监测管理按照国务院有关规定执行。

第四十六条 淋病、梅毒病人应当在医疗保健机构、卫生防疫机构接受治疗。尚未治愈前，不得进入公共浴池、游泳池。

第四十七条 医疗保健机构或者卫生防疫机构在诊治中发现甲类传染病的疑似病人，应当在 2 日内作出明确诊断。

第四十八条 甲类传染病病人和病原

携带者以及乙类传染病中的艾滋病、淋病、梅毒病人的密切接触者必须按照有关规定接受检疫、医学检查和防治措施。

前款以外的乙类传染病病人及病原携带者的密切接触者，应当接受医学检查和防治措施。

第四十九条　甲类传染病疑似病人或者病原携带者的密切接触者，经留验排除是病人或者病原携带者后，留验期间的工资福利待遇由所属单位按出勤照发。

第五十条　发现甲类传染病病人、病原携带者或者疑似病人的污染场所，卫生防疫机构接到疫情报告后，应立即进行严格的卫生处理。

第五十一条　地方各级政府卫生行政部门发现本地区发生从未有过的传染病或者国家已宣布消除的传染病时，应当立即采取措施，必要时，向当地政府报告。

第五十二条　在传染病暴发、流行区域，当地政府应当根据传染病疫情控制的需要，组织卫生、医药、公安、工商、交通、水利、城建、农业、商业、民政、邮电、广播电视等部门采取下列预防、控制措施：

（一）对病人进行抢救、隔离治疗；

（二）加强粪便管理，清除垃圾、污物；

（三）加强自来水和其他饮用水的管理，保护饮用水源；

（四）消除病媒昆虫、钉螺、鼠类及其他染疫动物；

（五）加强易使传染病传播扩散活动的卫生管理；

（六）开展防病知识的宣传；

（七）组织对传染病病人、病原携带者、染疫动物密切接触人群的检疫、预防服药、应急接种等；

（八）供应用于预防和控制疫情所必需的药品、生物制品、消毒药品、器械等；

（九）保证居民生活必需品的供应。

第五十三条　县级以上政府接到下一级政府关于采取《传染病防治法》第二十五条规定的紧急措施报告时，应当在24小时内作出决定。下一级政府在上一级政府作出决定前，必要时，可以临时采取《传染病防治法》第二十五条第一款第（一）、（四）项紧急措施，但不得超过24小时。

第五十四条　撤销采取《传染病防治法》第二十五条紧急措施的条件是：

（一）甲类传染病病人、病原携带者全部治愈，乙类传染病病人、病原携带者得到有的隔离治疗；病人尸体得到严格消毒处理；

（二）污染的物品及环境已经过消毒等卫生处理；有关病媒昆虫、染疫动物基本消除；

（三）暴发、流行的传染病病种，经过最长潜伏期后，未发现新的传染病病人，疫情得到有效的控制。

第五十五条　因患鼠疫、霍乱和炭疽病死亡的病人尸体，由治疗病人的医疗单位负责消毒处理，处理后应当立即火化。

患病毒性肝炎、伤寒和副伤寒、艾滋病、白喉、炭疽、脊髓灰质炎死亡的病人尸体，由治疗病人的医疗单位或者当地卫生防疫机构消毒处理后火化。

不具备火化条件的农村、边远地区，由治疗病人的医疗单位或者当地卫生防疫机构负责消毒后，可选远离居民点 500 米以外、远离饮用水源 50 米以外的地方，将尸体在距地面两米以下深埋。

民族自治地方执行前款的规定，依照《传染病防治法》第二十八条第三款的规定办理。

第五十六条　医疗保健机构、卫生防疫机构经县级以上政府卫生行政部门的批准可以对传染病病人尸体或者疑似传染病病人的尸体进行解剖查验。

第五十七条　卫生防疫机构处理传染病疫情的人员，可以凭当地政府卫生行政部门出具的处理疫情证明及有效的身份证明，优先在铁路、交通、民航部门购票，铁路、交通、民航部门应当保证售给最近一次通往目的地的车、船、机票。

交付运输的处理疫情的物品应当有明显标志，铁路、交通、民航部门应当保证用最快通往目的地的交通工具运出。

第五十八条　用于传染病监督控制的车辆，其标志由国务院卫生行政部门会同有关部门统一制定。任何单位和个人不得阻拦依法执行处理疫情任务的车辆和人员。

第五章　监　督

第五十九条　地方各级政府卫生行政部门、卫生防疫机构和受国务院卫生行政部门委托的其他有关部门卫生主管机构推荐的传染病管理监督员，由省级以上政府卫生行政部门聘任并发给证件。

省级政府卫生行政部门聘任的传染病管理监督员，报国务院卫生行政部门备案。

第六十条　传染病管理监督员执行下列任务：

（一）监督检查《传染病防治法》及本办法的执行情况；

（二）进行现场调查，包括采集必需的标本及查阅、索取、翻印复制必要的文字、图片、声像资料等，并根据调查情况写出书面报告；

（三）对违法单位或者个人提出处罚建议；

（四）执行卫生行政部门或者其他有关部门卫生主管机构交付的任务；

（五）及时提出预防和控制传染病措施的建议。

第六十一条　各级各类医疗保健机构内设立的传染病管理检查员，由本单位推荐，经县级以上政府卫行行政部门或受国务院卫生行政部门委托的其他部门卫生主管机构批准并发给证件。

第六十二条　传染病管理检查员执行下列任务：

（一）宣传《传染病防治法》及本办法，检查本单位和责任地段的传染病防治措施的实施和疫情报告执行情况；

（二）对本单位和责任地段的传染病防治工作进行技术指导；

（三）执行卫生行政部门和卫生防疫机构对本单位及责任地段提出的改进传染病防治管理工作的意见；

（四）定期向卫生行政部门指定的卫行防疫机构汇报工作情况，遇到紧急情况及时报告。

第六十三条　传染病管理监督员、传染病管理检查员执行任务时，有关单位和个人必须给予协助。

第六十四条　传染病管理监督员的解聘和传染病管理检查员资格的取消，由原发证机关决定，并通知其所在单位和个人。

第六十五条　县级以上政府卫生行政部门和受国务院卫生行政部门委托的部门，可以成立传染病技术鉴定组织。

第六章　罚　则

第六十六条　有下列行为之一的，由县级以上政府卫生行政部门责令限期改正，可以处5000元以下的罚款；情节较严重的，可以处5000元以上2万元以下的罚款，对主管人员和直接责任人员由其所在单位或者上级机关给予行政处分：

（一）集中式供水单位供应的饮用水不符合国家规定的《生活饮用水卫生标准》的；

（二）单位自备水源未经批准与城镇供水系统连接的；

（三）未按城市环境卫生设施标准修建公共卫生设施致使垃圾、粪便、污水不能进行无害化处理的；

（四）对被传染病病原体污染的污水、污物、粪便不按规定进行消毒处理的；

（五）对被甲类和乙类传染病病人、病原携带者、疑似传染病病人污染的场所、物品未按照卫生防疫机构的要求实施必要的卫生处理的；

（六）造成传染病的医源性感染、医院内感染、实验室感染和致病性微生物扩散的；

（七）生产、经营、使用消毒药剂和消毒器械、卫生用品、卫生材料、一次性医疗器材、隐形眼镜、人造器官等不符合国家卫生标准，可能造成传染病的传播、扩散或者造成传染病的传播、扩散的；

（八）准许或者纵容传染病病人、病原携带者和疑似传染病病人，从事国务院卫生行政部门规定禁止从事的易使该传染病扩散的工作的；

（九）传染病病人、病原携带者故意传播传染病，造成他人感染的；

（十）甲类传染病病人、病原携带者或者疑似传染病病人，乙类传染病中艾滋病、肺炭疽病人拒绝进行隔离治疗的；

（十一）招用流动人员的用工单位，未向卫行防疫机构报告并未采取卫生措施，造成传染传播、流行的；

（十二）违章养犬或者拒绝、阻挠捕杀违章犬，造成咬伤他人或者导致人群中发生狂犬病的。

前款所称情节较严重的，是指下列情形之一：

（一）造成甲类传染病、艾滋病、肺炭疽传播危险的；

（二）造成除艾滋病、肺炭疽上的乙、丙类传染病暴发、流行的；

（三）造成传染病菌（毒）种扩散的；

（四）造成病人残疾、死亡的；

（五）拒绝执行《传染病防治法》及本办法的规定，屡经教育仍继续违法的。

第六十七条　在自然疫源地和可能是

自然疫源地的地区兴建大型建设项目未经卫生调查即进行施工的，由县级以上政府卫生行政部门责令限期改正，可以处 2000 元以上 2 万元以下的罚款。

第六十八条　单位和个人出售、运输被传染病病原体污染和来自疫区可能被传染病病原体污染的皮毛、旧衣物衣生活用品的，由县级以上政府卫生行政部门责令限期进行卫生处理，可以处出售金额 1 倍以下的罚款；造成传染病流行的，根据情节，可以处相当出售金额 3 倍以下的罚款，危害严重，出售金额不满 2000 元的，以 2000 元计算；对主管人员和直接责任人员由所在单位或者上级机关给予行政处分。

第六十九条　单位和个人非法经营、出售用于预防传染病菌苗、疫苗等生物制品的，县级以上政府卫生行政部门可以处相当出售金 3 倍以下的罚款，危害严重，出售金额不满 5000 元的，以 5000 元计算；对主管人员和直接责任人员由所在单位或者上级机关根据情节，可以给予行政处分。

第七十条　有下列行为之一的单位和个人，县级以上政府卫生行政部门报请同级政府批准，对单位予以通报批评；对主管人员和直接责任人员由所在单位或者上级机关给予行政处分。

（一）传染病暴发、流行时，妨碍或者拒绝执行政府采取紧急措施的；

（二）传染病暴发、流行时，医疗保健人员、卫生防疫人员拒绝执行各级政府卫生行政部门调集其参加控制疫情的决定的；

（三）对控制传染病暴发、流行负有责任的部门拒绝执行政府有关控制疫情决定的；

（四）无故阻止和拦截依法执行处理疫情任务的车辆和人员的。

第七十一条　执行职务的医疗保健人员、卫生防疫人员和责任单位，不报、漏报、迟报传染病疫情的，由县级以上政府卫生行政部门责令限期改正，对主管人员和直接责任人员由其所在单位或者上级机关根据情节，可以给予行政处分。

个体行医人员在执行职务时，不报、漏报、迟报传染病疫情的，由县级以上政府卫生行政部门责令限期改正，限期内不改的，可以处 100 元以上 500 元以下罚款；对造成传染病传播流行的，可以处 200 元以上 2000 元以下罚款。

第七十二条　县级政府卫生行政部门可以作出处 1 万元以下罚款的决定；决定处 1 万元以上罚款的，须报上一级政府卫生行政部门批准。

受国务院卫生行政部门委托的有关部门卫生主管机构可以作出处 2000 元以下罚款的决定；决定处 2000 元以上罚款的，须报当地县级以上政府卫生行政部门批准。

县级以上政府卫生行政部门在收取罚款时，应当出具正式的罚款收据。罚款全部上缴国库。

第七章　附　则

第七十三条　《传染病防治法》及本办法的用语含义如下：

传染病病人、疑似传染病病人：指根

据国务院卫生行政部门发布的《中华人民共和国传染病防治法规定管理的传染病诊断标准》，符合传染病病人和疑似传染病病人诊断标准的人。

病原携带者：指感染病原体无临床症状但能排出病原体的人。

暴发：指在一个局部地区，短期内，突然发生多例同一种传染病病人。

流行：指一个地区某种传染病发病率显著超过该病历年的一般发病率水平。

重大传染病疫情：指《传染病防治法》第二十五条所称的传染病的暴发、流行。

传染病监测：指对人群传染病的发生、流行及影响因素进行有计划地、系统地长期观察。

疫区：指传染病在人群中暴发或者流行，其病原体向周围传播时可能波及的地区。

人畜共患传染病：指鼠疫、流行性出血热、狂犬病、钩端螺旋体病、布鲁氏菌病、炭疽、流行性乙型脑炎、黑热病、包虫病、血吸虫病。

自然疫源地：指某些传染病的病原体在自然界的野生动物中长期保存并造成动物间流行的地区。

可能是自然疫源地：指在自然界中具有自然疫源性疾病存在的传染源和传播媒介，但尚未查明的地区。

医源性感染：指在医学服务中，因病原体传播引起的感染。

实验室感染：指从事实验室工作时，因接触病原体所致的感染。

消毒：指用化学、物理、生物的方法杀灭或者消除环境中的致病性微生物。

卫生处理：指消毒、杀虫、灭鼠等卫生须施以及隔离、留验、就地检验等医学措施。

卫生防疫机构：指卫生防疫站、结核病防治研究所（院）、寄生虫病防治研究所（站）、血吸虫病防治研究所（站）、皮肤病性病防治研究所（站）、地方病防治研究所（站）、鼠疫防治站（所）、乡镇预防保健站（所）及与上述机构专业相同的单位。

医疗保健机构：指医院、卫生院（所）、门诊部（所）、疗养院（所）、妇幼保健院（站）及与上述机构业务活动相同的单位。

第七十四条　省、自治区、直辖市政府可以根据《传染病防治法》和本办法制定实施细则。

第七十五条　本办法由国务院卫生行政部门负责解释。

第七十六条　本办法自发布之日起施行。

中药品种保护条例

（1992 年 10 月 14 日国务院令第 106 号发布，自 1993 年 1 月 1 日起施行）

第一章　总　　则

第一条　为了提高中药品种的质量，保护中药生产企业的合法权益，促进中药事业的发展，制定本条例。

第二条 本条例适用于中国境内生产制造的中药品种，包括中成药、天然药物的提取物及其制剂和中药人工制成品。

申请专利的中药品种，依照专利法的规定办理，不适用本条例。

第三条 国家鼓励研制开发临床有效的中药品种，对质量稳定、疗效确切的中药品种实行分级保护制度。

第四条 国务院卫生行政部门负责全国中药品种保护的监督管理工作。国家中药生产经营主管部门协同管理全国中药品种的保护工作。

第二章 中药保护品种等级的划分和审批

第五条 依照本条例受保护的中药品种，必须是列入国家药品标准的品种。经国务院卫生行政部门认定，列为省、自治区、直辖市药品标准的品种，也可以申请保护。

受保护的中药品种分为一、二级。

第六条 符合下列条件之一的中药品种，可以申请一级保护：

（一）对特定疾病有特殊疗效的；

（二）相当于国家一级保护野生药材物种的人工制成品；

（三）用于预防和治疗特殊疾病的。

第七条 符合下列条件之一的中药品种，可以申请二级保护：

（一）符合本条例第六条规定的品种或者已经解除一级保护的品种；

（二）对特定疾病有显著疗效的；

（三）从天然药物中提取的有效物质及特殊制剂。

第八条 国务院卫生行政部门批准的新药，按照国务院卫生行政部门规定的保护期给予保护；其中，符合本条例第六条、第七条规定的，在国务院卫生行政部门批准的保护期限届满前 6 个月，可以重新依照本条例的规定申请保护。

第九条 申请办理中药品种保护的程序：

（一）中药生产企业对其生产的符合本条例第五条、第六条、第七条、第八条规定的中药品种，可以向所在地省、自治区、直辖市中药生产经营主管部门提出申请，经中药生产经营主管部门签署意见后转送同级卫生行政部门，由省、自治区、直辖市卫生行政部门初审签署意见后，报国务院卫生行政部门。特殊情况下，中药生产企业也可以直接向国家中药生产经营主管部门提出申请，由国家中药生产经营主管部门签署意见后转送国务院卫生行政部门，或者直接向国务院卫生行政部门提出申请。

（二）国务院卫生行政部门委托国家中药品种保护审评委员会负责对申请保护的中药品种进行审评。国家中药品种保护审评委员会应当自接到申请报告书之日起六个月内做出审评结论。

（三）根据国家中药品种保护审评委员会的审评结论，由国务院卫生行政部门征求国家中药生产经营主管部门的意见后决定是否给予保护。批准保护的中药品种，由国务院卫生行政部门发给《中药保护品种证书》。

国务院卫生行政部门负责组织国家中药品种保护审评委员会，委员会成员由国务院卫生行政部门与国家中药生产经营主管部门协商后，聘请中医药方面的医疗、科研、检验及经营、管理专家担任。

第十条 申请中药品种保护的企业，应当按照国务院卫生行政部门的规定，向国家中药品种保护审评委员会提交完整的资料。

第十一条 对批准保护的中药品种以及保护期满的中药品种，由国务院卫生行政部门在指定的专业报刊上予以公告。

第三章 中药保护品种的保护

第十二条 中药保护品种的保护期限：

中药一级保护品种分别为 30 年、20 年、10 年。

中药二级保护品种为 7 年。

第十三条 中药一级保护品种的处方组成、工艺制法，在保护期限内由获得《中药保护品种证书》的生产企业和有关的药品生产经营主管部门、卫生行政部门及有关单位和个人负责保密，不得公开。

负有保密责任的有关部门、企业和单位应当按照国家有关规定，建立必要的保密制度。

第十四条 向国外转让中药一级保护品种的处方组成、工艺制法的，应当按照国家有关保密的规定办理。

第十五条 中药一级保护品种因特殊情况需要延长保护期限的，由生产企业在该品种保护期满前 6 个月，依照本条例第

九条规定的程序申报。延长的保护期限由国务院卫生行政部门根据国家中药品种保护审评委员会的审评结果确定；但是，每次延长的保护期限不得超过第一次批准的保护期限。

第十六条 中药二级保护品种在保护期满后可以延长 7 年。

申请延长保护期的中药二级保护品种，应当在保护期满前 6 个月，由生产企业依照本条例第九条规定的程序申报。

第十七条 被批准保护的中药品种，在保护期内限于由获得《中药保护品种证书》的企业生产；但是，本条例第十九条另有规定的除外。

第十八条 国务院卫生行政部门批准保护的中药品种如果在批准前是由多家企业生产的，其中未申请《中药保护品种证书》的企业应当自公告发布之日起 6 个月内向国务院卫生行政部门申报，并依照本条例第十条的规定提供有关资料，由国务院卫生行政部门指定药品检验机构对该申报品种进行同品种的质量检验。国务院卫生行政部门根据检验结果，可以采取以下措施：

（一）对达到国家药品标准的，经征求国家中药生产经营主管部门意见后，补发《中药保护品种证书》。

（二）对未达到国家药品标准的，依照药品管理的法律、行政法规的规定撤销该中药品种的批准文号。

第十九条 对临床用药紧缺的中药保护品种，根据国家中药生产经营主管部门提出的仿制建议，经国务院卫生行政部门批准，由仿制企业所在地的省、自治区、

直辖市卫生行政部门对生产同一中药保护品种的企业发放批准文号。该企业应当付给持有《中药保护品种证书》并转让该中药品种的处方组成、工艺制法的企业合理的使用费，其数额由双方商定；双方不能达成协议的，由国务院卫生行政部门裁决。

第二十条　生产中药保护品种的企业及中药生产经营主管部门，应当根据省、自治区、直辖市卫生行政部门提出的要求，改进生产条件，提高品种质量。

第二十一条　中药保护品种在保护期内向国外申请注册的，须经国务院卫生行政部门批准。

第四章　罚　　则

第二十二条　违反本条例第十三条的规定，造成泄密的责任人员，由其所在单位或者上级机关给予行政处分；构成犯罪的，依法追究刑事责任。

第二十三条　违反本条例第十七条的规定，擅自仿制中药保护品种的，由县级以上卫生行政部门以生产假药依法论处。

伪造《中药品种保护证书》及有关证明文件进行生产、销售的，由县级以上卫生行政部门没收其全部有关药品及违法所得，并可以处以有关药品正品价格 3 倍以下罚款。

上述行为构成犯罪的，由司法机关依法追究刑事责任。

第二十四条　当事人对卫生行政部门的处罚决定不服的，可以依照有关法律、行政法规的规定，申请行政复议或者提起行政诉讼。

第五章　附　　则

第二十五条　有关中药保护品种的申报要求、申报表格等，由国务院卫生行政部门制定。

第二十六条　本条例由国务院卫生行政部门负责解释。

第二十七条　本条例自 1993 年 1 月 1 日起施行。

医疗机构管理条例

（1994 年 2 月 26 日国务院令第 149 号发布，自 1994 年 9 月 1 日起施行）

第一章　总　　则

第一条　为了加强对医疗机构的管理，促进医疗卫生事业的发展，保障公民健康，制定本条例。

第二条　本条例适用于从事疾病诊断、治疗活动的医院、卫生院、疗养院、门诊部、诊所、卫生所（室）以及急救站等医疗机构。

第三条　医疗机构以救死扶伤，防病治病，为公民的健康服务为宗旨。

第四条　国家扶持医疗机构的发展，鼓励多种形式兴办医疗机构。

第五条　国务院卫生行政部门负责全国医疗机构的监督管理工作。

县级以上地方人民政府卫生行政部门负责本行政区域内医疗机构的监督管理工作。

中国人民解放军卫生主管部门依照本条例和国家有关规定，对军队的医疗机构实施监督管理。

第二章　规划布局和设置审批

第六条　县级以上地方人民政府卫生行政部门应当根据本行政区域内的人口、医疗资源、医疗需求和现有医疗机构的分布状况，制定本行政区域医疗机构设置规划。

机关、企业和事业单位可以根据需要设置医疗机构，并纳入当地医疗机构的设置规划。

第七条　县级以上地方人民政府应当把医疗机构设置规划纳入当地的区域卫生发展规划和城乡建设发展总体规划。

第八条　设置医疗机构应当符合医疗机构设置规划和医疗机构基本标准。

医疗机构基本标准由国务院卫生行政部门制定。

第九条　单位或者个人设置医疗机构，必须经县级以上地方人民政府卫生行政部门审查批准，并取得设置医疗机构批准书，方可向有关部门办理其他手续。

第十条　申请设置医疗机构，应当提交下列文件：

（一）设置申请书；

（二）设置可行性研究报告；

（三）选址报告和建筑设计平面图。

第十一条　单位或者个人设置医疗机构，应当按照以下规定提出设置申请：

（一）不设床位或者床位不满100张的医疗机构，向所在地的县级人民政府卫生行政部门申请；

（二）床位在100张以上的医疗机构和专科医院按照省级人民政府卫生行政部门的规定申请。

第十二条　县级以上地方人民政府卫生行政部门应当自受理设置申请之日起30日内，作出批准或者不批准的书面答复；批准设置的，发给设置医疗机构批准书。

第十三条　国家统一规划的医疗机构的设置，由国务院卫生行政部门决定。

第十四条　机关、企业和事业单位按照国家医疗机构基本标准设置为内部职工服务的门诊部、诊所、卫生所（室），报所在地的县级人民政府卫生行政部门备案。

第三章　登　记

第十五条　医疗机构执业，必须进行登记，领取《医疗机构执业许可证》。

第十六条　申请医疗机构执业登记，应当具备下列条件：

（一）有设置医疗机构批准书；

（二）符合医疗机构的基本标准；

（三）有适合的名称、组织机构和场所；

（四）有与其开展的业务相适应的经费、设施、设备和专业卫生技术人员；

（五）有相应的规章制度；

（六）能够独立承担民事责任。

第十七条　医疗机构的执业登记，由批准其设置的人民政府卫生行政部门办理。

按照本条例第十三条规定设置的医疗机构的执业登记，由所在地的省、自治区、直辖市人民政府卫生行政部门办理。

机关、企业和事业单位设置的为内部职工服务的门诊部、诊所、卫生所（室）的执业登记，由所在地的县级人民政府卫生行政部门办理。

第十八条　医疗机构执业登记的主要事项：

（一）名称、地址、主要负责人；

（二）所有制形式；

（三）诊疗科目、床位；

（四）注册资金。

第十九条　县级以上地方人民政府卫生行政部门自受理执业登记申请之日起45日内，根据本条例和医疗机构基本标准进行审核。审核合格的，予以登记，发给《医疗机构执业许可证》；审核不合格的，将审核结果以书面形式通知申请人。

第二十条　医疗机构改变名称、场所、主要负责人、诊疗科目、床位，必须向原登记机关办理变更登记。

第二十一条　医疗机构歇业，必须向原登记机关办理注销登记。经登记机关核准后，收缴《医疗机构执业许可证》。

医疗机构非因改建、扩建、迁建原因停业超过1年的，视为歇业。

第二十二条　床位不满100张的医疗机构，其《医疗机构执业许可证》每年校验一次；床位在100张以上的医疗机构，其《医疗机构执业许可证》每3年校验一次。校验由原登记机关办理。

第二十三条　《医疗机构执业许可证》不得伪造、涂改、出卖、转让、出借。

《医疗机构执业许可证》遗失的，应当及时申明，并向原登记机关申请补发。

第四章　执　业

第二十四条　任何单位或者个人，未取得《医疗机构执业许可证》，不得开展诊疗活动。

第二十五条　医疗机构执业，必须遵守有关法律、法规和医疗技术规范。

第二十六条　医疗机构必须将《医疗机构执业许可证》、诊疗科目、诊疗时间和收费标准悬挂于明显处所。

第二十七条　医疗机构必须按照核准登记的诊疗科目开展诊疗活动。

第二十八条　医疗机构不得使用非卫生技术人员从事医疗卫生技术工作。

第二十九条　医疗机构应当加强对医务人员的医德教育。

第三十条　医疗机构工作人员上岗工作，必须佩带载有本人姓名、职务或者职称的标牌。

第三十一条　医疗机构对危重病人应当立即抢救。对限于设备或者技术条件不能诊治的病人，应当及时转诊。

第三十二条　未经医师（士）亲自诊查病人，医疗机构不得出具疾病诊断书、健康证明书或者死亡证明书等证明文件；未经医师（士）、助产人员亲自接产，医疗机构不得出具出生证明书或者死产报告书。

第三十三条　医疗机构施行手术、特殊检查或者特殊治疗时，必须征得患者同意，并应当取得其家属或者关系人同意并签字；无法取得患者意见时，应当取得家属或者关系人同意并签字；无法取得患者意见又无家属或者关系人在场，或者遇到其他特殊情况时，经治医师应当提出医疗处置方案，在取得医疗机构负责人或者被授权负责人员的批准后实施。

第三十四条　医疗机构发生医疗事故，按照国家有关规定处理。

第三十五条　医疗机构对传染病、精神病、职业病等患者的特殊诊治和处理，应当按照国家有关法律、法规的规定办理。

第三十六条　医疗机构必须按照有关药品管理的法律、法规，加强药品管理。

第三十七条　医疗机构必须按照人民政府或者物价部门的有关规定收取医疗费用，详列细项，并出具收据。

第三十八条　医疗机构必须承担相应的预防保健工作，承担县级以上人民政府卫生行政部门委托的支援农村、指导基层医疗卫生工作等任务。

第三十九条　发生重大灾害、事故、疾病流行或者其他意外情况时，医疗机构及其卫生技术人员必须服从县级以上人民政府卫生行政部门的调遣

第五章　监督管理

第四十条　县级以上人民政府卫生行政部门行使下列监督管理职权：

（一）负责医疗机构的设置审批、执业登记和校验；

（二）对医疗机构的执业活动进行检查指导；

（三）负责组织对医疗机构的评审；

（四）对违反本条例的行为给予处罚。

第四十一条　国家实行医疗机构评审制度，由专家组成的评审委员会按照医疗机构评审办法和评审标准，对医疗机构的执业活动、医疗服务质量等进行综合评价。

医疗机构评审办法和评审标准由国务院卫生行政部门制定。

第四十二条　县级以上地方人民政府卫生行政部门负责组织本行政区域医疗机构评审委员会。

医疗机构评审委员会由医院管理、医学教育、医疗、医技、护理和财务等有关专家组成。评审委员会成员由县级以上地方人民政府卫生行政部门聘任。

第四十三条　县级以上地方人民政府卫生行政部门根据评审委员会的评审意见，对达到评审标准的医疗机构，发给评审合格证书；对未达到评审标准的医疗机构，提出处理意见。

第六章　罚　　则

第四十四条　违反本条例第二十四条规定，未取得《医疗机构执业许可证》擅自执业的，由县级以上人民政府卫生行政部门责令其停止执业活动，没收非法所得和药品、器械，并可以根据情节处以1万元以下的罚款。

第四十五条　违反本条例第二十二条

规定，逾期不校验《医疗机构执业许可证》仍从事诊疗活动的，由县级以上人民政府卫生行政部门责令其限期补办校验手续；拒不校验的，吊销其《医疗机构执业许可证》。

第四十六条　违反本条例第二十三条规定，出卖、转让、出借《医疗机构执业许可证》的，由县级以上人民政府卫生行政部门没收非法所得，并可以处以5000元以下的罚款；情节严重的，吊销其《医疗机构执业许可证》。

第四十七条　违反本条例第二十七条规定，诊疗活动超出登记范围的，由县级以上人民政府卫生行政部门予以警告、责令其改正，并可以根据情节处以3000元以下的罚款；情节严重的，吊销其《医疗机构执业许可证》。

第四十八条　违反本条例第二十八条规定，使用非卫生技术人员从事医疗卫生技术工作的，由县级以上人民政府卫生行政部门责令其限期改正，并可以处以5000元以下的罚款；情节严重的，吊销其《医疗机构执业许可证》。

第四十九条　违反本条例第三十二条规定，出具虚假证明文件的，由县级以上人民政府卫生行政部门予以警告；对造成危害后果的，可以处以1000元以下的罚款；对直接责任人员由所在单位或者上级机关给予行政处分。

第五十条　没收的财物和罚款全部上交国库。

第五十一条　当事人对行政处罚决定不服的，可以依照国家法律、法规的规定申请行政复议或者提起行政诉讼。当事人对罚款及没收药品、器械的处罚决定未在法定期限内申请复议或者提起诉讼又不履行的，县级以上人民政府卫生行政部门可以申请人民法院强制执行。

第七章　附　　则

第五十二条　本条例实施前已经执业的医疗机构，应当在条例实施后的6个月内，按照本条例第三章的规定，补办登记手续，领取《医疗机构执业许可证》。

第五十三条　外国人在中华人民共和国境内开设医疗机构及香港、澳门、台湾居民在内地开设医疗机构的管理办法，由国务院卫生行政部门另行制定。

第五十四条　本条例由国务院卫生行政部门负责解释。

第五十五条　本条例自1994年9月1日起施行。1951年政务院批准发布的《医院诊所管理暂行条例》同时废止。

医疗器械监督管理条例

（2000年1月4日国务院令第276号发布，自2000年4月1日起施行）

第一章　总　　则

第一条　为了加强对医疗器械的监督管理，保证医疗器械的安全、有效，保障人体健康和生命安全，制定本条例。

第二条　在中华人民共和国境内从事医疗器械的研制、生产、经营、使用、监督管理的单位或者个人，应当遵守本条例。

第三条　本条例所称医疗器械，是指单独或者组合使用于人体的仪器、设备、器具、材料或者其他物品，包括所需要的软件；其用于人体体表及体内的作用不是用药理学、免疫学或者代谢的手段获得，但是可能有这些手段参与并起一定的辅助作用；其使用旨在达到下列预期目的：

（一）对疾病的预防、诊断、治疗、监护、缓解；

（二）对损伤或者残疾的诊断、治疗、监护、缓解、补偿；

（三）对解剖或者生理过程的研究、替代、调节；

（四）妊娠控制。

第四条　国务院药品监督管理部门负责全国的医疗器械监督管理工作。

县级以上地方人民政府药品监督管理部门负责本行政区域内的医疗器械监督管理工作。

国务院药品监督管理部门应当配合国务院经济综合管理部门，贯彻实施国家医疗器械产业政策。

第五条　国家对医疗器械实行分类管理。

第一类是指，通过常规管理足以保证其安全性、有效性的医疗器械。

第二类是指，对其安全性、有效性应当加以控制的医疗器械。

第三类是指，植入人体；用于支持、维持生命；对人体具有潜在危险，对其安全性、有效性必须严格控制的医疗器械。

医疗器械分类目录由国务院药品监督管理部门依据医疗器械分类规则，商国务院卫生行政部门制定、调整、公布。

第六条　生产和使用以提供具体量值为目的的医疗器械，应当符合计量法的规定。具体产品目录由国务院药品监督管理部门会同国务院计量行政管理部门制定并公布。

第二章　医疗器械的管理

第七条　国家鼓励研制医疗器械新产品。医疗器械新产品，是指国内市场尚未出现过的或者安全性、有效性及产品机理未得到国内认可的全新的品种。

第二类、第三类医疗器械新产品的临床试用，应当按照国务院药品监督管理部门的规定，经批准后进行。

完成临床试用并通过国务院药品监督管理部门组织专家评审的医疗器械新产品，由国务院药品监督管理部门批准，并发给新产品证书。

第八条　国家对医疗器械实行产品生产注册制度。

生产第一类医疗器械，由设区的市级人民政府药品监督管理部门审查批准，并发给产品生产注册证书。

生产第二类医疗器械，由省、自治区、直辖市人民政府药品监督管理部门审查批准，并发给产品生产注册证书。

生产第三类医疗器械，由国务院药品监督管理部门审查批准，并发给产品生产注册证书。

生产第二类、第三类医疗器械，应当通过临床验证。

第九条　省、自治区、直辖市人民政府药品监督管理部门负责审批本行政区域内的第二类医疗器械的临床试用或者临床验证。国务院药品监督管理部门负责审批第三类医疗器械的临床试用或者临床验证。

临床试用或者临床验证应当在省级以上人民政府药品监督管理部门指定的医疗机构进行。医疗机构进行临床试用或者临床验证，应当符合国务院药品监督管理部门的规定。

进行临床试用或者临床验证的医疗机构的资格，由国务院药品监督管理部门会同国务院卫生行政部门认定。

第十条　医疗机构根据本单位的临床需要，可以研制医疗器械，在执业医师指导下在本单位使用。

医疗机构研制的第二类医疗器械，应当报省级以上人民政府药品监督管理部门审查批准；医疗机构研制的第三类医疗器械，应当报国务院药品监督管理部门审查批准。

第十一条　首次进口的医疗器械，进口单位应当提供该医疗器械的说明书、质量标准、检验方法等有关资料和样品以及出口国（地区）批准生产、销售的证明文件，经国务院药品监督管理部门审批注册，领取进口注册证书后，方可向海关申请办理进口手续。

第十二条　申报注册医疗器械，应当按照国务院药品监督管理部门的规定提交技术指标、检测报告和其他有关资料。

设区的市级人民政府药品监督管理部门应当自受理申请之日起 30 个工作日内，作出是否给予注册的决定；不予注册的，应当书面说明理由。

省、自治区、直辖市人民政府药品监督管理部门应当自受理申请之日起 60 个工作日内，作出是否给予注册的决定；不予注册的，应当书面说明理由。

国务院药品监督管理部门应当自受理申请之日起 90 个工作日内，作出是否给予注册的决定；不予注册的，应当书面说明理由。

第十三条　医疗器械产品注册证书所列内容发生变化的，持证单位应当自发生变化之日起 30 日内，申请办理变更手续或者重新注册。

第十四条　医疗器械产品注册证书有效期 4 年。持证单位应当在产品注册证书有效期届满前 6 个月内，申请重新注册。

连续停产 2 年以上的，产品生产注册证书自行失效。

第十五条　生产医疗器械，应当符合医疗器械国家标准；没有国家标准的，应当符合医疗器械行业标准。

医疗器械国家标准由国务院标准化行政主管部门会同国务院药品监督管理部门制定。医疗器械行业标准由国务院药品监督管理部门制定。

第十六条　医疗器械的使用说明书、标签、包装应当符合国家有关标准或者规定。

第十七条　医疗器械及其外包装上应当按照国务院药品监督管理部门的规定，标明产品注册证书编号。

第十八条　国家对医疗器械实施再评价及淘汰制度。具体办法由国务院药品监督管理部门商国务院有关部门制定。

第三章　医疗器械生产、经营和使用的管理

第十九条　医疗器械生产企业应当符合下列条件：

（一）具有与其生产的医疗器械相适应的专业技术人员；

（二）具有与其生产的医疗器械相适应的生产场地及环境；

（三）具有与其生产的医疗器械相适应的生产设备；

（四）具有对其生产的医疗器械产品进行质量检验的机构或者人员及检验设备。

第二十条　开办第一类医疗器械生产企业，应当向省、自治区、直辖市人民政府药品监督管理部门备案。

开办第二类、第三类医疗器械生产企业，应当经省、自治区、直辖市人民政府药品监督管理部门审查批准，并发给《医疗器械生产企业许可证》。无《医疗器械生产企业许可证》的，工商行政管理部门不得发给营业执照。

《医疗器械生产企业许可证》有效期5年，有效期届满应当重新审查发证。具体办法由国务院药品监督管理部门制定。

第二十一条　医疗器械生产企业在取得医疗器械产品生产注册证书后，方可生产医疗器械。

第二十二条　国家对部分第三类医疗器械实行强制性安全认证制度。具体产品目录由国务院药品监督管理部门会同国务院质量技术监督部门制定。

第二十三条　医疗器械经营企业应当符合下列条件：

（一）具有与其经营的医疗器械相适应的经营场地及环境；

（二）具有与其经营的医疗器械相适应的质量检验人员；

（三）具有与其经营的医疗器械产品相适应的技术培训、维修等售后服务能力。

第二十四条　开办第一类医疗器械经营企业，应当向省、自治区、直辖市人民政府药品监督管理部门备案。

开办第二类、第三类医疗器械经营企业，应当经省、自治区、直辖市人民政府药品监督管理部门审查批准，并发给《医疗器械经营企业许可证》。无《医疗器械经营企业许可证》的，工商行政管理部门不得发给营业执照。

《医疗器械经营企业许可证》有效期5年，有效期届满应当重新审查发证。具体办法由国务院药品监督管理部门制定。

第二十五条　省、自治区、直辖市人民政府药品监督管理部门应当自受理医疗器械生产企业、经营企业许可证申请之日起30个工作日内，作出是否发证的决定；不予发证的，应当书面说明理由。

第二十六条　医疗器械经营企业和医疗机构应当从取得《医疗器械生产企业许可证》的生产企业或者取得《医疗器械经营企业许可证》的经营企业购进合格的医疗器械，并验明产品合格证明。

医疗器械经营企业不得经营未经注册、无合格证明、过期、失效或者淘汰的

医疗器械。

医疗机构不得使用未经注册、无合格证明、过期、失效或者淘汰的医疗器械。

第二十七条　医疗机构对一次性使用的医疗器械不得重复使用；使用过的，应当按照国家有关规定销毁，并作记录。

第二十八条　国家建立医疗器械质量事故报告制度和医疗器械质量事故公告制度。具体办法由国务院药品监督管理部门会同国务院卫生行政部门、计划生育行政管理部门制定。

第四章　医疗器械的监督

第二十九条　县级以上人民政府药品监督管理部门设医疗器械监督员。医疗器械监督员对本行政区域内的医疗器械生产企业、经营企业和医疗机构进行监督、检查；必要时，可以按照国务院药品监督管理部门的规定抽取样品和索取有关资料，有关单位、人员不得拒绝和隐瞒。监督员对所取得的样品、资料负有保密义务。

第三十条　国家对医疗器械检测机构实行资格认可制度。经国务院药品监督管理部门会同国务院质量技术监督部门认可的检测机构，方可对医疗器械实施检测。

医疗器械检测机构及其人员对被检测单位的技术资料负有保密义务，并不得从事或者参与同检测有关的医疗器械的研制、生产、经营和技术咨询等活动。

第三十一条　对已经造成医疗器械质量事故或者可能造成医疗器械质量事故的产品及有关资料，县级以上地方人民政府药品监督管理部门可以予以查封、扣押。

第三十二条　对不能保证安全、有效的医疗器械，由省级以上人民政府药品监督管理部门撤销其产品注册证书。被撤销产品注册证书的医疗器械不得生产、销售和使用，已经生产或者进口的，由县级以上地方人民政府药品监督管理部门负责监督处理。

第三十三条　设区的市级以上地方人民政府药品监督管理部门违反本条例规定实施的产品注册，由国务院药品监督管理部门责令限期改正；逾期不改正的，可以撤销其违法注册的医疗器械产品注册证书，并予以公告。

第三十四条　医疗器械广告应当经省级以上人民政府药品监督管理部门审查批准；未经批准的，不得刊登、播放、散发和张贴。

医疗器械广告的内容应当以国务院药品监督管理部门或者省、自治区、直辖市人民政府药品监督管理部门批准的使用说明书为准。

第五章　罚　则

第三十五条　违反本条例规定，未取得医疗器械产品生产注册证书进行生产的，由县级以上人民政府药品监督管理部门责令停止生产，没收违法生产的产品和违法所得，违法所得1万元以上的，并处违法所得3倍以上5倍以下的罚款；没有违法所得或者违法所得不足1万元的，并处1万元以上3万元以下的罚款；情节严重的，由省、自治区、直辖市人民政府药品监督管理部门吊销其《医疗器械生产企业许可证》；构成犯罪的，依法追究刑事责任。

第三十六条 违反本条例规定，未取得《医疗器械生产企业许可证》生产第二类、第三类医疗器械的，由县级以上人民政府药品监督管理部门责令停止生产，没收违法生产的产品和违法所得，违法所得1万元以上的，并处违法所得3倍以上5倍以下的罚款；没有违法所得或者违法所得不足1万元的，并处1万元以上3万元以下的罚款；构成犯罪的，依法追究刑事责任。

第三十七条 违反本条例规定，生产不符合医疗器械国家标准或者行业标准的医疗器械的，由县级以上人民政府药品监督管理部门予以警告，责令停止生产，没收违法生产的产品和违法所得，违法所得5000元以上的，并处违法所得2倍以上5倍以下的罚款；没有违法所得或者违法所得不足5000元的，并处5000元以上2万元以下的罚款；情节严重的，由原发证部门吊销产品生产注册证书；构成犯罪的，依法追究刑事责任。

第三十八条 违反本条例规定，未取得《医疗器械经营企业许可证》经营第二类、第三类医疗器械的，由县级以上人民政府药品监督管理部门责令停止经营，没收违法经营的产品和违法所得，违法所得5000元以上的，并处违法所得2倍以上5倍以下的罚款；没有违法所得或者违法所得不足5000元的，并处5000元以上2万元以下的罚款；构成犯罪的，依法追究刑事责任。

第三十九条 违反本条例规定，经营无产品注册证书、无合格证明、过期、失效、淘汰的医疗器械的，或者从无《医疗器械生产企业许可证》《医疗器械经营企业许可证》的企业购进医疗器械的，由县级以上人民政府药品监督管理部门责令停止经营，没收违法经营的产品和违法所得，违法所得5000元以上的，并处违法所得2倍以上5倍以下的罚款；没有违法所得或者违法所得不足5000元的，并处5000元以上2万元以下的罚款；情节严重的，由原发证部门吊销《医疗器械经营企业许可证》；构成犯罪的，依法追究刑事责任。

第四十条 违反本条例规定，办理医疗器械注册申报时，提供虚假证明、文件资料、样品，或者采取其他欺骗手段，骗取医疗器械产品注册证书的，由原发证部门撤销产品注册证书，两年内不受理其产品注册申请，并处1万元以上3万元以下的罚款；对已经进行生产的，并没收违法生产的产品和违法所得，违法所得1万元以上的，并处违法所得3倍以上5倍以下的罚款；没有违法所得或者违法所得不足1万元的，并处1万元以上3万元以下的罚款；构成犯罪的，依法追究刑事责任。

第四十一条 违反本条例第三十四条有关医疗器械广告规定的，由工商行政管理部门依照国家有关法律、法规进行处理。

第四十二条 违反本条例规定，医疗机构使用无产品注册证书、无合格证明、过期、失效、淘汰的医疗器械的，或者从无《医疗器械生产企业许可证》《医疗器械经营企业许可证》的企业购进医疗器械的，由县级以上人民政府药品监督管理部门责令改正，给予警告，没收违法使用的产品和违法所得，违法所得 5000 元以上的，并处违法所得 2 倍以上 5 倍以下的罚款；没有违法所得或者违法所得不足 5000 元的，并处 5000 元以上 2 万元以下的罚款；对主管人员和其他直接责任人员依法给予纪律处分；构成犯罪的，依法追究刑事责任。

第四十三条　违反本条例规定，医疗机构重复使用一次性使用的医疗器械的，或者对应当销毁未进行销毁的，由县级以上人民政府药品监督管理部门责令改正，给予警告，可以处 5000 元以上 3 万元以下的罚款；情节严重的，可以对医疗机构处 3 万元以上 5 万元以下的罚款，对主管人员和其他直接责任人员依法给予纪律处分；构成犯罪的，依法追究刑事责任。

第四十四条　违反本条例规定，承担医疗器械临床试用或者临床验证的医疗机构提供虚假报告的，由省级以上人民政府药品监督管理部门责令改正，给予警告，可以处 1 万元以上 3 万元以下罚款；情节严重的，撤销其临床试用或者临床验证资格，对主管人员和其他直接责任人员依法给予纪律处分；构成犯罪的，依法追究刑事责任。

第四十五条　违反本条例规定，医疗器械检测机构及其人员从事或者参与同检测有关的医疗器械的研制、生产、经营、技术咨询的，或者出具虚假检测报告的，由省级以上人民政府药品监督管理部门责令改正，给予警告，并处 1 万元以上 3 万元以下的罚款；情节严重的，由国务院药品监督管理部门撤销该检测机构的检测资格，对主管人员和其他直接责任人员依法给予纪律处分；构成犯罪的，依法追究刑事责任。

第四十六条　违反本条例规定，医疗器械监督管理人员滥用职权、徇私舞弊、玩忽职守，构成犯罪的，依法追究刑事责任；尚不构成犯罪的，依法给予行政处分。

第六章　附　　则

第四十七条　非营利的避孕医疗器械产品的管理办法，由国务院药品监督管理部门会同国务院有关部门另行制定。

第四十八条　本条例自 2000 年 4 月 1 日起施行。

计划生育技术服务管理条例

（2001 年 6 月 13 日国务院令第 309 号公布，根据 2004 年 12 月 10 日《国务院关于修改＜计划生育技术服务管理条例＞的决定》修订）

第一章　总　　则

第一条　为了加强对计划生育技术服务工作的管理，控制人口数量，提高人口素质，保障公民的生殖健康权利，制定本条例。

第二条　在中华人民共和国境内从事计划生育技术服务活动的机构及其人员应

当遵守本条例。

第三条 计划生育技术服务实行国家指导和个人自愿相结合的原则。

公民享有避孕方法的知情选择权。国家保障公民获得适宜的计划生育技术服务的权利。

国家向农村实行计划生育的育龄夫妻免费提供避孕、节育技术服务，所需经费由地方财政予以保障，中央财政对西部困难地区给予适当补助。

第四条 国务院计划生育行政部门负责管理全国计划生育技术服务工作。国务院卫生行政等有关部门在各自的职责范围内，配合计划生育行政部门做好计划生育技术服务工作。

第五条 计划生育技术服务网络由计划生育技术服务机构和从事计划生育技术服务的医疗、保健机构组成，并纳入区域卫生规划。

国家依靠科技进步提高计划生育技术服务质量，鼓励研究、开发、引进和推广计划生育新技术、新药具。

第二章 技术服务

第六条 计划生育技术服务包括计划生育技术指导、咨询以及与计划生育有关的临床医疗服务。

第七条 计划生育技术指导、咨询包括下列内容：

（一）生殖健康科普宣传、教育、咨询；

（二）提供避孕药具及相关的指导、咨询、随访；

（三）对已经施行避孕、节育手术和输卵（精）管复通手术的，提供相关的咨询、随访。

第八条 县级以上城市从事计划生育技术服务的机构可以在批准的范围内开展下列与计划生育有关的临床医疗服务：

（一）避孕和节育的医学检查；

（二）计划生育手术并发症和计划生育药具不良反应的诊断、治疗；

（三）施行避孕、节育手术和输卵（精）管复通手术；

（四）开展围绕生育、节育、不育的其他生殖保健项目。具体项目由国务院计划生育行政部门、卫生行政部门共同规定。

第九条 乡级计划生育技术服务机构可以在批准的范围内开展下列计划生育技术服务项目：

（一）放置宫内节育器；

（二）取出宫内节育器；

（三）输卵（精）管结扎术；

（四）早期人工终止妊娠术。

乡级计划生育技术服务机构开展上述全部或者部分项目的，应当依照本条例的规定，向所在地设区的市级人民政府计划生育行政部门提出申请。设区的市级人民政府计划生育行政部门应当根据其申请的项目，进行逐项审查。对符合本条例规定条件的，应当予以批准，并在其执业许可证上注明获准开展的项目。

第十条 乡级计划生育技术服务机构申请开展本条例第九条规定的项目，应当具备下列条件：

（一）具有1名以上执业医师或者执

业助理医师；其中，申请开展输卵（精）管结扎术、早期人工终止妊娠术的，必须具备 1 名以上执业医师；

（二）具有与申请开展的项目相适应的诊疗设备；

（三）具有与申请开展的项目相适应的抢救设施、设备、药品和能力，并具有转诊条件；

（四）具有保证技术服务安全和服务质量的管理制度；

（五）符合与申请开展的项目有关的技术标准和条件。

具体的技术标准和条件由国务院卫生行政部门会同国务院计划生育行政部门制定。

第十一条　各级计划生育行政部门和卫生行政部门应当定期互相通报开展与计划生育有关的临床医疗服务的审批情况。

计划生育技术服务机构开展本条例第八条、第九条规定以外的其他临床医疗服务，应当依照《医疗机构管理条例》的有关规定进行申请、登记和执业。

第十二条　因生育病残儿要求再生育的，应当向县级人民政府计划生育行政部门申请医学鉴定，经县级人民政府计划生育行政部门初审同意后，由设区的市级人民政府计划生育行政部门组织医学专家进行医学鉴定；当事人对医学鉴定有异议的，可以向省、自治区、直辖市人民政府计划生育行政部门申请再鉴定。省、自治区、直辖市人民政府计划生育行政部门组织的医学鉴定为终局鉴定。具体办法由国务院计划生育行政部门会同国务院卫生行政部门制定。

第十三条　向公民提供的计划生育技术服务和药具应当安全、有效，符合国家规定的质量技术标准。

第十四条　国务院计划生育行政部门定期编制并发布计划生育技术、药具目录，指导列入目录的计划生育技术、药具的推广和应用。

第十五条　开展计划生育科技项目和计划生育国际合作项目，应当经国务院计划生育行政部门审核批准，并接受项目实施地县级以上地方人民政府计划生育行政部门的监督管理。

第十六条　涉及计划生育技术的广告，其内容应当经省、自治区、直辖市人民政府计划生育行政部门审查同意。

第十七条　从事计划生育技术服务的机构施行避孕、节育手术、特殊检查或者特殊治疗时，应当征得受术者本人同意，并保证受术者的安全。

第十八条　任何机构和个人不得进行非医学需要的胎儿性别鉴定或者选择性别的人工终止妊娠。

第三章　机构及其人员

第十九条　从事计划生育技术服务的机构包括计划生育技术服务机构和从事计划生育技术服务的医疗。保健机构。

第二十条　从事计划生育技术服务的机构，必须符合国务院计划生育行政部门规定的设置标准。

第二十一条　设立计划生育技术服务机构，由设区的市级以上地方人民政府计划生育行政部门批准，发给《计划生育技术服务机构执业许可证》，并在《计划生育技术服务机构执业许可证》上注明获准开展的计划生育技术服务项目。

第二十二条　从事计划生育技术服务的医疗、保健机构，由县级以上地方人民政府卫生行政部门审查批准，在其《医疗机构执业许可证》上注明获准开展的计划生育技术服务项目，并向同级计划生育行政部门通报。

第二十三条　乡、镇已有医疗机构的，不再新设立计划生育技术服务机构；但是，医疗机构内必须设有计划生育技术服务科（室），专门从事计划生育技术服务工作。乡、镇既有医疗机构，又有计划生育技术服务机构的，各自在批准的范围内开展计划生育技术服务工作。乡、镇没有医疗机构，需要设立计划生育技术服务机构的，应当依照本条例第二十一条的规定从严审批。

第二十四条　计划生育技术服务机构从事产前诊断的，应当经省、自治区、直辖市人民政府计划生育行政部门同意后，由同级卫生行政部门审查批准，并报国务院计划生育行政部门和国务院卫生行政部门备案。

从事计划生育技术服务的机构使用辅助生育技术治疗不育症的，由省级以上人民政府卫生行政部门审查批准，并向同级计划生育行政部门通报。使用辅助生育技术治疗不育症的具体管理办法，由国务院卫生行政部门会同国务院计划生育行政部门制定。使用辅助生育技术治疗不育症的技术规范，由国务院卫生行政部门征求国务院计划生育行政部门意见后制定。

第二十五条　从事计划生育技术服务的机构的执业许可证明文件每3年由原批准机关校验一次。

从事计划生育技术服务的机构的执业许可证明文件不得买卖、出借、出租，不得涂改、伪造。

从事计划生育技术服务的机构的执业许可证明文件遗失的，应当自发现执业许可证明文件遗失之日起30日内向原发证机关申请补发。

第二十六条　从事计划生育技术服务的机构应当按照批准的业务范围和服务项目执业，并遵守有关法律、行政法规和国务院卫生行政部门制定的医疗技术常规和抢救与转诊制度。

第二十七条　县级以上地方人民政府计划生育行政部门应当对本行政区域内的计划生育技术服务工作进行定期检查。

第二十八条　国家建立避孕药具流通管理制度。具体办法由国务院药品监督管理部门会同国务院计划生育行政部门及其他有关主管部门制定。

第二十九条　计划生育技术服务人员中依据本条例的规定从事与计划生育有关的临床服务人员，应当依照执业医师法和国家有关护士管理的规定，分别取得执业医师、执业助理医师、乡村医生或者护士的资格，并在依照本条例设立的机构中执业。在计划生育技术服务机构执业的执业医师和执业助理医师应当依照执业医师法的规定向所在地县级以上地方人民政府卫生行政部门申请注册。具体办法由国务院计划生育行政部门、卫生行政部门共同制定。

个体医疗机构不得从事计划生育手术。

第三十条　计划生育技术服务人员必须按照批准的服务范围、服务项目、手术术种从事计划生育技术服务，遵守与执业有关的法律、法规、规章、技术常规、职业道德规范和管理制度。

第四章　监督管理

第三十一条　国务院计划生育行政部门负责全国计划生育技术服务的监督管理工作。县级以上地方人民政府计划生育行政部门负责本行政区域内计划生育技术服务的监督管理工作。

县级以上人民政府卫生行政部门依据本条例的规定，负责对从事计划生育技术服务的医疗、保健机构的监督管理工作。

第三十二条　国家建立计划生育技术服务统计制度和计划生育技术服务事故、计划生育手术并发症和计划生育药具不良反应的鉴定制度和报告制度。

计划生育手术并发症鉴定和管理办法由国务院计划生育行政部门会同国务院卫生行政部门制定。

从事计划生育技术服务的机构发生计划生育技术服务事故、发现计划生育手术并发症和计划生育药具不良反应的，应当在国务院计划生育行政部门规定的时限内同时向所在地人民政府计划生育行政部门和卫生行政部门报告；对计划生育技术服务重大事故、计划生育手术严重的并发症和计划生育药具严重的或者新出现的不良反应，应当同时逐级向上级人民政府计划生育行政部门、卫生行政部门和国务院计划生育行政部门、卫生行政部门报告。

第三十三条　国务院计划生育行政部门会同国务院卫生行政部门汇总、分析计划生育技术服务事故、计划生育手术并发症和计划生育药具不良反应的数据，并应当及时向有关部门通报。国务院计划生育行政部门应当按照国家有关规定及时公布计划生育技术服务重大事故、计划生育手术严重的并发症和计划生育药具严重的或者新出现的不良反应，并可以授权省、自治区、直辖市计划生育行政部门及时公布和通报本行政区域内计划生育技术服务事故、计划生育手术并发症和计划生育药具不良反应。

第五章　罚　则

第三十四条　计划生育技术服务机构或者医疗、保健机构以外的机构或者人员违反本条例的规定，擅自从事计划生育技术服务的，由县级以上地方人民政府计划生育行政部门依据职权，责令改正，给予警告，没收违法所得和有关药品、医疗器械；违法所得 5000 元以上的，并处违法所得 2 倍以上 5 倍以下的罚款；没有违法所得或者违法所得不足 5000 元的，并处 5000 元以上 2 万元以下的罚款；造成严重后果，构成犯罪的，依法追究刑事责任。

第三十五条　计划生育技术服务机构违反本条例的规定，未经批准擅自从事产前诊断和使用辅助生育技术治疗不育症的，由县级以上地方人民政府卫生行政部门会同计划生育行政部门依据职权，责令改正，给予警告，没收违法所得和有关药品、医疗器械；违法所得5000元以上的，并处违法所得2倍以上5倍以下的罚款；没有违法所得或者违法所得不足5000元的，并处5000元以上2万元以下的罚款；情节严重的，并由原发证部门吊销计划生育技术服务的执业资格。

第三十六条　违反本条例的规定，逾期不校验计划生育技术服务执业许可证明文件，继续从事计划生育技术服务的，由原发证部门责令限期补办校验手续；拒不校验的，由原发证部门吊销计划生育技术服务的执业资格。

第三十七条　违反本条例的规定，买卖、出借、出租或者涂改、伪造计划生育技术服务执业许可证明文件的，由原发证部门责令改正，没收违法所得；违法所得3000元以上的，并处违法所得2倍以上5倍以下的罚款；没有违法所得或者违法所得不足3000元的，并处3000元以上5000元以下的罚款；情节严重的，并由原发证部门吊销相关的执业资格。

第三十八条　从事计划生育技术服务的机构违反本条例第三条第三款的规定，向农村实行计划生育的育龄夫妻提供避孕、节育技术服务，收取费用的，由县级地方人民政府计划生育行政部门责令退还所收费用，给予警告，并处所收费用2倍以上5倍以下的罚款；情节严重的，并对该机构的正职负责人、直接负责的主管人员和其他直接责任人员给予降级或者撤职的行政处分。

第三十九条　从事计划生育技术服务的机构违反本条例的规定，未经批准擅自扩大计划生育技术服务项目的，由原发证部门责令改正，给予警告，没收违法所得；违法所得5000元以上的，并处违法所得2倍以上5倍以下的罚款；没有违法所得或者违法所得不足5000元的，并处5000元以上2万元以下的罚款；情节严重的，并由原发证部门吊销计划生育技术服务的执业资格。

第四十条　从事计划生育技术服务的机构违反本条例的规定，使用没有依法取得相应的医师资格的人员从事与计划生育技术服务有关的临床医疗服务的，由县级以上人民政府卫生行政部门依据职权，责令改正，没收违法所得；违法所得3000元以上的，并处违法所得1倍以上3倍以下的罚款；没有违法所得或者违法所得不足3000元的，并处3000元以上5000元以下的罚款；情节严重的，并由原发证部门吊销计划生育技术服务的执业资格。

第四十一条　从事计划生育技术服务的机构出具虚假证明文件，构成犯罪的，依法追究刑事责任；尚不构成犯罪的，由原发证部门责令改正，给予警告，没收违法所得；违法所得5000元以上的，并处违法所得2倍以上5倍以下的罚款；没有违法所得或者违法所得不足5000元的，并处5000元以上2万元以下的罚款；情节严重的，并由原发证部门吊销计划生育技术服务的执业资格。

第四十二条　计划生育行政部门、卫生行政部门违反规定，批准不具备规定条件的计划生育技术服务机构或者医疗、保健机构开展与计划生育有关的临床医疗服务项目，或者不履行监督职责，或者发现违法行为不予查处，导致计划生育技术服务重大事故发生的，对该部门的正职负责人、直接负责的主管人员和其他直接责任人员给予降级或者撤职的行政处分；构成犯罪的，依法追究刑事责任。

第六章　附　则

第四十三条　依照本条例的规定，乡级计划生育技术服务机构开展本条例第九条规定的项目发生计划生育技术服务事故的，由计划生育行政部门行使依照《医疗事故处理条例》有关规定由卫生行政部门承担的受理、交由负责医疗事故技术鉴定工作的医学会组织鉴定和赔偿调解的职能；对发生计划生育技术服务事故的该机构及其有关责任人员，依法进行处理。

第四十四条　设区的市级以上地方人民政府计划生育行政部门应当自《国务院关于修改＜计划生育技术服务管理条例＞的决定》施行之日起 6 个月内，对本行政区域内已经获得批准开展本条例第九条规定的项目的乡级计划生育技术服务机构，依照本条例第十条规定的条件重新进行检查；对不符合条件的，应当责令其立即停止开展相应的项目，并收回原批准文件。

第四十五条　在乡村计划生育技术服务机构或者乡村医疗、保健机构中从事计划生育技术服务的人员，符合本条例规定的，可以经认定取得执业资格；不具备本条例规定条件的，按照国务院的有关规定执行。

第四十六条　本条例自 2001 年 10 月 1 日起施行。

医疗事故处理条例

（2002 年 4 月 4 日国务院令第 351 号发布，自 2002 年 9 月 1 日起施行）

第一章　总　则

第一条　为了正确处理医疗事故，保护患者和医疗机构及其医务人员的合法权益，维护医疗秩序，保障医疗安全，促进医学科学的发展，制定本条例。

第二条　本条例所称医疗事故，是指医疗机构及其医务人员在医疗活动中，违反医疗卫生管理法律、行政法规、部门规章和诊疗护理规范、常规，过失造成患者人身损害的事故。

第三条　处理医疗事故，应当遵循公开、公平、公正、及时、便民的原则，坚持实事求是的科学态度，做到事实清楚、定性准确、责任明确、处理恰当。

第四条　根据对患者人身造成的损害程度，医疗事故分为四级：

一级医疗事故：造成患者死亡、重度残疾的；

二级医疗事故：造成患者中度残疾、器官组织损伤导致严重功能障碍的；

三级医疗事故：造成患者轻度残疾、器官组织损伤导致一般功能障碍的；

四级医疗事故：造成患者明显人身损害的其他后果的。

具体分级标准由国务院卫生行政部门制定。

第二章　医疗事故的预防与处置

第五条　医疗机构及其医务人员在医疗活动中，必须严格遵守医疗卫生管理法律、行政法规、部门规章和诊疗护理规范、常规，恪守医疗服务职业道德。

第六条　医疗机构应当对其医务人员进行医疗卫生管理法律、行政法规、部门规章和诊疗护理规范、常规的培训和医疗服务职业道德教育。

第七条　医疗机构应当设置医疗服务质量监控部门或者配备专（兼）职人员，具体负责监督本医疗机构的医务人员的医疗服务工作，检查医务人员执业情况，接受患者对医疗服务的投诉，向其提供咨询服务。

第八条　医疗机构应当按照国务院卫生行政部门规定的要求，书写并妥善保管病历资料。

因抢救急危患者，未能及时书写病历的，有关医务人员应当在抢救结束后6小时内据实补记，并加以注明。

第九条　严禁涂改、伪造、隐匿、销毁或者抢夺病历资料。

第十条　患者有权复印或者复制其门诊病历、住院志、体温单、医嘱单、化验单（检验报告）、医学影像检查资料、特殊检查同意书、手术同意书、手术及麻醉记录单、病理资料、护理记录以及国务院卫生行政部门规定的其他病历资料。

患者依照前款规定要求复印或者复制病历资料的，医疗机构应当提供复印或者复制服务并在复印或者复制的病历资料上加盖证明印记。复印或者复制病历资料时，应当有患者在场。

医疗机构应患者的要求，为其复印或者复制病历资料，可以按照规定收取工本费。具体收费标准由省、自治区、直辖市人民政府价格主管部门会同同级卫生行政部门规定。

第十一条　在医疗活动中，医疗机构及其医务人员应当将患者的病情、医疗措施、医疗风险等如实告知患者，及时解答其咨询；但是，应当避免对患者产生不利后果。

第十二条　医疗机构应当制定防范、处理医疗事故的预案，预防医疗事故的发生，减轻医疗事故的损害。

第十三条　医务人员在医疗活动中发生或者发现医疗事故、可能引起医疗事故的医疗过失行为或者发生医疗事故争议的，应当立即向所在科室负责人报告，科室负责人应当及时向本医疗机构负责医疗服务质量监控的部门或者专（兼）职人员报告；负责医疗服务质量监控的部门或者专（兼）职人员接到报告后，应当立即进行调查、核实，将有关情况如实向本医疗机构的负责人报告，并向患者通报、解释。

第十四条　发生医疗事故的，医疗机构应当按照规定向所在地卫生行政部门报告。

发生下列重大医疗过失行为的，医疗机构应当在12小时内向所在地卫生行政部门报告：

（一）导致患者死亡或者可能为二级以上的医疗事故；

（二）导致3人以上人身损害后果；

（三）国务院卫生行政部门和省、自治区、直辖市人民政府卫生行政部门规定的其他情形。

第十五条　发生或者发现医疗过失行为，医疗机构及其医务人员应当立即采取有效措施，避免或者减轻对患者身体健康的损害，防止损害扩大。

第十六条　发生医疗事故争议时，死亡病例讨论记录、疑难病例讨论记录、上级医师查房记录、会诊意见、病程记录应当在医患双方在场的情况下封存和启封。封存的病历资料可以是复印件，由医疗机构保管。

第十七条　疑似输液、输血、注射、药物等引起不良后果的，医患双方应当共同对现场实物进行封存和启封，封存的现场实物由医疗机构保管；需要检验的，应当由双方共同指定的、依法具有检验资格的检验机构进行检验；双方无法共同指定时，由卫生行政部门指定。

疑似输血引起不良后果，需要对血液进行封存保留的，医疗机构应当通知提供该血液的采供血机构派员到场。

第十八条　患者死亡，医患双方当事人不能确定死因或者对死因有异议的，应当在患者死亡后48小时内进行尸检；具备尸体冻存条件的，可以延长至7日。尸检应当经死者近亲属同意并签字。

尸检应当由按照国家有关规定取得相应资格的机构和病理解剖专业技术人员进行。承担尸检任务的机构和病理解剖专业技术人员有进行尸检的义务。

医疗事故争议双方当事人可以请法医病理学人员参加尸检，也可以委派代表观察尸检过程。拒绝或者拖延尸检，超过规定时间，影响对死因判定的，由拒绝或者拖延的一方承担责任。

第十九条　患者在医疗机构内死亡的，尸体应当立即移放太平间。死者尸体存放时间一般不得超过2周。逾期不处理的尸体，经医疗机构所在地卫生行政部门批准，并报经同级公安部门备案后，由医疗机构按照规定进行处理。

第三章　医疗事故的技术鉴定

第二十条　卫生行政部门接到医疗机构关于重大医疗过失行为的报告或者医疗事故争议当事人要求处理医疗事故争议的申请后，对需要进行医疗事故技术鉴定的，应当交由负责医疗事故技术鉴定工作的医学会组织鉴定；医患双方协商解决医疗事故争议，需要进行医疗事故技术鉴定的，由双方当事人共同委托负责医疗事故技术鉴定工作的医学会组织鉴定。

第二十一条　设区的市级地方医学会和省、自治区、直辖市直接管辖的县（市）地方医学会负责组织首次医疗事故技术鉴定工作。省、自治区、直辖市地方医学会负责组织再次鉴定工作。

必要时，中华医学会可以组织疑难、复杂并在全国有重大影响的医疗事故争议的技术鉴定工作。

第二十二条　当事人对首次医疗事故技术鉴定结论不服的，可以自收到首次鉴定结论之日起15日内向医疗机构所在地卫生行政部门提出再次鉴定的申请。

第二十三条 负责组织医疗事故技术鉴定工作的医学会应当建立专家库。

专家库由具备下列条件的医疗卫生专业技术人员组成：

（一）有良好的业务素质和执业品德；

（二）受聘于医疗卫生机构或者医学教学、科研机构并担任相应专业高级技术职务3年以上。

符合前款第（一）项规定条件并具备高级技术任职资格的法医可以受聘进入专家库。

负责组织医疗事故技术鉴定工作的医学会依照本条例规定聘请医疗卫生专业技术人员和法医进入专家库，可以不受行政区域的限制。

第二十四条 医疗事故技术鉴定，由负责组织医疗事故技术鉴定工作的医学会组织专家鉴定组进行。

参加医疗事故技术鉴定的相关专业的专家，由医患双方在医学会主持下从专家库中随机抽取。在特殊情况下，医学会根据医疗事故技术鉴定工作的需要，可以组织医患双方在其他医学会建立的专家库中随机抽取相关专业的专家参加鉴定或者函件咨询。

符合本条例第二十三条规定条件的医疗卫生专业技术人员和法医有义务受聘进入专家库，并承担医疗事故技术鉴定工作。

第二十五条 专家鉴定组进行医疗事故技术鉴定，实行合议制。专家鉴定组人数为单数，涉及的主要学科的专家一般不得少于鉴定组成员的1/2；涉及死因、伤残等级鉴定的，并应当从专家库中随机抽

取法医参加专家鉴定组。

第二十六条 专家鉴定组成员有下列情形之一的，应当回避，当事人也可以以口头或者书面的方式申请其回避：

（一）是医疗事故争议当事人或者当事人的近亲属的；

（二）与医疗事故争议有利害关系的；

（三）与医疗事故争议当事人有其他关系，可能影响公正鉴定的。

第二十七条 专家鉴定组依照医疗卫生管理法律、行政法规、部门规章和诊疗护理规范、常规，运用医学科学原理和专业知识，独立进行医疗事故技术鉴定，对医疗事故进行鉴别和判定，为处理医疗事故争议提供医学依据。

任何单位或者个人不得干扰医疗事故技术鉴定工作，不得威胁、利诱、辱骂、殴打专家鉴定组成员。

专家鉴定组成员不得接受双方当事人的财物或者其他利益。

第二十八条 负责组织医疗事故技术鉴定工作的医学会应当自受理医疗事故技术鉴定之日起5日内通知医疗事故争议双方当事人提交进行医疗事故技术鉴定所需的材料。

当事人应当自收到医学会的通知之日起10日内提交有关医疗事故技术鉴定的材料、书面陈述及答辩。医疗机构提交的有关医疗事故技术鉴定的材料应当包括下列内容：

（一）住院患者的病程记录、死亡病例讨论记录、疑难病例讨论记录、会诊意见、上级医师查房记录等病历资料原件；

（二）住院患者的住院志、体温单、

医嘱单、化验单（检验报告）、医学影像检查资料、特殊检查同意书、手术同意书、手术及麻醉记录单、病理资料、护理记录等病历资料原件；

（三）抢救急危患者，在规定时间内补记的病历资料原件；

（四）封存保留的输液、注射用物品和血液、药物等实物，或者依法具有检验资格的检验机构对这些物品、实物作出的检验报告；

（五）与医疗事故技术鉴定有关的其他材料。

在医疗机构建有病历档案的门诊、急诊患者，其病历资料由医疗机构提供；没有在医疗机构建立病历档案的，由患者提供。

医患双方应当依照本条例的规定提交相关材料。医疗机构无正当理由未依照本条例的规定如实提供相关材料，导致医疗事故技术鉴定不能进行的，应当承担责任。

第二十九条　负责组织医疗事故技术鉴定工作的医学会应当自接到当事人提交的有关医疗事故技术鉴定的材料、书面陈述及答辩之日起 45 日内组织鉴定并出具医疗事故技术鉴定书。

负责组织医疗事故技术鉴定工作的医学会可以向双方当事人调查取证。

第三十条　专家鉴定组应当认真审查双方当事人提交的材料，听取双方当事人的陈述及答辩并进行核实。

双方当事人应当按照本条例的规定如实提交进行医疗事故技术鉴定所需要的材料，并积极配合调查。当事人任何一方不

予配合，影响医疗事故技术鉴定的，由不予配合的一方承担责任。

第三十一条　专家鉴定组应当在事实清楚、证据确凿的基础上，综合分析患者的病情和个体差异，作出鉴定结论，并制作医疗事故技术鉴定书。鉴定结论以专家鉴定组成员的过半数通过。鉴定过程应当如实记载。

医疗事故技术鉴定书应当包括下列主要内容：

（一）双方当事人的基本情况及要求；

（二）当事人提交的材料和负责组织医疗事故技术鉴定工作的医学会的调查材料；

（三）对鉴定过程的说明；

（四）医疗行为是否违反医疗卫生管理法律、行政法规、部门规章和诊疗护理规范、常规；

（五）医疗过失行为与人身损害后果之间是否存在因果关系；

（六）医疗过失行为在医疗事故损害后果中的责任程度；

（七）医疗事故等级；

（八）对医疗事故患者的医疗护理医学建议。

第三十二条　医疗事故技术鉴定办法由国务院卫生行政部门制定。

第三十三条　有下列情形之一的，不属于医疗事故：

（一）在紧急情况下为抢救垂危患者生命而采取紧急医学措施造成不良后果的；

（二）在医疗活动中由于患者病情异常或者患者体质特殊而发生医疗意外的；

（三）在现有医学科学技术条件下，发生无法预料或者不能防范的不良后果的；

（四）无过错输血感染造成不良后果的；

（五）因患方原因延误诊疗导致不良后果的；

（六）因不可抗力造成不良后果的。

第三十四条　医疗事故技术鉴定，可以收取鉴定费用。经鉴定，属于医疗事故的，鉴定费用由医疗机构支付；不属于医疗事故的，鉴定费用由提出医疗事故处理申请的一方支付。鉴定费用标准由省、自治区、直辖市人民政府价格主管部门会同同级财政部门、卫生行政部门规定。

第四章　医疗事故的行政处理与监督

第三十五条　卫生行政部门应当依照本条例和有关法律、行政法规、部门规章的规定，对发生医疗事故的医疗机构和医务人员作出行政处理。

第三十六条　卫生行政部门接到医疗机构关于重大医疗过失行为的报告后，除责令医疗机构及时采取必要的医疗救治措施，防止损害后果扩大外，应当组织调查，判定是否属于医疗事故；对不能判定是否属于医疗事故的，应当依照本条例的有关规定交由负责医疗事故技术鉴定工作的医学会组织鉴定。

第三十七条　发生医疗事故争议，当事人申请卫生行政部门处理的，应当提出书面申请。申请书应当载明申请人的基本

情况、有关事实、具体请求及理由等。

当事人自知道或者应当知道其身体健康受到损害之日起1年内，可以向卫生行政部门提出医疗事故争议处理申请。

第三十八条　发生医疗事故争议，当事人申请卫生行政部门处理的，由医疗机构所在地的县级人民政府卫生行政部门受理。医疗机构所在地是直辖市的，由医疗机构所在地的区、县人民政府卫生行政部门受理。

有下列情形之一的，县级人民政府卫生行政部门应当自接到医疗机构的报告或者当事人提出医疗事故争议处理申请之日起7日内移送上一级人民政府卫生行政部门处理：

（一）患者死亡；

（二）可能为二级以上的医疗事故；

（三）国务院卫生行政部门和省、自治区、直辖市人民政府卫生行政部门规定的其他情形。

第三十九条　卫生行政部门应当自收到医疗事故争议处理申请之日起10日内进行审查，作出是否受理的决定。对符合本条例规定，予以受理，需要进行医疗事故技术鉴定的，应当自作出受理决定之日起5日内将有关材料交由负责医疗事故技术鉴定工作的医学会组织鉴定并书面通知申请人；对不符合本条例规定，不予受理的，应当书面通知申请人并说明理由。

当事人对首次医疗事故技术鉴定结论有异议，申请再次鉴定的，卫生行政部门应自收到申请之日起7日内交由省、自治区、直辖市地方医学会组织再次鉴定。

第四十条　当事人既向卫生行政部门提出医疗事故争议处理申请，又向人民法

院提起诉讼的，卫生行政部门不予受理；卫生行政部门已经受理的，应当终止处理。

第四十一条　卫生行政部门收到负责组织医疗事故技术鉴定工作的医学会出具的医疗事故技术鉴定书后，应当对参加鉴定的人员资格和专业类别、鉴定程序进行审核；必要时，可以组织调查，听取医疗事故争议双方当事人的意见。

第四十二条　卫生行政部门经审核，对符合本条例规定作出的医疗事故技术鉴定结论，应当作为对发生医疗事故的医疗机构和医务人员作出行政处理以及进行医疗事故赔偿调解的依据；经审核，发现医疗事故技术鉴定不符合本条例规定的，应当要求重新鉴定。

第四十三条　医疗事故争议由双方当事人自行协商解决的，医疗机构应当自协商解决之日起 7 日内向所在地卫生行政部门作出书面报告，并附具协议书。

第四十四条　医疗事故争议经人民法院调解或者判决解决的，医疗机构应当自收到生效的人民法院的调解书或者判决书之日起 7 日内向所在地卫生行政部门作出书面报告，并附具调解书或者判决书。

第四十五条　县级以上地方人民政府卫生行政部门应当按照规定逐级将当地发生的医疗事故以及依法对发生医疗事故的医疗机构和医务人员作出行政处理的情况，上报国务院卫生行政部门。

第五章　医疗事故的赔偿

第四十六条　发生医疗事故的赔偿等民事责任争议，医患双方可以协商解决；

不愿意协商或者协商不成的，当事人可以向卫生行政部门提出调解申请，也可以直接向人民法院提起民事诉讼。

第四十七条　双方当事人协商解决医疗事故的赔偿等民事责任争议的，应当制作协议书。协议书应当载明双方当事人的基本情况和医疗事故的原因、双方当事人共同认定的医疗事故等级以及协商确定的赔偿数额等，并由双方当事人在协议书上签名。

第四十八条　已确定为医疗事故的，卫生行政部门应医疗事故争议双方当事人请求，可以进行医疗事故赔偿调解。调解时，应当遵循当事人双方自愿原则，并应当依据本条例的规定计算赔偿数额。

经调解，双方当事人就赔偿数额达成协议的，制作调解书，双方当事人应当履行；调解不成或者经调解达成协议后一方反悔的，卫生行政部门不再调解。

第四十九条　医疗事故赔偿，应当考虑下列因素，确定具体赔偿数额：

（一）医疗事故等级；

（二）医疗过失行为在医疗事故损害后果中的责任程度；

（三）医疗事故损害后果与患者原有疾病状况之间的关系。

不属于医疗事故的，医疗机构不承担赔偿责任。

第五十条　医疗事故赔偿，按照下列项目和标准计算：

（一）医疗费：按照医疗事故对患者造成的人身损害进行治疗所发生的医疗费用计算，凭据支付，但不包括原发病医疗费用。结案后确实需要继续治疗的，按照基本医疗费用支付。

（二）误工费：患者有固定收入的，按照本人因误工减少的固定收入计算，对收入高于医疗事故发生地上一年度职工年平均工资3倍以上的，按照3倍计算；无固定收入的，按照医疗事故发生地上一年度职工年平均工资计算。

（三）住院伙食补助费：按照医疗事故发生地国家机关一般工作人员的出差伙食补助标准计算。

（四）陪护费：患者住院期间需要专人陪护的，按照医疗事故发生地上一年度职工年平均工资计算。

（五）残疾生活补助费：根据伤残等级，按照医疗事故发生地居民年平均生活费计算，自定残之月起最长赔偿30年；但是，60周岁以上的，不超过15年；70周岁以上的，不超过5年。

（六）残疾用具费：因残疾需要配置补偿功能器具的，凭医疗机构证明，按照普及型器具的费用计算。

（七）丧葬费：按照医疗事故发生地规定的丧葬费补助标准计算。

（八）被扶养人生活费：以死者生前或者残疾者丧失劳动能力前实际扶养且没有劳动能力的人为限，按照其户籍所在地或者居所地居民最低生活保障标准计算。对不满16周岁的，扶养到16周岁。对年满16周岁但无劳动能力的，扶养20年；但是，60周岁以上的，不超过15年；70周岁以上的，不超过5年。

（九）交通费：按照患者实际必需的交通费用计算，凭据支付。

（十）住宿费：按照医疗事故发生地国家机关一般工作人员的出差住宿补助标准计算，凭据支付。

（十一）精神损害抚慰金：按照医疗事故发生地居民年平均生活费计算。造成患者死亡的，赔偿年限最长不超过6年；造成患者残疾的，赔偿年限最长不超过3年。

第五十一条 参加医疗事故处理的患者近亲属所需交通费、误工费、住宿费，参照本条例第五十条的有关规定计算，计算费用的人数不超过2人。

医疗事故造成患者死亡的，参加丧葬活动的患者的配偶和直系亲属所需交通费、误工费、住宿费，参照本条例第五十条的有关规定计算，计算费用的人数不超过2人。

第五十二条 医疗事故赔偿费用，实行一次性结算，由承担医疗事故责任的医疗机构支付。

第六章 罚 则

第五十三条 卫生行政部门的工作人员在处理医疗事故过程中违反本条例的规定，利用职务上的便利收受他人财物或者其他利益，滥用职权，玩忽职守，或者发现违法行为不予查处，造成严重后果的，依照刑法关于受贿罪、滥用职权罪、玩忽职守罪或者其他有关罪的规定，依法追究刑事责任；尚不够刑事处罚的，依法给予降级或者撤职的行政处分。

第五十四条 卫生行政部门违反本条例的规定，有下列情形之一的，由上级卫生行政部门给予警告并责令限期改正；情节严重的，对负有责任的主管人员和其他直接责任人员依法给予行政处分：

（一）接到医疗机构关于重大医疗过失行为的报告后，未及时组织调查的；

（二）接到医疗事故争议处理申请后，未在规定时间内审查或者移送上一级人民政府卫生行政部门处理的；

（三）未将应当进行医疗事故技术鉴定的重大医疗过失行为或者医疗事故争议移交医学会组织鉴定的；

（四）未按照规定逐级将当地发生的医疗事故以及依法对发生医疗事故的医疗机构和医务人员的行政处理情况上报的；

（五）未依照本条例规定审核医疗事故技术鉴定书的。

第五十五条　医疗机构发生医疗事故的，由卫生行政部门根据医疗事故等级和情节，给予警告；情节严重的，责令限期停业整顿直至由原发证部门吊销执业许可证，对负有责任的医务人员依照刑法关于医疗事故罪的规定，依法追究刑事责任；尚不够刑事处罚的，依法给予行政处分或者纪律处分。

对发生医疗事故的有关医务人员，除依照前款处罚外，卫生行政部门并可以责令暂停 6 个月以上 1 年以下执业活动；情节严重的，吊销其执业证书。

第五十六条　医疗机构违反本条例的规定，有下列情形之一的，由卫生行政部门责令改正；情节严重的，对负有责任的主管人员和其他直接责任人员依法给予行政处分或者纪律处分：

（一）未如实告知患者病情、医疗措施和医疗风险的；

（二）没有正当理由，拒绝为患者提供复印或者复制病历资料服务的；

（三）未按照国务院卫生行政部门规定的要求书写和妥善保管病历资料的；

（四）未在规定时间内补记抢救工作病历内容的；

（五）未按照本条例的规定封存、保管和启封病历资料和实物的；

（六）未设置医疗服务质量监控部门或者配备专（兼）职人员的；

（七）未制定有关医疗事故防范和处理预案的；

（八）未在规定时间内向卫生行政部门报告重大医疗过失行为的；

（九）未按照本条例的规定向卫生行政部门报告医疗事故的；

（十）未按照规定进行尸检和保存、处理尸体的。

第五十七条　参加医疗事故技术鉴定工作的人员违反本条例的规定，接受申请鉴定双方或者一方当事人的财物或者其他利益，出具虚假医疗事故技术鉴定书，造成严重后果的，依照刑法关于受贿罪的规定，依法追究刑事责任；尚不够刑事处罚的，由原发证部门吊销其执业证书或者资格证书。

第五十八条　医疗机构或者其他有关机构违反本条例的规定，有下列情形之一的，由卫生行政部门责令改正，给予警告；对负有责任的主管人员和其他直接责任人员依法给予行政处分或者纪律处分；情节严重的，由原发证部门吊销其执业证书或者资格证书：

（一）承担尸检任务的机构没有正当

理由，拒绝进行尸检的；

（二）涂改、伪造、隐匿、销毁病历资料的。

第五十九条　以医疗事故为由，寻衅滋事、抢夺病历资料，扰乱医疗机构正常医疗秩序和医疗事故技术鉴定工作，依照刑法关于扰乱社会秩序罪的规定，依法追究刑事责任；尚不够刑事处罚的，依法给予治安管理处罚。

第七章　附　则

第六十条　本条例所称医疗机构，是指依照《医疗机构管理条例》的规定取得《医疗机构执业许可证》的机构。

县级以上城市从事计划生育技术服务的机构依照《计划生育技术服务管理条例》的规定开展与计划生育有关的临床医疗服务，发生的计划生育技术服务事故，依照本条例的有关规定处理；但是，其中不属于医疗机构的县级以上城市从事计划生育技术服务的机构发生的计划生育技术服务事故，由计划生育行政部门行使依照本条例有关规定由卫生行政部门承担的受理、交由负责医疗事故技术鉴定工作的医学会组织鉴定和赔偿调解的职能；对发生计划生育技术服务事故的该机构及其有关责任人员，依法进行处理。

第六十一条　非法行医，造成患者人身损害，不属于医疗事故，触犯刑律的，依法追究刑事责任；有关赔偿，由受害人直接向人民法院提起诉讼。

第六十二条　军队医疗机构的医疗事故处理办法，由中国人民解放军卫生主管部门会同国务院卫生行政部门依据本条例制定。

第六十三条　本条例自2002年9月1日起施行。1987年6月29日国务院发布的《医疗事故处理办法》同时废止。本条例施行前已经处理结案的医疗事故争议，不再重新处理。

中华人民共和国药品管理法实施条例

（2002年8月4日国务院令第360号发布，自2002年9月15日起施行）

第一章　总　则

第一条　根据《中华人民共和国药品管理法》（以下简称《药品管理法》），制定本条例。

第二条　国务院药品监督管理部门设置国家药品检验机构。

省、自治区、直辖市人民政府药品监督管理部门可以在本行政区域内设置药品检验机构。地方药品检验机构的设置规划由省、自治区、直辖市人民政府药品监督管理部门提出，报省、自治区、直辖市人民政府批准。

国务院和省、自治区、直辖市人民政府的药品监督管理部门可以根据需要，确定符合药品检验条件的检验机构承担药品检验工作。

第二章 药品生产企业管理

第三条 开办药品生产企业，应当按照下列规定办理《药品生产许可证》：

（一）申办人应当向拟办企业所在地省、自治区、直辖市人民政府药品监督管理部门提出申请。省、自治区、直辖市人民政府药品监督管理部门应当自收到申请之日起30个工作日内，按照国家发布的药品行业发展规划和产业政策进行审查，并作出是否同意筹建的决定。

（二）申办人完成拟办企业筹建后，应当向原审批部门申请验收。原审批部门应当自收到申请之日起30个工作日内，依据《药品管理法》第八条规定的开办条件组织验收；验收合格的，发给《药品生产许可证》。申办人凭《药品生产许可证》到工商行政管理部门依法办理登记注册。

第四条 药品生产企业变更《药品生产许可证》许可事项的，应当在许可事项发生变更30日前，向原发证机关申请《药品生产许可证》变更登记；未经批准，不得变更许可事项。原发证机关应当自收到申请之日起15个工作日内作出决定。申请人凭变更后的《药品生产许可证》到工商行政管理部门依法办理变更登记手续。

第五条 省级以上人民政府药品监督管理部门应当按照《药品生产质量管理规范》和国务院药品监督管理部门规定的实施办法和实施步骤，组织对药品生产企业的认证工作；符合《药品生产质量管理规范》的，发给认证证书。其中，生产注射剂、放射性药品和国务院药品监督管理部门规定的生物制品的药品生产企业的认证工作，由国务院药品监督管理部门负责。

《药品生产质量管理规范》认证证书的格式由国务院药品监督管理部门统一规定。

第六条 新开办药品生产企业、药品生产企业新建药品生产车间或者新增生产剂型的，应当自取得药品生产证明文件或者经批准正式生产之日起30日内，按照规定向药品监督管理部门申请《药品生产质量管理规范》认证。受理申请的药品监督管理部门应当自收到企业申请之日起6个月内，组织对申请企业是否符合《药品生产质量管理规范》进行认证；认证合格的，发给认证证书。

第七条 国务院药品监督管理部门应当设立《药品生产质量管理规范》认证检查员库。《药品生产质量管理规范》认证检查员必须符合国务院药品监督管理部门规定的条件。进行《药品生产质量管理规范》认证，必须按照国务院药品监督管理部门的规定，从《药品生产质量管理规范》认证检查员库中随机抽取认证检查员组成认证检查组进行认证检查。

第八条 《药品生产许可证》有效期为5年。有效期届满，需要继续生产药品的，持证企业应当在许可证有效期届满前6个月，按照国务院药品监督管理部门的规定申请换发《药品生产许可证》。

药品生产企业终止生产药品或者关闭的，《药品生产许可证》由原发证部门缴销。

第九条 药品生产企业生产药品所使

用的原料药，必须具有国务院药品监督管理部门核发的药品批准文号或者进口药品注册证书、医药产品注册证书；但是，未实施批准文号管理的中药材、中药饮片除外。

第十条　依据《药品管理法》第十三条规定，接受委托生产药品的，受托方必须是持有与其受托生产的药品相适应的《药品生产质量管理规范》认证证书的药品生产企业。

疫苗、血液制品和国务院药品监督管理部门规定的其他药品，不得委托生产。

第三章　药品经营企业管理

第十一条　开办药品批发企业，申办人应当向拟办企业所在地省、自治区、直辖市人民政府药品监督管理部门提出申请。省、自治区、直辖市人民政府药品监督管理部门应当自收到申请之日起30个工作日内，依据国务院药品监督管理部门规定的设置标准作出是否同意筹建的决定。申办人完成拟办企业筹建后，应当向原审批部门申请验收。原审批部门应当自收到申请之日起30个工作日内，依据《药品管理法》第十五条规定的开办条件组织验收；符合条件的，发给《药品经营许可证》。申办人凭《药品经营许可证》到工商行政管理部门依法办理登记注册。

第十二条　开办药品零售企业，申办人应当向拟办企业所在地设区的市级药品监督管理机构或者省、自治区、直辖市人民政府药品监督管理部门直接设置的县级药品监督管理机构提出申请。受理申请的

药品监督管理机构应当自收到申请之日起30个工作日内，依据国务院药品监督管理部门的规定，结合当地常住人口数量、地域、交通状况和实际需要进行审查，作出是否同意筹建的决定。申办人完成拟办企业筹建后，应当向原审批机构申请验收。原审批机构应当自收到申请之日起15个工作日内，依据《药品管理法》第十五条规定的开办条件组织验收；符合条件的，发给《药品经营许可证》。申办人凭《药品经营许可证》到工商行政管理部门依法办理登记注册。

第十三条　省、自治区、直辖市人民政府药品监督管理部门负责组织药品经营企业的认证工作。药品经营企业应当按照国务院药品监督管理部门规定的实施办法和实施步骤，通过省、自治区、直辖市人民政府药品监督管理部门组织的《药品经营质量管理规范》的认证，取得认证证书。《药品经营质量管理规范》认证证书的格式由国务院药品监督管理部门统一规定。

新开办药品批发企业和药品零售企业，应当自取得《药品经营许可证》之日起30日内，向发给其《药品经营许可证》的药品监督管理部门或者药品监督管理机构申请《药品经营质量管理规范》认证。受理药品零售企业认证申请的药品监督管理机构应当自收到申请之日起7个工作日内，将申请移送负责组织药品经营企业认证工作的省、自治区、直辖市人民政府药品监督管理部门。省、自治区、直辖市人民政府药品监督管理部门应当自收到认证申请之日起3个月内，按照国务院药品监

督管理部门的规定，组织对申请认证的药品批发企业或者药品零售企业是否符合《药品经营质量管理规范》进行认证；认证合格的，发给认证证书。

第十四条　省、自治区、直辖市人民政府药品监督管理部门应当设立《药品经营质量管理规范》认证检查员库。《药品经营质量管理规范》认证检查员必须符合国务院药品监督管理部门规定的条件。进行《药品经营质量管理规范》认证，必须按照国务院药品监督管理部门的规定，从《药品经营质量管理规范》认证检查员库中随机抽取认证检查员组成认证检查组进行认证检查。

第十五条　国家实行处方药和非处方药分类管理制度。国家根据非处方药品的安全性，将非处方药分为甲类非处方药和乙类非处方药。

经营处方药、甲类非处方药的药品零售企业，应当配备执业药师或者其他依法经资格认定的药学技术人员。经营乙类非处方药的药品零售企业，应当配备经设区的市级药品监督管理机构或者省、自治区、直辖市人民政府药品监督管理部门直接设置的县级药品监督管理机构组织考核合格的业务人员。

第十六条　药品经营企业变更《药品经营许可证》许可事项的，应当在许可事项发生变更 30 日前，向原发证机关申请《药品经营许可证》变更登记；未经批准，不得变更许可事项。原发证机关应当自收到企业申请之日起 15 个工作日内作出决定。申请人凭变更后的《药品经营许可证》到工商行政管理部门依法办理变更登记手续。

第十七条　《药品经营许可证》有效期为 5 年。有效期届满，需要继续经营药品的，持证企业应当在许可证有效期届满前 6 个月，按照国务院药品监督管理部门的规定申请换发《药品经营许可证》。

药品经营企业终止经营药品或者关闭的，《药品经营许可证》由原发证机关缴销。

第十八条　交通不便的边远地区城乡集市贸易市场没有药品零售企业的，当地药品零售企业经所在地县（市）药品监督管理机构批准并到工商行政管理部门办理登记注册后，可以在该城乡集市贸易市场内设点并在批准经营的药品范围内销售非处方药。

第十九条　通过互联网进行药品交易的药品生产企业、药品经营企业、医疗机构及其交易的药品，必须符合《药品管理法》和本条例的规定。互联网药品交易服务的管理办法，由国务院药品监督管理部门会同国务院有关部门制定。

第四章　医疗机构的药剂管理

第二十条　医疗机构设立制剂室，应当向所在地省、自治区、直辖市人民政府卫生行政部门提出申请，经审核同意后，报同级人民政府药品监督管理部门审批；省、自治区、直辖市人民政府药品监督管理部门验收合格的，予以批准，发给《医疗机构制剂许可证》。

省、自治区、直辖市人民政府卫生行政部门和药品监督管理部门应当在各自收到申请之日起 30 个工作日内，作出是否同意或者批准的决定。

第二十一条　医疗机构变更《医疗机构制剂许可证》许可事项的，应当在许可事项发生变更 30 日前，依照本条例第二十条的规定向原审核、批准机关申请《医疗机构制剂许可证》变更登记；未经批准，不得变更许可事项。原审核、批准机关应当在各自收到申请之日起 15 个工作日内作出决定。

医疗机构新增配制剂型或者改变配制场所的，应当经所在地省、自治区、直辖市人民政府药品监督管理部门验收合格后，依照前款规定办理《医疗机构制剂许可证》变更登记。

第二十二条　《医疗机构制剂许可证》有效期为 5 年。有效期届满，需要继续配制制剂的，医疗机构应当在许可证有效期届满前 6 个月，按照国务院药品监督管理部门的规定申请换发《医疗机构制剂许可证》。

年。医疗机构终止配制制剂或者关闭的，《医疗机构制剂许可证》由原发证机关缴销。

第二十三条　医疗机构配制制剂，必须按照国务院药品监督管理部门的规定报送有关资料和样品，经所在地省、自治区、直辖市人民政府药品监督管理部门批准，并发给制剂批准文号后，方可配制。

第二十四条　医疗机构配制的制剂不得在市场上销售或者变相销售，不得发布医疗机构制剂广告。

发生灾情、疫情、突发事件或者临床急需而市场没有供应时，经国务院或者省、自治区、直辖市人民政府的药品监督

管理部门批准，在规定期限内，医疗机构配制的制剂可以在指定的医疗机构之间调剂使用。

国务院药品监督管理部门规定的特殊制剂的调剂使用以及省、自治区、直辖市之间医疗机构制剂的调剂使用，必须经国务院药品监督管理部门批准。

第二十五条　医疗机构审核和调配处方的药剂人员必须是依法经资格认定的药学技术人员。

第二十六条　医疗机构购进药品，必须有真实、完整的药品购进记录。药品购进记录必须注明药品的通用名称、剂型、规格、批号、有效期、生产厂商、供货单位、购货数量、购进价格、购货日期及国务院药品监督管理部门规定的其他内容。

第二十七条　医疗机构向患者提供的药品应当与诊疗范围相适应，并凭执业医师或者执业助理医师的处方调配。

计划生育技术服务机构采购和向患者提供药品，其范围应当与经批准的服务范围相一致，并凭执业医师或者执业助理医师的处方调配。

个人设置的门诊部、诊所等医疗机构不得配备常用药品和急救药品以外的其他药品。常用药品和急救药品的范围和品种，由所在地的省、自治区、直辖市人民政府卫生行政部门会同同级人民政府药品监督管理部门规定。

第五章　药品管理

第二十八条　药物非临床安全性评价研究机构必须执行《药物非临床研究质量

管理规范》，药物临床试验机构必须执行《药物临床试验质量管理规范》。《药物非临床研究质量管理规范》、《药物临床试验质量管理规范》由国务院药品监督管理部门分别商国务院科学技术行政部门和国务院卫生行政部门制定。

第二十九条 药物临床试验、生产药品和进口药品，应当符合《药品管理法》及本条例的规定，经国务院药品监督管理部门审查批准；国务院药品监督管理部门可以委托省、自治区、直辖市人民政府药品监督管理部门对申报药物的研制情况及条件进行审查，对申报资料进行形式审查，并对试制的样品进行检验。具体办法由国务院药品监督管理部门制定。

第三十条 研制新药，需要进行临床试验的，应当依照《药品管理法》第二十九条的规定，经国务院药品监督管理部门批准。

药物临床试验申请经国务院药品监督管理部门批准后，申报人应当在经依法认定的具有药物临床试验资格的机构中选择承担药物临床试验的机构，并将该临床试验机构报国务院药品监督管理部门和国务院卫生行政部门备案。

药物临床试验机构进行药物临床试验，应当事先告知受试者或者其监护人真实情况，并取得其书面同意。

第三十一条 生产已有国家标准的药品，应当按照国务院药品监督管理部门的规定，向省、自治区、直辖市人民政府药品监督管理部门或者国务院药品监督管理部门提出申请，报送有关技术资料并提供相关证明文件。省、自治区、直辖市人民

政府药品监督管理部门应当自受理申请之日起 30 个工作日内进行审查，提出意见后报送国务院药品监督管理部门审核，并同时将审查意见通知申报方。国务院药品监督管理部门经审核符合规定的，发给药品批准文号。

第三十二条 生产有试行期标准的药品，应当按照国务院药品监督管理部门的规定，在试行期满前 3 个月，提出转正申请；国务院药品监督管理部门应当自试行期满之日起 12 个月内对该试行期标准进行审查，对符合国务院药品监督管理部门规定的转正要求的，转为正式标准；对试行标准期满未按照规定提出转正申请或者原试行标准不符合转正要求的，国务院药品监督管理部门应当撤销该试行标准和依据该试行标准生产药品的批准文号。

第三十三条 变更研制新药、生产药品和进口药品已获批准证明文件及其附件中载明事项的，应当向国务院药品监督管理部门提出补充申请；国务院药品监督管理部门经审核符合规定的，应当予以批准。

第三十四条 国务院药品监督管理部门根据保护公众健康的要求，可以对药品生产企业生产的新药品种设立不超过 5 年的监测期；在监测期内，不得批准其他企业生产和进口。

第三十五条 国家对获得生产或者销售含有新型化学成分药品许可的生产者或者销售者提交的自行取得且未披露的试验数据和其他数据实施保护，任何人不得对该未披露的试验数据和其他数据进行不正当的商业利用。

自药品生产者或者销售者获得生产、销售新型化学成分药品的许可证明文件之日起 6 年内，对其他申请人未经已获得许可的申请人同意，使用前款数据申请生产、销售新型化学成分药品许可的，药品监督管理部门不予许可；但是，其他申请人提交自行取得数据的除外。

除下列情形外，药品监督管理部门不得披露本条第一款规定的数据：

（一）公共利益需要；

（二）已采取措施确保该类数据不会被不正当地进行商业利用。

第三十六条　申请进口的药品，应当是在生产国家或者地区获得上市许可的药品；未在生产国家或者地区获得上市许可的，经国务院药品监督管理部门确认该药品品种安全、有效而且临床需要的，可以依照《药品管理法》及本条例的规定批准进口。

进口药品，应当按照国务院药品监督管理部门的规定申请注册。国外企业生产的药品取得《进口药品注册证》，中国香港、澳门和台湾地区企业生产的药品取得《医药产品注册证》后，方可进口。

第三十七条　医疗机构因临床急需进口少量药品的，应当持《医疗机构执业许可证》向国务院药品监督管理部门提出申请；经批准后，方可进口。进口的药品应当在指定医疗机构内用于特定医疗目的。

第三十八条　进口药品到岸后，进口单位应当持《进口药品注册证》或者《医药产品注册证》以及产地证明原件、购货合同副本、装箱单、运、货运发票、出厂检验报告书、说明书等材料，向口岸所在地药品监督管理部门备案。口岸所在地药品监督管理部门经审查，提交的材料符合要求的，发给《进口药品通关单》。进口单位凭《进口药品通关单》向海关办理报关验放手续。

口岸所在地药品监督管理部门应当通知药品检验机构对进口药品逐批进行抽查检验；但是，有《药品管理法》第四十一条规定情形的除外。

第三十九条　疫苗类制品、血液制品、用于血源筛查的体外诊断试剂以及国务院药品监督管理部门规定的其他生物制品在销售前或者进口时，应当按照国务院药品监督管理部门的规定进行检验或者审核批准；检验不合格或者未获批准的，不得销售或者进口。

第四十条　国家鼓励培育中药材。对集中规模化栽培养殖、质量可以控制并符合国务院药品监督管理部门规定条件的中药材品种，实行批准文号管理。

第四十一条　国务院药品监督管理部门对已批准生产、销售的药品进行再评价，根据药品再评价结果，可以采取责令修改药品说明书，暂停生产、销售和使用的措施；对不良反应大或者其他原因危害人体健康的药品，应当撤销该药品批准证明文件。

第四十二条　国务院药品监督管理部门核发的药品批准文号、《进口药品注册证》、《医药产品注册证》的有效期为 5 年。有效期届满，需要继续生产或者进口的，应当在有效期届满前 6 个月申请再注册。药品再注册时，应当按照国务院药品监督管理部门的规定报送相关资料。有效期届满，未申请再注册或者经审查不符合国务院药品监督管理部门关于再注册的规定的，注销其药品批准文号、《进口药品注册证》或者《医药产品注册证》。

第四十三条　非药品不得在其包装、标签、说明书及有关宣传资料上进行含有预防、治疗、诊断人体疾病等有关内容的宣传；但是，法律、行政法规另有规定的除外。

第六章　药品包装的管理

第四十四条　药品生产企业使用的直接接触药品的包装材料和容器，必须符合药用要求和保障人体健康、安全的标准，并经国务院药品监督管理部门批准注册。

直接接触药品的包装材料和容器的管理办法、产品目录和药用要求与标准，由国务院药品监督管理部门组织制定并公布。

第四十五条　生产中药饮片，应当选用与药品性质相适应的包装材料和容器；包装不符合规定的中药饮片，不得销售。中药饮片包装必须印有或者贴有标签。

中药饮片的标签必须注明品名、规格、产地、生产企业、产品批号、生产日期，实施批准文号管理的中药饮片还必须注明药品批准文号。

第四十六条　药品包装、标签、说明书必须依照《药品管理法》第五十四条和国务院药品监督管理部门的规定印制。

药品商品名称应当符合国务院药品监督管理部门的规定。

第四十七条　医疗机构配制制剂所使用的直接接触药品的包装材料和容器、制剂的标签和说明书应当符合《药品管理法》第六章和本条例的有关规定，并经省、自治区、直辖市人民政府药品监督管理部门批准。

第七章　药品价格和广告的管理

第四十八条　国家对药品价格实行政府定价、政府指导价或者市场调节价。

列入国家基本医疗保险药品目录的药品以及国家基本医疗保险药品目录以外具有垄断性生产、经营的药品，实行政府定价或者政府指导价；对其他药品，实行市场调节价。

第四十九条　依法实行政府定价、政府指导价的药品，由政府价格主管部门依照《药品管理法》第五十五条规定的原则，制定和调整价格；其中，制定和调整药品销售价格时，应当体现对药品社会平均销售费用率、销售利润率和流通差率的控制。具体定价办法由国务院价格主管部门依照《中华人民共和国价格法》（以下简称《价格法》）的有关规定制定。

第五十条　依法实行政府定价和政府指导价的药品价格制定后，由政府价格主管部门依照《价格法》第二十四条的规定，在指定的刊物上公布并明确该价格施行的日期。

第五十一条　实行政府定价和政府指导价的药品价格，政府价格主管部门制定和调整药品价格时，应当组织药学、医学、经济学等方面专家进行评审和论证；必要时，应当听取药品生产企业、药品经营企业、医疗机构、公民以及其他有关单位及人员的意见。

第五十二条　政府价格主管部门依照《价格法》第二十八条的规定实行药品价格监测时，为掌握、分析药品价格变动和趋势，可以指定部分药品生产企业、药品经营企业和医疗机构作为价格监测定点单位；定点单位应当给予配合、支持，如实提供有关信息资料。

第五十三条　发布药品广告，应当向药品生产企业所在地省、自治区、直辖市人民政府药品监督管理部门报送有关材料。省、自治区、直辖市人民政府药品监督管理部门应当自收到有关材料之日起10个工作日内作出是否核发药品广告批准文号的决定；核发药品广告批准文号的，应当同时报国务院药品监督管理部门备案。具体办法由国务院药品监督管理部门制定。

发布进口药品广告，应当依照前款规定向进口药品代理机构所在地省、自治区、直辖市人民政府药品监督管理部门申请药品广告批准文号。

在药品生产企业所在地和进口药品代理机构所在地以外的省、自治区、直辖市发布药品广告的，发布广告的企业应当在发布前向发布地省、自治区、直辖市人民政府药品监督管理部门备案。接受备案的省、自治区、直辖市人民政府药品监督管理部门发现药品广告批准内容不符合药品广告管理规定的，应当交由原核发部门处理。

第五十四条　经国务院或者省、自治区、直辖市人民政府的药品监督管理部门

决定，责令暂停生产、销售和使用的药品，在暂停期间不得发布该品种药品广告；已经发布广告的，必须立即停止。

第五十五条　未经省、自治区、直辖市人民政府药品监督管理部门批准的药品广告，使用伪造、冒用、失效的药品广告批准文号的广告，或者因其他广告违法活动被撤销药品广告批准文号的广告，发布广告的企业、广告经营者、广告发布者必须立即停止该药品广告的发布。

对违法发布药品广告，情节严重的，省、自治区、直辖市人民政府药品监督管理部门可以予以公告。

第八章　药品监督

第五十六条　药品监督管理部门（含省级人民政府药品监督管理部门依法设立的药品监督管理机构，下同）依法对药品的研制、生产、经营、使用实施监督检查。

第五十七条　药品抽样必须由两名以上药品监督检查人员实施，并按照国务院药品监督管理部门的规定进行抽样；被抽检方应当提供抽检样品，不得拒绝。

药品被抽检单位没有正当理由，拒绝抽查检验的，国务院药品监督管理部门和被抽检单位所在地省、自治区、直辖市人民政府药品监督管理部门可以宣布停止该单位拒绝抽检的药品上市销售和使用。

第五十八条　对有掺杂、掺假嫌疑的药品，在国家药品标准规定的检验方法和检验项目不能检验时，药品检验机构可以补充检验方法和检验项目进行药品检验；

经国务院药品监督管理部门批准后，使用补充检验方法和检验项目所得出的检验结果，可以作为药品监督管理部门认定药品质量的依据。

第五十九条　国务院和省、自治区、直辖市人民政府的药品监督管理部门应当根据药品质量抽查检验结果，定期发布药品质量公告。药品质量公告应当包括抽验药品的品名、检品来源、生产企业、生产批号、药品规格、检验机构、检验依据、检验结果、不合格项目等内容。药品质量公告不当的，发布部门应当自确认公告不当之日起5日内，在原公告范围内予以更正。

当事人对药品检验机构的检验结果有异议，申请复验的，应当向负责复验的药品检验机构提交书面申请、原药品检验报告书。复验的样品从原药品检验机构留样中抽取。

第六十条　药品监督管理部门依法对有证据证明可能危害人体健康的药品及其有关证据材料采取查封、扣押的行政强制措施的，应当自采取行政强制措施之日起7日内作出是否立案的决定；需要检验的，应当自检验报告书发出之日起15日内作出是否立案的决定；不符合立案条件的，应当解除行政强制措施；需要暂停销售和使用的，应当由国务院或者省、自治区、直辖市人民政府的药品监督管理部门作出决定。

第六十一条　药品抽查检验，不得收取任何费用。

当事人对药品检验结果有异议，申请复验的，应当按照国务院有关部门或者省、自治区、直辖市人民政府有关部门的规定，向复验机构预先支付药品检验费

用。复验结论与原检验结论不一致的，复验检验费用由原药品检验机构承担。

第六十二条　依据《药品管理法》和本条例的规定核发证书、进行药品注册、药品认证和实施药品审批检验及其强制性检验，可以收取费用。具体收费标准由国务院财政部门、国务院价格主管部门制定。

第九章　法律责任

第六十三条　药品生产企业、药品经营企业有下列情形之一的，由药品监督管理部门依照《药品管理法》第七十九条的规定给予处罚：

（一）开办药品生产企业、药品生产企业新建药品生产车间、新增生产剂型，在国务院药品监督管理部门规定的时间内未通过《药品生产质量管理规范》认证，仍进行药品生产的；

（二）开办药品经营企业，在国务院药品监督管理部门规定的时间内未通过《药品经营质量管理规范》认证，仍进行药品经营的。

第六十四条　违反《药品管理法》第十三条的规定，擅自委托或者接受委托生产药品的，对委托方和受托方均依照《药品管理法》第七十四条的规定给予处罚。

第六十五条　未经批准，擅自在城乡集市贸易市场设点销售药品或者在城乡集市贸易市场设点销售的药品超出批准经营的药品范围的，依照《药品管理法》第七十三条的规定给予处罚。

第六十六条　未经批准，医疗机构擅

自使用其他医疗机构配制的制剂的，依照《药品管理法》第八十条的规定给予处罚。

第六十七条 个人设置的门诊部、诊所等医疗机构向患者提供的药品超出规定的范围和品种的，依照《药品管理法》第七十三条的规定给予处罚。

第六十八条 医疗机构使用假药、劣药的，依照《药品管理法》第七十四条、第七十五条的规定给予处罚。

第六十九条 违反《药品管理法》第二十九条的规定，擅自进行临床试验的，对承担药物临床试验的机构，依照《药品管理法》第七十九条的规定给予处罚。

第七十条 药品申报者在申报临床试验时，报送虚假研制方法、质量标准、药理及毒理试验结果等有关资料和样品的，国务院药品监督管理部门对该申报药品的临床试验不予批准，对药品申报者给予警告；情节严重的，3年内不受理该药品申报者申报该品种的临床试验申请。

第七十一条 生产没有国家药品标准的中药饮片，不符合省、自治区、直辖市人民政府药品监督管理部门制定的炮制规范的；医疗机构不按照省、自治区、直辖市人民政府药品监督管理部门批准的标准配制制剂的，依照《药品管理法》第七十五条的规定给予处罚。

第七十二条 药品监督管理部门及其工作人员违反规定，泄露生产者、销售者为获得生产、销售含有新型化学成分药品许可而提交的未披露试验数据或者其他数据，造成申请人损失的，由药品监督管理部门依法承担赔偿责任；药品监督管理部门赔偿损失后，应当责令故意或者有重大

过失的工作人员承担部分或者全部赔偿费用，并对直接责任人员依法给予行政处分。

第七十三条 药品生产企业、药品经营企业生产、经营的药品及医疗机构配制的制剂，其包装、标签、说明书违反《药品管理法》及本条例规定的，依照《药品管理法》第八十六条的规定给予处罚。

第七十四条 药品生产企业、药品经营企业和医疗机构变更药品生产经营许可事项，应当办理变更登记手续而未办理的，由原发证部门给予警告，责令限期补办变更登记手续；逾期不补办的，宣布其《药品生产许可证》、《药品经营许可证》和《医疗机构制剂许可证》无效；仍从事药品生产经营活动的，依照《药品管理法》第七十三条的规定给予处罚。

第七十五条 违反本条例第四十八条、第四十九条、第五十条、第五十一条、第五十二条关于药品价格管理的规定的，依照《价格法》的有关规定给予处罚。

第七十六条 篡改经批准的药品广告内容的，由药品监督管理部门责令广告主立即停止该药品广告的发布，并由原审批的药品监督管理部门依照《药品管理法》第九十二条的规定给予处罚。

药品监督管理部门撤销药品广告批准文号后，应当自作出行政处理决定之日起5个工作日内通知广告监督管理机关。广告监督管理机关应当自收到药品监督管理部门通知之日起15个工作日内，依照《中华人民共和国广告法》的有关规定作出行政处理决定。

第七十七条 发布药品广告的企业在

药品生产企业所在地或者进口药品代理机构所在地以外的省、自治区、直辖市发布药品广告，未按照规定向发布地省、自治区、直辖市人民政府药品监督管理部门备案的，由发布地的药品监督管理部门责令限期改正；逾期不改正的，停止该药品品种在发布地的广告发布活动。

第七十八条　未经省、自治区、直辖市人民政府药品监督管理部门批准，擅自发布药品广告的，药品监督管理部门发现后，应当通知广告监督管理部门依法查处。

第七十九条　违反《药品管理法》和本条例的规定，有下列行为之一的，由药品监督管理部门在《药品管理法》和本条例规定的处罚幅度内从重处罚：

（一）以麻醉药品、精神药品、医疗用毒性药品、放射性药品冒充其他药品，或者以其他药品冒充上述药品的；

（二）生产、销售以孕产妇、婴幼儿及儿童为主要使用对象的假药、劣药的；

（三）生产、销售的生物制品、血液制品属于假药、劣药的；

（四）生产、销售、使用假药、劣药，造成人员伤害后果的；

（五）生产、销售、使用假药、劣药，经处理后重犯的；

（六）拒绝、逃避监督检查，或者伪造、销毁、隐匿有关证据材料的，或者擅自动用查封、扣押物品的。

第八十条　药品监督管理部门设置的派出机构，有权作出《药品管理法》和本条例规定的警告、罚款、没收违法生产、销售的药品和违法所得的行政处罚。

第八十一条　药品经营企业、医疗机构未违反《药品管理法》和本条例的有关规定，并有充分证据证明其不知道所销售或者使用的药品是假药、劣药的，应当没收其销售或者使用的假药、劣药和违法所得；但是，可以免除其他行政处罚。

第八十二条　依照《药品管理法》和本条例的规定没收的物品，由药品监督管理部门按照规定监督处理。

第十章　附　则

第八十三条　本条例下列用语的含义：

药品合格证明和其他标识，是指药品生产批准证明文件、药品检验报告书、药品的包装、标签和说明书。

新药，是指未曾在中国境内上市销售的药品。

处方药，是指凭执业医师和执业助理医师处方才可购买、调配和使用的药品。

非处方药，是指由国务院药品监督管理部门公布的，不需要凭执业医师和执业助理医师处方，消费者可以自行判断、购买和使用的药品。

医疗机构制剂，是指医疗机构根据本单位临床需要经批准而配制、自用的固定处方制剂。

药品认证，是指药品监督管理部门对药品研制、生产、经营、使用单位实施相应质量管理规范进行检查、评价并决定是否发给相应认证证书的过程。

药品经营方式，是指药品批发和药品零售。

药品经营范围，是指经药品监督管理

部门核准经营药品的品种类别。

药品批发企业，是指将购进的药品销售给药品生产企业、药品经营企业、医疗机构的药品经营企业。

药品零售企业，是指将购进的药品直接销售给消费者的药品经营企业。

第八十四条　《药品管理法》第四十一条中"首次在中国销售的药品"，是指国内或者国外药品生产企业第一次在中国销售的药品，包括不同药品生产企业生产的相同品种。

第八十五条　《药品管理法》第五十九条第二款"禁止药品的生产企业、经营企业或者其代理人以任何名义给予使用其药品的医疗机构的负责人、药品采购人员、医师等有关人员以财物或者其他利益"中的"财物或者其他利益"，是指药品的生产企业、经营企业或者其代理人向医疗机构的负责人、药品采购人员、医师等有关人员提供的目的在于影响其药品采购或者药品处方行为的不正当利益。

第八十六条　本条例自 2002 年 9 月 15 日起施行。

中华人民共和国中医药条例

（2003 年 4 月 7 日国务院令第 374 号发布，自 2003 年 10 月 1 日起施行）

第一章　总　　则

第一条　为了继承和发展中医药学，保障和促进中医药事业的发展，保护人体健康，制定本条例。

第二条　在中华人民共和国境内从事中医医疗、预防、保健、康复服务和中医药教育、科研、对外交流以及中医药事业管理活动的单位或者个人，应当遵守本条例。

中药的研制、生产、经营、使用和监督管理依照《中华人民共和国药品管理法》执行。

第三条　国家保护、扶持、发展中医药事业，实行中西医并重的方针，鼓励中西医相互学习、相互补充、共同提高，推动中医、西医两种医学体系的有机结合，全面发展我国中医药事业。

第四条　发展中医药事业应当遵循继承与创新相结合的原则，保持和发扬中医药特色和优势，积极利用现代科学技术，促进中医药理论和实践的发展，推进中医药现代化。

第五条　县级以上各级人民政府应当将中医药事业纳入国民经济和社会发展计划，使中医药事业与经济、社会协调发展。

县级以上地方人民政府在制定区域卫生规划时，应当根据本地区社会、经济发展状况和居民医疗需求，统筹安排中医医疗机构的设置和布局，完善城乡中医服务网络。

第六条　国务院中医药管理部门负责全国中医药管理工作。国务院有关部门在各自的职责范围内负责与中医药有关的工作。

县级以上地方人民政府负责中医药管理的部门负责本行政区域内的中医药管理

工作。县级以上地方人民政府有关部门在各自的职责范围内负责与中医药有关的工作。

第七条　对在继承和发展中医药事业中作出显著贡献和在边远地区从事中医药工作做出突出成绩的单位和个人，县级以上各级人民政府应当给予奖励。

第二章　中医医疗机构与从业人员

第八条　开办中医医疗机构，应当符合国务院卫生行政部门制定的中医医疗机构设置标准和当地区域卫生规划，并按照《医疗机构管理条例》的规定办理审批手续，取得医疗机构执业许可证后，方可从事中医医疗活动。

第九条　中医医疗机构从事医疗服务活动，应当充分发挥中医药特色和优势，遵循中医药自身发展规律，运用传统理论和方法，结合现代科学技术手段，发挥中医药在防治疾病、保健、康复中的作用，为群众提供价格合理、质量优良的中医药服务。

第十条　依法设立的社区卫生服务中心（站）、乡镇卫生院等城乡基层卫生服务机构，应当能够提供中医医疗服务。

第十一条　中医从业人员，应当依照有关卫生管理的法律、行政法规、部门规章的规定通过资格考试，并经注册取得执业证书后，方可从事中医服务活动。

以师承方式学习中医学的人员以及确有专长的人员，应当按照国务院卫生行政部门的规定，通过执业医师或者执业助理医师资格考核考试，并经注册取得医师执业证书后，方可从事中医医疗活动。

第十二条　中医从业人员应当遵守相应的中医诊断治疗原则、医疗技术标准和技术操作规范。

全科医师和乡村医生应当具备中医药基本知识以及运用中医诊疗知识、技术，处理常见病和多发病的基本技能。

第十三条　发布中医医疗广告，医疗机构应当按照规定向所在地省、自治区、直辖市人民政府负责中医药管理的部门申请并报送有关材料。省、自治区、直辖市人民政府负责中医药管理的部门应当自收到有关材料之日起 10 个工作日内进行审查，并作出是否核发中医医疗广告批准文号的决定。对符合规定要求的，发给中医医疗广告批准文号。未取得中医医疗广告批准文号的，不得发布中医医疗广告。

发布的中医医疗广告，其内容应当与审查批准发布的内容一致。

第三章　中医药教育与科研

第十四条　国家采取措施发展中医药教育事业。

各类中医药教育机构应当加强中医药基础理论教学，重视中医药基础理论与中医药临床实践相结合，推进素质教育。

第十五条　设立各类中医药教育机构，应当符合国家规定的设置标准，并建立符合国家规定标准的临床教学基地。

中医药教育机构的设置标准，由国务院卫生行政部门会同国务院教育行政部门制定；中医药教育机构临床教学基地标准，由国务院卫生行政部门制定。

第十六条　国家鼓励开展中医药专家学术经验和技术专长继承工作，培养高层次的中医临床人才和中药技术人才。

第十七条　承担中医药专家学术经验和技术专长继承工作的指导老师应当具备下列条件：

（一）具有较高学术水平和丰富的实践经验、技术专长和良好的职业品德；

（二）从事中医药专业工作30年以上并担任高级专业技术职务10年以上。

第十八条　中医药专家学术经验和技术专长继承工作的继承人应当具备下列条件：

（一）具有大学本科以上学历和良好的职业品德；

（二）受聘于医疗卫生机构或者医学教育、科研机构从事中医药工作，并担任中级以上专业技术职务。

第十九条　中医药专家学术经验和技术专长继承工作的指导老师以及继承人的管理办法，由国务院中医药管理部门会同有关部门制定。

第二十条　省、自治区、直辖市人民政府负责中医药管理的部门应当依据国家有关规定，完善本地区中医药人员继续教育制度，制定中医药人员培训规划。

县级以上地方人民政府负责中医药管理的部门应当按照中医药人员培训规划的要求，对城乡基层卫生服务人员进行中医药基本知识和基本技能的培训。

医疗机构应当为中医药技术人员接受继续教育创造条件。

第二十一条　国家发展中医药科学技术，将其纳入科学技术发展规划，加强重点中医药科研机构建设。

县级以上地方人民政府应当充分利用中医药资源，重视中医药科学研究和技术开发，采取措施开发、推广、应用中医药技术成果，促进中医药科学技术发展。

第二十二条　中医药科学研究应当注重运用传统方法和现代方法开展中医药基础理论研究和临床研究，运用中医药理论和现代科学技术开展对常见病、多发病和疑难病的防治研究。

中医药科研机构、高等院校、医疗机构应当加强中医药科研的协作攻关和中医药科技成果的推广应用，培养中医药学科带头人和中青年技术骨干。

第二十三条　捐献对中医药科学技术发展有重大意义的中医诊疗方法和中医药文献、秘方、验方的，参照《国家科学技术奖励条例》的规定给予奖励。

第二十四条　国家支持中医药的对外交流与合作，推进中医药的国际传播。

重大中医药科研成果的推广、转让、对外交流，中外合作研究中医药技术，应当经省级以上人民政府负责中医药管理的部门批准，防止重大中医药资源流失。

属于国家科学技术秘密的中医药科研成果，确需转让、对外交流的，应当符合有关保守国家秘密的法律、行政法规和部门规章的规定。

第四章　保障措施

第二十五条　县级以上地方人民政府应当根据中医药事业发展的需要以及本地

区国民经济和社会发展状况，逐步增加对中医药事业的投入，扶持中医药事业的发展。

任何单位和个人不得将中医药事业经费挪作他用。

国家鼓励境内外组织和个人通过捐资、投资等方式扶持中医药事业发展。

第二十六条　非营利性中医医疗机构，依照国家有关规定享受财政补贴、税收减免等优惠政策。

第二十七条　县级以上地方人民政府劳动保障行政部门确定的城镇职工基本医疗保险定点医疗机构，应当包括符合条件的中医医疗机构。

获得定点资格的中医医疗机构，应当按照规定向参保人员提供基本医疗服务。

第二十八条　县级以上各级人民政府应当采取措施加强对中医药文献的收集、整理、研究和保护工作。

有关单位和中医医疗机构应当加强重要中医药文献资料的管理、保护和利用。

第二十九条　国家保护野生中药材资源，扶持濒危动植物中药材人工代用品的研究和开发利用。

县级以上地方人民政府应当加强中药材的合理开发和利用，鼓励建立中药材种植、培育基地，促进短缺中药材的开发、生产。

第三十条　与中医药有关的评审或者鉴定活动，应当体现中医药特色，遵循中医药自身的发展规律。

中医药专业技术职务任职资格的评审、中医医疗、教育、科研机构的评审、评估、中医药科研课题的立项和成果鉴定，应当成立专门的中医药评审、鉴定组织或者由中医药专家参加评审、鉴定。

第五章　法律责任

第三十一条　负责中医药管理的部门的工作人员在中医药管理工作中违反本条例的规定，利用职务上的便利收受他人财物或者获取其他利益，滥用职权，玩忽职守，或者发现违法行为不予查处，造成严重后果，构成犯罪的，依法追究刑事责任；尚不够刑事处罚的，依法给予降级或者撤职的行政处分。

第三十二条　中医医疗机构违反本条例的规定，有下列情形之一的，由县级以上地方人民政府负责中医药管理的部门责令限期改正；逾期不改正的，责令停业整顿，直至由原审批机关吊销其医疗机构执业许可证、取消其城镇职工基本医疗保险定点医疗机构资格，并对负有责任的主管人员和其他直接责任人员依法给予纪律处分：

（一）不符合中医医疗机构设置标准的；

（二）获得城镇职工基本医疗保险定点医疗机构资格，未按照规定向参保人员提供基本医疗服务的。

第三十三条　未经批准擅自开办中医医疗机构或者未按照规定通过执业医师或者执业助理医师资格考试取得执业许可，从事中医医疗活动的，依照《中华人民共和国执业医师法》和《医疗机构管理条例》的有关规定给予处罚。

第三十四条　中医药教育机构违反本

条例的规定，有下列情形之一的，由县级以上地方人民政府负责中医药管理的部门责令限期改正；逾期不改正的，由原审批机关予以撤销：

（一）不符合规定的设置标准的；

（二）没有建立符合规定标准的临床教学基地的。

第三十五条　违反本条例规定，造成重大中医药资源流失和国家科学技术秘密泄露，情节严重，构成犯罪的，依法追究刑事责任；尚不够刑事处罚的，由县级以上地方人民政府负责中医药管理的部门责令改正，对负有责任的主管人员和其他直接责任人员依法给予纪律处分。

第三十六条　违反本条例规定，损毁或者破坏中医药文献的，由县级以上地方人民政府负责中医药管理的部门责令改正，对负有责任的主管人员和其他直接责任人员依法给予纪律处分；损毁或者破坏属于国家保护文物的中医药文献，情节严重，构成犯罪的，依法追究刑事责任。

第三十七条　篡改经批准的中医医疗广告内容的，由原审批部门撤销广告批准文号，1年内不受理该中医医疗机构的广告审批申请。

负责中医药管理的部门撤销中医医疗广告批准文号后，应当自作出行政处理决定之日起5个工作日内通知广告监督管理机关。广告监督管理机关应当自收到负责中医药管理的部门通知之日起15个工作日内，依照《中华人民共和国广告法》的有关规定查处。

第六章　附　则

第三十八条　本条例所称中医医疗机构，是指依法取得医疗机构执业许可证的中医、中西医结合的医院、门诊部和诊所。

民族医药的管理参照本条例执行。

第三十九条　本条例自2003年10月1日起施行。

突发公共卫生事件应急条例

（2003年5月9日国务院令第376号公布，根据2011年1月8日《国务院关于废止和修改部分行政法规的决定》修订）

第一章　总　则

第一条　为了有效预防、及时控制和消除突发公共卫生事件的危害，保障公众身体健康与生命安全，维护正常的社会秩序，制定本条例。

第二条　本条例所称突发公共卫生事件（以下简称突发事件），是指突然发生，造成或者可能造成社会公众健康严重损害的重大传染病疫情、群体性不明原因疾病、重大食物和职业中毒以及其他严重影响公众健康的事件。

第三条　突发事件发生后，国务院设立全国突发事件应急处理指挥部，由国务院有关部门和军队有关部门组成，国务院主管领导人担任总指挥，负责对全国突发事件应急处理的统一领导、统一指挥。

国务院卫生行政主管部门和其他有关部门，在各自的职责范围内做好突发事件应急处理的有关工作。

第四条　突发事件发生后，省、自治区、直辖市人民政府成立地方突发事件应急处理指挥部，省、自治区、直辖市人民政府主要领导人担任总指挥，负责领导、指挥本行政区域内突发事件应急处理工作。

县级以上地方人民政府卫生行政主管部门，具体负责组织突发事件的调查、控制和医疗救治工作。

县级以上地方人民政府有关部门，在各自的职责范围内做好突发事件应急处理的有关工作。

第五条　突发事件应急工作，应当遵循预防为主、常备不懈的方针，贯彻统一领导、分级负责、反应及时、措施果断、依靠科学、加强合作的原则。

第六条　县级以上各级人民政府应当组织开展防治突发事件相关科学研究，建立突发事件应急流行病学调查、传染源隔离、医疗救护、现场处置、监督检查、监测检验、卫生防护等有关物资、设备、设施、技术与人才资源储备，所需经费列入本级政府财政预算。

国家对边远贫困地区突发事件应急工作给予财政支持。

第七条　国家鼓励、支持开展突发事件监测、预警、反应处理有关技术的国际交流与合作。

第八条　国务院有关部门和县级以上地方人民政府及其有关部门，应当建立严格的突发事件防范和应急处理责任制，切实履行各自的职责，保证突发事件应急处理工作的正常进行。

第九条　县级以上各级人民政府及其卫生行政主管部门，应当对参加突发事件应急处理的医疗卫生人员，给予适当补助和保健津贴；对参加突发事件应急处理作出贡献的人员，给予表彰和奖励；对因参与应急处理工作致病、致残、死亡的人员，按照国家有关规定，给予相应的补助和抚恤。

第二章　预防与应急准备

第十条　国务院卫生行政主管部门按照分类指导、快速反应的要求，制定全国突发事件应急预案，报请国务院批准。

省、自治区、直辖市人民政府根据全国突发事件应急预案，结合本地实际情况，制定本行政区域的突发事件应急预案。

第十一条　全国突发事件应急预案应当包括以下主要内容：

（一）突发事件应急处理指挥部的组成和相关部门的职责；

（二）突发事件的监测与预警；

（三）突发事件信息的收集、分析、报告、通报制度；

（四）突发事件应急处理技术和监测机构及其任务；

（五）突发事件的分级和应急处理工作方案；

（六）突发事件预防、现场控制，应

急设施、设备、救治药品和医疗器械以及其他物资和技术的储备与调度；

（七）突发事件应急处理专业队伍的建设和培训。

第十二条　突发事件应急预案应当根据突发事件的变化和实施中发现的问题及时进行修订、补充。

第十三条　地方各级人民政府应当依照法律、行政法规的规定，做好传染病预防和其他公共卫生工作，防范突发事件的发生。

县级以上各级人民政府卫生行政主管部门和其他有关部门，应当对公众开展突发事件应急知识的专门教育，增强全社会对突发事件的防范意识和应对能力。

第十四条　国家建立统一的突发事件预防控制体系。

县级以上地方人民政府应当建立和完善突发事件监测与预警系统。

县级以上各级人民政府卫生行政主管部门，应当指定机构负责开展突发事件的日常监测，并确保监测与预警系统的正常运行。

第十五条　监测与预警工作应当根据突发事件的类别，制定监测计划，科学分析、综合评价监测数据。对早期发现的潜在隐患以及可能发生的突发事件，应当依照本条例规定的报告程序和时限及时报告。

第十六条　国务院有关部门和县级以上地方人民政府及其有关部门，应当根据突发事件应急预案的要求，保证应急设施、设备、救治药品和医疗器械等物资储备。

第十七条　县级以上各级人民政府应当加强急救医疗服务网络的建设，配备相应的医疗救治药物、技术、设备和人员，提高医疗卫生机构应对各类突发事件的救治能力。

设区的市级以上地方人民政府应当设置与传染病防治工作需要相适应的传染病专科医院，或者指定具备传染病防治条件和能力的医疗机构承担传染病防治任务。

第十八条　县级以上地方人民政府卫生行政主管部门，应当定期对医疗卫生机构和人员开展突发事件应急处理相关知识、技能的培训，定期组织医疗卫生机构进行突发事件应急演练，推广最新知识和先进技术。

第三章　报告与信息发布

第十九条　国家建立突发事件应急报告制度。

国务院卫生行政主管部门制定突发事件应急报告规范，建立重大、紧急疫情信息报告系统。

有下列情形之一的，省、自治区、直辖市人民政府应当在接到报告1小时内，向国务院卫生行政主管部门报告：

（一）发生或者可能发生传染病暴发、流行的；

（二）发生或者发现不明原因的群体性疾病的；

（三）发生传染病菌种、毒种丢失的；

（四）发生或者可能发生重大食物和职业中毒事件的。

国务院卫生行政主管部门对可能造成

重大社会影响的突发事件，应当立即向国务院报告。

第二十条　突发事件监测机构、医疗卫生机构和有关单位发现有本条例第十九条规定情形之一的，应当在 2 小时内向所在地县级人民政府卫生行政主管部门报告；接到报告的卫生行政主管部门应当在 2 小时内向本级人民政府报告，并同时向上级人民政府卫生行政主管部门和国务院卫生行政主管部门报告。

县级人民政府应当在接到报告后 2 小时内向设区的市级人民政府或者上一级人民政府报告；设区的市级人民政府应当在接到报告后 2 小时内向省、自治区、直辖市人民政府报告。

第二十一条　任何单位和个人对突发事件，不得隐瞒、缓报、谎报或者授意他人隐瞒、缓报、谎报。

第二十二条　接到报告的地方人民政府、卫生行政主管部门依照本条例规定报告的同时，应当立即组织力量对报告事项调查核实、确证，采取必要的控制措施，并及时报告调查情况。

第二十三条　国务院卫生行政主管部门应当根据发生突发事件的情况，及时向国务院有关部门和各省、自治区、直辖市人民政府卫生行政主管部门以及军队有关部门通报。

突发事件发生地的省、自治区、直辖市人民政府卫生行政主管部门，应当及时向毗邻省、自治区、直辖市人民政府卫生行政主管部门通报。

接到通报的省、自治区、直辖市人民政府卫生行政主管部门，必要时应当及时通知本行政区域内的医疗卫生机构。

县级以上地方人民政府有关部门，已经发生或者发现可能引起突发事件的情形时，应当及时向同级人民政府卫生行政主管部门通报。

第二十四条　国家建立突发事件举报制度，公布统一的突发事件报告、举报电话。

任何单位和个人有权向人民政府及其有关部门报告突发事件隐患，有权向上级人民政府及其有关部门举报地方人民政府及其有关部门不履行突发事件应急处理职责，或者不按照规定履行职责的情况。接到报告、举报的有关人民政府及其有关部门，应当立即组织对突发事件隐患、不履行或者不按照规定履行突发事件应急处理职责的情况进行调查处理。

对举报突发事件有功的单位和个人，县级以上各级人民政府及其有关部门应当予以奖励。

第二十五条　国家建立突发事件的信息发布制度。

国务院卫生行政主管部门负责向社会发布突发事件的信息。必要时，可以授权省、自治区、直辖市人民政府卫生行政主管部门向社会发布本行政区域内突发事件的信息。

信息发布应当及时、准确、全面。

第四章　应急处理

第二十六条　突发事件发生后，卫生行政主管部门应当组织专家对突发事件进行综合评估，初步判断突发事件的类型，提出是否启动突发事件应急预案的建议。

第二十七条　在全国范围内或者跨省、自治区、直辖市范围内启动全国突发事件应急预案，由国务院卫生行政主管部门报国务院批准后实施。省、自治区、直辖市启动突发事件应急预案，由省、自治区、直辖市人民政府决定，并向国务院报告。

第二十八条　全国突发事件应急处理指挥部对突发事件应急处理工作进行督察和指导，地方各级人民政府及其有关部门应当予以配合。

省、自治区、直辖市突发事件应急处理指挥部对本行政区域内突发事件应急处理工作进行督察和指导。

第二十九条　省级以上人民政府卫生行政主管部门或者其他有关部门指定的突发事件应急处理专业技术机构，负责突发事件的技术调查、确证、处置、控制和评价工作。

第三十条　国务院卫生行政主管部门对新发现的突发传染病，根据危害程度、流行强度，依照《中华人民共和国传染病防治法》的规定及时宣布为法定传染病；宣布为甲类传染病的，由国务院决定。

第三十一条　应急预案启动前，县级以上各级人民政府有关部门应当根据突发事件的实际情况，做好应急处理准备，采取必要的应急措施。

应急预案启动后，突发事件发生地的人民政府有关部门，应当根据预案规定的职责要求，服从突发事件应急处理指挥部的统一指挥，立即到达规定岗位，采取有关的控制措施。

医疗卫生机构、监测机构和科学研究机构，应当服从突发事件应急处理指挥部的统一指挥，相互配合、协作，集中力量开展相关的科学研究工作。

第三十二条　突发事件发生后，国务院有关部门和县级以上地方人民政府及其有关部门，应当保证突发事件应急处理所需的医疗救护设备、救治药品、医疗器械等物资的生产、供应；铁路、交通、民用航空行政主管部门应当保证及时运送。

第三十三条　根据突发事件应急处理的需要，突发事件应急处理指挥部有权紧急调集人员、储备的物资、交通工具以及相关设施、设备；必要时，对人员进行疏散或者隔离，并可以依法对传染病疫区实行封锁。

第三十四条　突发事件应急处理指挥部根据突发事件应急处理的需要，可以对食物和水源采取控制措施。

县级以上地方人民政府卫生行政主管部门应当对突发事件现场等采取控制措施，宣传突发事件防治知识，及时对易受感染的人群和其他易受损害的人群采取应急接种、预防性投药、群体防护等措施。

第三十五条　参加突发事件应急处理的工作人员，应当按照预案的规定，采取卫生防护措施，并在专业人员的指导下进行工作。

第三十六条　国务院卫生行政主管部门或其他有关部门指定的专业技术机构，有权进入突发事件现场进行调查、采样、技术分析和检验，对地方突发事件的应急处理工作进行技术指导，有关单位和个人应当予以配合；任何单位和个人不得以任何理由予以拒绝。

第三十七条 对新发现的突发传染病、不明原因的群体性疾病、重大食物和职业中毒事件，国务院卫生行政主管部门应当尽快组织力量制定相关的技术标准、规范和控制措施。

第三十八条 交通工具上发现根据国务院卫生行政主管部门的规定需要采取应急控制措施的传染病病人、疑似传染病病人，其负责人应当以最快的方式通知前方停靠点，并向交通工具的营运单位报告。交通工具的前方停靠点和营运单位应当立即向交通工具营运单位行政主管部门和县级以上地方人民政府卫生行政主管部门报告。卫生行政主管部门接到报告后，应当立即组织有关人员采取相应的医学处置措施。

交通工具上的传染病病人密切接触者，由交通工具停靠点的县级以上各级人民政府卫生行政主管部门或者铁路、交通、民用航空行政主管部门，根据各自的职责，依照传染病防治法律、行政法规的规定，采取控制措施。

涉及国境口岸和入出境的人员、交通工具、货物、集装箱、行李、邮包等需要采取传染病应急控制措施的，依照国境卫生检疫法律、行政法规的规定办理。

第三十九条 医疗卫生机构应当对因突发事件致病的人员提供医疗救护和现场救援，对就诊病人必须接诊治疗，并书写详细、完整的病历记录；对需要转送的病人，应当按照规定将病人及其病历记录的复印件转送至接诊的或者指定的医疗机构。

医疗卫生机构内应当采取卫生防护措施，防止交叉感染和污染。

医疗卫生机构应当对传染病病人密切接触者采取医学观察措施，传染病病人密切接触者应当予以配合。

医疗机构收治传染病病人、疑似传染病病人，应当依法报告所在地的疾病预防控制机构。接到报告的疾病预防控制机构应当立即对可能受到危害的人员进行调查，根据需要采取必要的控制措施。

第四十条 传染病暴发、流行时，街道、乡镇以及居民委员会、村民委员会应当组织力量，团结协作，群防群治，协助卫生行政主管部门和其他有关部门、医疗卫生机构做好疫情信息的收集和报告、人员的分散隔离、公共卫生措施的落实工作，向居民、村民宣传传染病防治的相关知识。

第四十一条 对传染病暴发、流行区域内流动人口，突发事件发生地的县级以上地方人民政府应当做好预防工作，落实有关卫生控制措施；对传染病病人和疑似传染病病人，应当采取就地隔离、就地观察、就地治疗的措施。对需要治疗和转诊的，应当依照本条例第三十九条第一款的规定执行。

第四十二条 有关部门、医疗卫生机构应当对传染病做到早发现、早报告、早隔离、早治疗，切断传播途径，防止扩散。

第四十三条 县级以上各级人民政府应当提供必要资金，保障因突发事件致病、致残的人员得到及时、有效的救治。具体办法由国务院财政部门、卫生行政主管部门和劳动保障行政主管部门制定。

第四十四条 在突发事件中需要接受隔离治疗、医学观察措施的病人、疑似病人和传染病病人密切接触者在卫生行政主管部门或者有关机构采取医学措施时应当予以配合；拒绝配合的，由公安机关依法协助强制执行。

第五章 法律责任

第四十五条 县级以上地方人民政府及其卫生行政主管部门未依照本条例的规定履行报告职责，对突发事件隐瞒、缓报、谎报或者授意他人隐瞒、缓报、谎报的，对政府主要领导人及其卫生行政主管部门主要负责人，依法给予降级或者撤职的行政处分；造成传染病传播、流行或者对社会公众健康造成其他严重危害后果的，依法给予开除的行政处分；构成犯罪的，依法追究刑事责任。

第四十六条 国务院有关部门、县级以上地方人民政府及其有关部门未依照本条例的规定，完成突发事件应急处理所需要的设施、设备、药品和医疗器械等物资的生产、供应、运输和储备的，对政府主要领导人和政府部门主要负责人依法给予降级或者撤职的行政处分；造成传染病传播、流行或者对社会公众健康造成其他严重危害后果的，依法给予开除的行政处分；构成犯罪的，依法追究刑事责任。

第四十七条 突发事件发生后，县级以上地方人民政府及其有关部门对上级人民政府有关部门的调查不予配合，或者采取其他方式阻碍、干涉调查的，对政府主要领导人和政府部门主要负责人依法给予降级或者撤职的行政处分；构成犯罪的，依法追究刑事责任。

第四十八条 县级以上各级人民政府卫生行政主管部门和其他有关部门在突发事件调查、控制、医疗救治工作中玩忽职守、失职、渎职的，由本级人民政府或者上级人民政府有关部门责令改正、通报批评、给予警告；对主要负责人、负有责任的主管人员和其他责任人员依法给予降级、撤职的行政处分；造成传染病传播、流行或者对社会公众健康造成其他严重危害后果的，依法给予开除的行政处分；构成犯罪的，依法追究刑事责任。

第四十九条 县级以上各级人民政府有关部门拒不履行应急处理职责的，由同级人民政府或者上级人民政府有关部门责令改正、通报批评、给予警告；对主要负责人、负有责任的主管人员和其他责任人员依法给予降级、撤职的行政处分；造成传染病传播、流行或者对社会公众健康造成其他严重危害后果的，依法给予开除的行政处分；构成犯罪的，依法追究刑事责任。

第五十条 医疗卫生机构有下列行为之一的，由卫生行政主管部门责令改正、通报批评、给予警告；情节严重的，吊销《医疗机构执业许可证》；对主要负责人、负有责任的主管人员和其他直接责任人员依法给予降级或者撤职的纪律处分；造成传染病传播、流行或者对社会公众健康造成其他严重危害后果，构成犯罪的，依法追究刑事责任：

（一）未依照本条例的规定履行报告

职责，隐瞒、缓报或者谎报的；

（二）未依照本条例的规定及时采取控制措施的；

（三）未依照本条例的规定履行突发事件监测职责的；

（四）拒绝接诊病人的；

（五）拒不服从突发事件应急处理指挥部调度的。

第五十一条 在突发事件应急处理工作中，有关单位和个人未依照本条例的规定履行报告职责，隐瞒、缓报或者谎报，阻碍突发事件应急处理工作人员执行职务，拒绝国务院卫生行政主管部门或者其他有关部门指定的专业技术机构进入突发事件现场，或者不配合调查、采样、技术分析和检验的，对有关责任人员依法给予行政处分或者纪律处分；触犯《中华人民共和国治安管理处罚法》，构成违反治安管理行为的，由公安机关依法予以处罚；构成犯罪的，依法追究刑事责任。

第五十二条 在突发事件发生期间，散布谣言、哄抬物价、欺骗消费者，扰乱社会秩序、市场秩序的，由公安机关或者工商行政管理部门依法给予行政处罚；构成犯罪的，依法追究刑事责任。

第六章 附 则

第五十三条 中国人民解放军、武装警察部队医疗卫生机构参与突发事件应急处理的，依照本条例的规定和军队的相关规定执行。

第五十四条 本条例自公布之日起施行。

医疗废物管理条例

（2003年6月16日国务院令第380号公布，根据2011年1月8日《国务院关于废止和修改部分行政法规的决定》修订）

第一章 总 则

第一条 为了加强医疗废物的安全管理，防止疾病传播，保护环境，保障人体健康，根据《中华人民共和国传染病防治法》和《中华人民共和国固体废物污染环境防治法》，制定本条例。

第二条 本条例所称医疗废物，是指医疗卫生机构在医疗、预防、保健以及其他相关活动中产生的具有直接或者间接感染性、毒性以及其他危害性的废物。

医疗废物分类目录，由国务院卫生行政主管部门和环境保护行政主管部门共同制定、公布。

第三条 本条例适用于医疗废物的收集、运送、贮存、处置以及监督管理等活动。

医疗卫生机构收治的传染病病人或者疑似传染病病人产生的生活垃圾，按照医疗废物进行管理和处置。

医疗卫生机构废弃的麻醉、精神、放射性、毒性等药品及其相关的废物的管理，依照有关法律、行政法规和国家有关规定、标准执行。

第四条 国家推行医疗废物集中无害

化处置，鼓励有关医疗废物安全处置技术的研究与开发。

县级以上地方人民政府负责组织建设医疗废物集中处置设施。

国家对边远贫困地区建设医疗废物集中处置设施给予适当的支持。

第五条　县级以上各级人民政府卫生行政主管部门，对医疗废物收集、运送、贮存、处置活动中的疾病防治工作实施统一监督管理；环境保护行政主管部门，对医疗废物收集、运送、贮存、处置活动中的环境污染防治工作实施统一监督管理。

县级以上各级人民政府其他有关部门在各自的职责范围内负责与医疗废物处置有关的监督管理工作。

第六条　任何单位和个人有权对医疗卫生机构、医疗废物集中处置单位和监督管理部门及其工作人员的违法行为进行举报、投诉、检举和控告。

第二章　医疗废物管理的一般规定

第七条　医疗卫生机构和医疗废物集中处置单位，应当建立、健全医疗废物管理责任制，其法定代表人为第一责任人，切实履行职责，防止因医疗废物导致传染病传播和环境污染事故。

第八条　医疗卫生机构和医疗废物集中处置单位，应当制定与医疗废物安全处置有关的规章制度和在发生意外事故时的应急方案；设置监控部门或者专（兼）职人员，负责检查、督促、落实本单位医疗废物的管理工作，防止违反本条例的行为发生。

第九条　医疗卫生机构和医疗废物集中处置单位，应当对本单位从事医疗废物收集、运送、贮存、处置等工作的人员和管理人员，进行相关法律和专业技术、安全防护以及紧急处理等知识的培训。

第十条　医疗卫生机构和医疗废物集中处置单位，应当采取有效的职业卫生防护措施，为从事医疗废物收集、运送、贮存、处置等工作的人员和管理人员，配备必要的防护用品，定期进行健康检查；必要时，对有关人员进行免疫接种，防止其受到健康损害。

第十一条　医疗卫生机构和医疗废物集中处置单位，应当依照《中华人民共和国固体废物污染环境防治法》的规定，执行危险废物转移联单管理制度。

第十二条　医疗卫生机构和医疗废物集中处置单位，应当对医疗废物进行登记，登记内容应当包括医疗废物的来源、种类、重量或者数量、交接时间、处置方法、最终去向以及经办人签名等项目。登记资料至少保存 3 年。

第十三条　医疗卫生机构和医疗废物集中处置单位，应当采取有效措施，防止医疗废物流失、泄漏、扩散。

发生医疗废物流失、泄漏、扩散时，医疗卫生机构和医疗废物集中处置单位应当采取减少危害的紧急处理措施，对致病人员提供医疗救护和现场救援；同时向所在地的县级人民政府卫生行政主管部门、环境保护行政主管部门报告，并向可能受到危害的单位和居民通报。

第十四条　禁止任何单位和个人转

让、买卖医疗废物。

禁止在运送过程中丢弃医疗废物；禁止在非贮存地点倾倒、堆放医疗废物或者将医疗废物混入其他废物和生活垃圾。

第十五条　禁止邮寄医疗废物。

禁止通过铁路、航空运输医疗废物。

有陆路通道的，禁止通过水路运输医疗废物；没有陆路通道必须经水路运输医疗废物的，应当经设区的市级以上人民政府环境保护行政主管部门批准，并采取严格的环境保护措施后，方可通过水路运输。

禁止将医疗废物与旅客在同一运输工具上载运。

禁止在饮用水源保护区的水体上运输医疗废物。

第三章　医疗卫生机构对医疗废物的管理

第十六条　医疗卫生机构应当及时收集本单位产生的医疗废物，并按照类别分置于防渗漏、防锐器穿透的专用包装物或者密闭的容器内。

医疗废物专用包装物、容器，应当有明显的警示标识和警示说明。

医疗废物专用包装物、容器的标准和警示标识的规定，由国务院卫生行政主管部门和环境保护行政主管部门共同制定。

第十七条　医疗卫生机构应当建立医疗废物的暂时贮存设施、设备，不得露天存放医疗废物；医疗废物暂时贮存的时间不得超过2天。

医疗废物的暂时贮存设施、设备，应当远离医疗区、食品加工区和人员活动区以及生活垃圾存放场所，并设置明显的警示标识和防渗漏、防鼠、防蚊蝇、防蟑螂、防盗以及预防儿童接触等安全措施。

医疗废物的暂时贮存设施、设备应当定期消毒和清洁。

第十八条　医疗卫生机构应当使用防渗漏、防遗撒的专用运送工具，按照本单位确定的内部医疗废物运送时间、路线，将医疗废物收集、运送至暂时贮存地点。

运送工具使用后应当在医疗卫生机构内指定的地点及时消毒和清洁。

第十九条　医疗卫生机构应当根据就近集中处置的原则，及时将医疗废物交由医疗废物集中处置单位处置。

医疗废物中病原体的培养基、标本和菌种、毒种保存液等高危险废物，在交医疗废物集中处置单位处置前应当就地消毒。

第二十条　医疗卫生机构产生的污水、传染病病人或者疑似传染病病人的排泄物，应当按照国家规定严格消毒；达到国家规定的排放标准后，方可排入污水处理系统。

第二十一条　不具备集中处置医疗废物条件的农村，医疗卫生机构应当按照县级人民政府卫生行政主管部门、环境保护行政主管部门的要求，自行就地处置其产生的医疗废物。自行处置医疗废物的，应当符合下列基本要求：

（一）使用后的一次性医疗器具和容易致人损伤的医疗废物，应当消毒并作毁形处理；

（二）能够焚烧的，应当及时焚烧；

（三）不能焚烧的，消毒后集中填埋。

第四章 医疗废物的集中处置

第二十二条 从事医疗废物集中处置活动的单位，应当向县级以上人民政府环境保护行政主管部门申请领取经营许可证；未取得经营许可证的单位，不得从事有关医疗废物集中处置的活动。

第二十三条 医疗废物集中处置单位，应当符合下列条件：

（一）具有符合环境保护和卫生要求的医疗废物贮存、处置设施或者设备；

（二）具有经过培训的技术人员以及相应的技术工人；

（三）具有负责医疗废物处置效果检测、评价工作的机构和人员；

（四）具有保证医疗废物安全处置的规章制度。

第二十四条 医疗废物集中处置单位的贮存、处置设施，应当远离居（村）民居住区、水源保护区和交通干道，与工厂、企业等工作场所有适当的安全防护距离，并符合国务院环境保护行政主管部门的规定。

第二十五条 医疗废物集中处置单位应当至少每2天到医疗卫生机构收集、运送一次医疗废物，并负责医疗废物的贮存、处置。

第二十六条 医疗废物集中处置单位运送医疗废物，应当遵守国家有关危险货物运输管理的规定，使用有明显医疗废物标识的专用车辆。医疗废物专用车辆应当达到防渗漏、防遗撒以及其他环境保护和卫生要求。

运送医疗废物的专用车辆使用后，应当在医疗废物集中处置场所内及时进行消毒和清洁。

运送医疗废物的专用车辆不得运送其他物品。

第二十七条 医疗废物集中处置单位在运送医疗废物过程中应当确保安全，不得丢弃、遗撒医疗废物。

第二十八条 医疗废物集中处置单位应当安装污染物排放在线监控装置，并确保监控装置经常处于正常运行状态。

第二十九条 医疗废物集中处置单位处置医疗废物，应当符合国家规定的环境保护、卫生标准、规范。

第三十条 医疗废物集中处置单位应当按照环境保护行政主管部门和卫生行政主管部门的规定，定期对医疗废物处置设施的环境污染防治和卫生学效果进行检测、评价。检测、评价结果存入医疗废物集中处置单位档案，每半年向所在地环境保护行政主管部门和卫生行政主管部门报告一次。

第三十一条 医疗废物集中处置单位处置医疗废物，按照国家有关规定向医疗卫生机构收取医疗废物处置费用。

医疗卫生机构按照规定支付的医疗废物处置费用，可以纳入医疗成本。

第三十二条 各地区应当利用和改造现有固体废物处置设施和其他设施，对医疗废物集中处置，并达到基本的环境保护和卫生要求。

第三十三条 尚无集中处置设施或者处置能力不足的城市，自本条例施行之日起，设区的市级以上城市应当在 1 年内建成医疗废物集中处置设施；县级市应当在 2 年内建成医疗废物集中处置设施。县（旗）医疗废物集中处置设施的建设，由省、自治区、直辖市人民政府规定。

在尚未建成医疗废物集中处置设施期间，有关地方人民政府应当组织制定符合环境保护和卫生要求的医疗废物过渡性处置方案，确定医疗废物收集、运送、处置方式和处置单位。

第五章　监督管理

第三十四条　县级以上地方人民政府卫生行政主管部门、环境保护行政主管部门，应当依照本条例的规定，按照职责分工，对医疗卫生机构和医疗废物集中处置单位进行监督检查。

第三十五条　县级以上地方人民政府卫生行政主管部门，应当对医疗卫生机构和医疗废物集中处置单位从事医疗废物的收集、运送、贮存、处置中的疾病防治工作，以及工作人员的卫生防护等情况进行定期监督检查或者不定期的抽查。

第三十六条　县级以上地方人民政府环境保护行政主管部门，应当对医疗卫生机构和医疗废物集中处置单位从事医疗废物收集、运送、贮存、处置中的环境污染防治工作进行定期监督检查或者不定期的抽查。

第三十七条　卫生行政主管部门、环境保护行政主管部门应当定期交换监督检查和抽查结果。在监督检查或者抽查中发现医疗卫生机构和医疗废物集中处置单位存在隐患时，应当责令立即消除隐患。

第三十八条　卫生行政主管部门、环境保护行政主管部门接到对医疗卫生机构、医疗废物集中处置单位和监督管理部门及其工作人员违反本条例行为的举报、投诉、检举和控告后，应当及时核实，依法作出处理，并将处理结果予以公布。

第三十九条　卫生行政主管部门、环境保护行政主管部门履行监督检查职责时，有权采取下列措施：

（一）对有关单位进行实地检查，了解情况，现场监测，调查取证；

（二）查阅或者复制医疗废物管理的有关资料，采集样品；

（三）责令违反本条例规定的单位和个人停止违法行为；

（四）查封或者暂扣涉嫌违反本条例规定的场所、设备、运输工具和物品；

（五）对违反本条例规定的行为进行查处。

第四十条　发生因医疗废物管理不当导致传染病传播或者环境污染事故，或者有证据证明传染病传播或者环境污染的事故有可能发生时，卫生行政主管部门、环境保护行政主管部门应当采取临时控制措施，疏散人员，控制现场，并根据需要责令暂停导致或者可能导致传染病传播或者环境污染事故的作业。

第四十一条　医疗卫生机构和医疗废物集中处置单位，对有关部门的检查、监测、调查取证，应当予以配合，不得拒绝和阻碍，不得提供虚假材料。

第六章　法律责任

第四十二条　县级以上地方人民政府未依照本条例的规定，组织建设医疗废物集中处置设施或者组织制定医疗废物过渡性处置方案的，由上级人民政府通报批评，责令限期建成医疗废物集中处置设施或者组织制定医疗废物过渡性处置方案；并可以对政府主要领导人、负有责任的主管人员，依法给予行政处分。

第四十三条　县级以上各级人民政府卫生行政主管部门、环境保护行政主管部门或者其他有关部门，未按照本条例的规定履行监督检查职责，发现医疗卫生机构和医疗废物集中处置单位的违法行为不及时处理，发生或者可能发生传染病传播或者环境污染事故时未及时采取减少危害措施，以及有其他玩忽职守、失职、渎职行为的，由本级人民政府或者上级人民政府有关部门责令改正，通报批评；造成传染病传播或者环境污染事故的，对主要负责人、负有责任的主管人员和其他直接责任人员依法给予降级、撤职、开除的行政处分；构成犯罪的，依法追究刑事责任。

第四十四条　县级以上人民政府环境保护行政主管部门，违反本条例的规定发给医疗废物集中处置单位经营许可证的，由本级人民政府或者上级人民政府环境保护行政主管部门通报批评，责令收回违法发给的证书；并可以对主要负责人、负有责任的主管人员和其他直接责任人员依法给予行政处分。

第四十五条　医疗卫生机构、医疗废物集中处置单位违反本条例规定，有下列情形之一的，由县级以上地方人民政府卫生行政主管部门或者环境保护行政主管部门按照各自的职责责令限期改正，给予警告；逾期不改正的，处 2000 元以上 5000 元以下的罚款：

（一）未建立、健全医疗废物管理制度，或者未设置监控部门或者专（兼）职人员的；

（二）未对有关人员进行相关法律和专业技术、安全防护以及紧急处理等知识的培训的；

（三）未对从事医疗废物收集、运送、贮存、处置等工作的人员和管理人员采取职业卫生防护措施的；

（四）未对医疗废物进行登记或者未保存登记资料的；

（五）对使用后的医疗废物运送工具或者运送车辆未在指定地点及时进行消毒和清洁的；

（六）未及时收集、运送医疗废物的；

（七）未定期对医疗废物处置设施的环境污染防治和卫生学效果进行检测、评价，或者未将检测、评价效果存档、报告的。

第四十六条　医疗卫生机构、医疗废物集中处置单位违反本条例规定，有下列情形之一的，由县级以上地方人民政府卫生行政主管部门或者环境保护行政主管部门按照各自的职责责令限期改正，给予警告，可以并处 5000 元以下的罚款；逾期不改正的，处 5000 元以上 3 万元以下的罚款：

（一）贮存设施或者设备不符合环境保护、卫生要求的；

（二）未将医疗废物按照类别分置于

专用包装物或者容器的；

（三）未使用符合标准的专用车辆运送医疗废物或者使用运送医疗废物的车辆运送其他物品的；

（四）未安装污染物排放在线监控装置或者监控装置未经常处于正常运行状态的。

第四十七条　医疗卫生机构、医疗废物集中处置单位有下列情形之一的，由县级以上地方人民政府卫生行政主管部门或者环境保护行政主管部门按照各自的职责责令限期改正，给予警告，并处 5000 元以上 1 万元以下的罚款；逾期不改正的，处 1 万元以上 3 万元以下的罚款；造成传染病传播或者环境污染事故的，由原发证部门暂扣或者吊销执业许可证件或者经营许可证件；构成犯罪的，依法追究刑事责任：

（一）在运送过程中丢弃医疗废物，在非贮存地点倾倒、堆放医疗废物或者将医疗废物混入其他废物和生活垃圾的；

（二）未执行危险废物转移联单管理制度的；

（三）将医疗废物交给未取得经营许可证的单位或者个人收集、运送、贮存、处置的；

（四）对医疗废物的处置不符合国家规定的环境保护、卫生标准、规范的；

（五）未按照本条例的规定对污水、传染病病人或者疑似传染病病人的排泄物，进行严格消毒，或者未达到国家规定的排放标准，排入污水处理系统的；

（六）对收治的传染病病人或者疑似传染病病人产生的生活垃圾，未按照医疗废物进行管理和处置的。

第四十八条　医疗卫生机构违反本条例规定，将未达到国家规定标准的污水、传染病病人或者疑似传染病病人的排泄物排入城市排水管网的，由县级以上地方人民政府建设行政主管部门责令限期改正，给予警告，并处 5000 元以上 1 万元以下的罚款；逾期不改正的，处 1 万元以上 3 万元以下的罚款；造成传染病传播或者环境污染事故的，由原发证部门暂扣或者吊销执业许可证件；构成犯罪的，依法追究刑事责任。

第四十九条　医疗卫生机构、医疗废物集中处置单位发生医疗废物流失、泄漏、扩散时，未采取紧急处理措施，或者未及时向卫生行政主管部门和环境保护行政主管部门报告的，由县级以上地方人民政府卫生行政主管部门或者环境保护行政主管部门按照各自的职责责令改正，给予警告，并处 1 万元以上 3 万元以下的罚款；造成传染病传播或者环境污染事故的，由原发证部门暂扣或者吊销执业许可证件或者经营许可证件；构成犯罪的，依法追究刑事责任。

第五十条　医疗卫生机构、医疗废物集中处置单位，无正当理由，阻碍卫生行政主管部门或者环境保护行政主管部门执法人员执行职务，拒绝执法人员进入现场，或者不配合执法部门的检查、监测、调查取证的，由县级以上地方人民政府卫生行政主管部门或者环境保护行政主管部门按照各自的职责责令改正，给予警告；拒不改正的，由原发证部门暂扣或者吊销执业许可证件或者经营许可证件；触犯《中华人民共和国治安管理处罚法》，构成违反治安管理行为的，由公安机关依法予以处罚；构成犯罪的，依法追究刑事责任。

第五十一条 不具备集中处置医疗废物条件的农村，医疗卫生机构未按照本条例的要求处置医疗废物的，由县级人民政府卫生行政主管部门或者环境保护行政主管部门按照各自的职责责令限期改正，给予警告；逾期不改正的，处 1000 元以上 5000 元以下的罚款；造成传染病传播或者环境污染事故的，由原发证部门暂扣或者吊销执业许可证件；构成犯罪的，依法追究刑事责任。

第五十二条 未取得经营许可证从事医疗废物的收集、运送、贮存、处置等活动的，由县级以上地方人民政府环境保护行政主管部门责令立即停止违法行为，没收违法所得，可以并处违法所得 1 倍以下的罚款。

第五十三条 转让、买卖医疗废物，邮寄或者通过铁路、航空运输医疗废物，或者违反本条例规定通过水路运输医疗废物的，由县级以上地方人民政府环境保护行政主管部门责令转让、买卖双方、邮寄人、托运人立即停止违法行为，给予警告，没收违法所得；违法所得 5000 元以上的，并处违法所得 2 倍以上 5 倍以下的罚款；没有违法所得或者违法所得不足 5000 元的，并处 5000 元以上 2 万元以下的罚款。

承运人明知托运人违反本条例的规定运输医疗废物，仍予以运输的，或者承运人将医疗废物与旅客在同一工具上载运的，按照前款的规定予以处罚。

第五十四条 医疗卫生机构、医疗废物集中处置单位违反本条例规定，导致传染病传播或者发生环境污染事故，给他人造成损害的，依法承担民事赔偿责任。

第七章 附 则

第五十五条 计划生育技术服务、医学科研、教学、尸体检查和其他相关活动中产生的具有直接或者间接感染性、毒性以及其他危害性废物的管理，依照本条例执行。

第五十六条 军队医疗卫生机构医疗废物的管理由中国人民解放军卫生主管部门参照本条例制定管理办法。

第五十七条 本条例自公布之日起施行。

乡村医生从业管理条例

（2003 年 8 月 5 日国务院令第 386 号公布，自 2004 年 1 月 1 日起施行）

第一章 总 则

第一条 为了提高乡村医生的职业道德和业务素质，加强乡村医生从业管理，保护乡村医生的合法权益，保障村民获得初级卫生保健服务，根据《中华人民共和国执业医师法》（以下称执业医师法）的规定，制定本条例。

第二条 本条例适用于尚未取得执业医师资格或者执业助理医师资格，经注册在村医疗卫生机构从事预防、保健和一般医疗服务的乡村医生。

村医疗卫生机构中的执业医师或者执业助理医师，依照执业医师法的规定管理，不适用本条例。

第三条　国务院卫生行政主管部门负责全国乡村医生的管理工作。

县级以上地方人民政府卫生行政主管部门负责本行政区域内乡村医生的管理工作。

第四条　国家对在农村预防、保健、医疗服务和突发事件应急处理工作中做出突出成绩的乡村医生，给予奖励。

第五条　地方各级人民政府应当加强乡村医生的培训工作，采取多种形式对乡村医生进行培训。

第六条　具有学历教育资格的医学教育机构，应当按照国家有关规定开展适应农村需要的医学学历教育，定向为农村培养适用的卫生人员。

国家鼓励乡村医生学习中医药基本知识，运用中医药技能防治疾病。

第七条　国家鼓励乡村医生通过医学教育取得医学专业学历；鼓励符合条件的乡村医生申请参加国家医师资格考试。

第八条　国家鼓励取得执业医师资格或者执业助理医师资格的人员，开办村医疗卫生机构，或者在村医疗卫生机构向村民提供预防、保健和医疗服务。

第二章　执业注册

第九条　国家实行乡村医生执业注册制度。

县级人民政府卫生行政主管部门负责乡村医生执业注册工作。

第十条　本条例公布前的乡村医生，取得县级以上地方人民政府卫生行政主管部门颁发的乡村医生证书，并符合下列条件之一的，可以向县级人民政府卫生行政主管部门申请乡村医生执业注册，取得乡村医生执业证书后，继续在村医疗卫生机构执业：

（一）已经取得中等以上医学专业学历的；

（二）在村医疗卫生机构连续工作20年以上的；

（三）按照省、自治区、直辖市人民政府卫生行政主管部门制定的培训规划，接受培训取得合格证书的。

第十一条　对具有县级以上地方人民政府卫生行政主管部门颁发的乡村医生证书，但不符合本条例第十条规定条件的乡村医生，县级人民政府卫生行政主管部门应当进行有关预防、保健和一般医疗服务基本知识的培训，并根据省、自治区、直辖市人民政府卫生行政主管部门确定的考试内容、考试范围进行考试。

前款所指的乡村医生经培训并考试合格的，可以申请乡村医生执业注册；经培训但考试不合格的，县级人民政府卫生行政主管部门应当组织对其再次培训和考试。不参加再次培训或者再次考试仍不合格的，不得申请乡村医生执业注册。

本条所指的培训、考试，应当在本条例施行后6个月内完成。

第十二条　本条例公布之日起进入村医疗卫生机构从事预防、保健和医疗服务的人员，应当具备执业医师资格或者执业助理医师资格。

不具备前款规定条件的地区，根据实际需要，可以允许具有中等医学专业学历的人员，或者经培训达到中等医学专业水平的其他人员申请执业注册，进入村医疗卫生机构执业。具体办法由省、自治区、直辖市人民政府制定。

第十三条　符合本条例规定申请在村医疗卫生机构执业的人员，应当持村医疗卫生机构出具的拟聘用证明和相关学历证明、证书，向村医疗卫生机构所在地的县级人民政府卫生行政主管部门申请执业注册。

县级人民政府卫生行政主管部门应当自受理申请之日起15日内完成审核工作，对符合本条例规定条件的，准予执业注册，发给乡村医生执业证书；对不符合本条例规定条件的，不予注册，并书面说明理由。

第十四条　乡村医生有下列情形之一的，不予注册：

（一）不具有完全民事行为能力的；

（二）受刑事处罚，自刑罚执行完毕之日起至申请执业注册之日止不满2年的；

（三）受吊销乡村医生执业证书行政处罚，自处罚决定之日起至申请执业注册之日止不满2年的。

第十五条　乡村医生经注册取得执业证书后，方可在聘用其执业的村医疗卫生机构从事预防、保健和一般医疗服务。

未经注册取得乡村医生执业证书的，不得执业。

第十六条　乡村医生执业证书有效期为5年。

乡村医生执业证书有效期满需要继续执业的，应当在有效期满前3个月申请再注册。

县级人民政府卫生行政主管部门应当自受理申请之日起15日内进行审核，对

符合省、自治区、直辖市人民政府卫生行政主管部门规定条件的，准予再注册，换发乡村医生执业证书；对不符合条件的，不予再注册，由发证部门收回原乡村医生执业证书。

第十七条　乡村医生应当在聘用其执业的村医疗卫生机构执业；变更执业的村医疗卫生机构的，应当依照本条例第十三条规定的程序办理变更注册手续。

第十八条　乡村医生有下列情形之一的，由原注册的卫生行政主管部门注销执业注册，收回乡村医生执业证书：

（一）死亡或者被宣告失踪的；

（二）受刑事处罚的；

（三）中止执业活动满2年的；

（四）考核不合格，逾期未提出再次考核申请或者经再次考核仍不合格的。

第十九条　县级人民政府卫生行政主管部门应当将准予执业注册、再注册和注销注册的人员名单向其执业的村医疗卫生机构所在地的村民公告，并由设区的市级人民政府卫生行政主管部门汇总，报省、自治区、直辖市人民政府卫生行政主管部门备案。

第二十条　县级人民政府卫生行政主管部门办理乡村医生执业注册、再注册、注销注册，应当依据法定权限、条件和程序，遵循便民原则，提高办事效率。

第二十一条　村民和乡村医生发现违法办理乡村医生执业注册、再注册、注销注册的，可以向有关人民政府卫生行政主管部门反映；有关人民政府卫生行政主管部门对反映的情况应当及时核实，调查处理，并将调查处理结果予以公布。

第二十二条 上级人民政府卫生行政主管部门应当加强对下级人民政府卫生行政主管部门办理乡村医生执业注册、再注册、注销注册的监督检查，及时纠正违法行为。

第三章 执业规则

第二十三条 乡村医生在执业活动中享有下列权利：

（一）进行一般医学处置，出具相应的医学证明；

（二）参与医学经验交流，参加专业学术团体；

（三）参加业务培训和教育；

（四）在执业活动中，人格尊严、人身安全不受侵犯；

（五）获取报酬；

（六）对当地的预防、保健、医疗工作和卫生行政主管部门的工作提出意见和建议。

第二十四条 乡村医生在执业活动中应当履行下列义务：

（一）遵守法律、法规、规章和诊疗护理技术规范、常规；

（二）树立敬业精神，遵守职业道德，履行乡村医生职责，为村民健康服务；

（三）关心、爱护、尊重患者，保护患者的隐私；

（四）努力钻研业务，更新知识，提高专业技术水平；

（五）向村民宣传卫生保健知识，对患者进行健康教育。

第二十五条 乡村医生应当协助有关部门做好初级卫生保健服务工作；按照规定及时报告传染病疫情和中毒事件，如实填写并上报有关卫生统计报表，妥善保管有关资料。

第二十六条 乡村医生在执业活动中，不得重复使用一次性医疗器械和卫生材料。对使用过的一次性医疗器械和卫生材料，应当按照规定处置。

第二十七条 乡村医生应当如实向患者或者其家属介绍病情，对超出一般医疗服务范围或者限于医疗条件和技术水平不能诊治的病人，应当及时转诊；情况紧急不能转诊的，应当先行抢救并及时向有抢救条件的医疗卫生机构求助。

第二十八条 乡村医生不得出具与执业范围无关或者与执业范围不相符的医学证明，不得进行实验性临床医疗活动。

第二十九条 省、自治区、直辖市人民政府卫生行政主管部门应当按照乡村医生一般医疗服务范围，制定乡村医生基本用药目录。乡村医生应当在乡村医生基本用药目录规定的范围内用药。

第三十条 县级人民政府对乡村医生开展国家规定的预防、保健等公共卫生服务，应当按照有关规定予以补助。

第四章 培训与考核

第三十一条 省、自治区、直辖市人民政府组织制定乡村医生培训规划，保证乡村医生至少每2年接受一次培训。县级人民政府根据培训规划制定本地区乡村医生培训计划。

对承担国家规定的预防、保健等公共卫生服务的乡村医生，其培训所需经费列入县级财政预算。对边远贫困地区，设区的市级以上地方人民政府应当给予适当经费支持。

国家鼓励社会组织和个人支持乡村医生培训工作。

第三十二条　县级人民政府卫生行政主管部门根据乡村医生培训计划，负责组织乡村医生的培训工作。

乡、镇人民政府以及村民委员会应当为乡村医生开展工作和学习提供条件，保证乡村医生接受培训和继续教育。

第三十三条　乡村医生应当按照培训规划的要求至少每2年接受一次培训，更新医学知识，提高业务水平。

第三十四条　县级人民政府卫生行政主管部门负责组织本地区乡村医生的考核工作；对乡村医生的考核，每2年组织一次。

对乡村医生的考核应当客观、公正，充分听取乡村医生执业的村医疗卫生机构、乡村医生本人、所在村村民委员会和村民的意见。

第三十五条　县级人民政府卫生行政主管部门负责检查乡村医生执业情况，收集村民对乡村医生业务水平、工作质量的评价和建议，接受村民对乡村医生的投诉，并进行汇总、分析。汇总、分析结果与乡村医生接受培训的情况作为对乡村医生进行考核的主要内容。

第三十六条　乡村医生经考核合格的，可以继续执业；经考核不合格的，在6个月之内可以申请进行再次考核。逾期未提出再次考核申请或者经再次考核仍不合格的乡村医生，原注册部门应当注销其执业注册，并收回乡村医生执业证书。

第三十七条　有关人民政府卫生行政主管部门对村民和乡村医生提出的意见、建议和投诉，应当及时调查处理，并将调查处理结果告知村民或者乡村医生。

第五章　法律责任

第三十八条　乡村医生在执业活动中，违反本条例规定，有下列行为之一的，由县级人民政府卫生行政主管部门责令限期改正，给予警告；逾期不改正的，责令暂停3个月以上6个月以下执业活动；情节严重的，由原发证部门暂扣乡村医生执业证书：

（一）执业活动超出规定的执业范围，或者未按照规定进行转诊的；

（二）违反规定使用乡村医生基本用药目录以外的处方药品的；

（三）违反规定出具医学证明，或者伪造卫生统计资料的；

（四）发现传染病疫情、中毒事件不按规定报告的。

第三十九条　乡村医生在执业活动中，违反规定进行实验性临床医疗活动，或者重复使用一次性医疗器械和卫生材料的，由县级人民政府卫生行政主管部门责令停止违法行为，给予警告，可以并处1000元以下的罚款；情节严重的，由原发证部门暂扣或者吊销乡村医生执业证书。

第四十条　乡村医生变更执业的村医疗卫生机构，未办理变更执业注册手续的，由县级人民政府卫生行政主管部门给予警告，责令限期办理变更注册手续。

第四十一条　以不正当手段取得乡村

医生执业证书的，由发证部门收缴乡村医生执业证书；造成患者人身损害的，依法承担民事赔偿责任；构成犯罪的，依法追究刑事责任。

第四十二条　未经注册在村医疗卫生机构从事医疗活动的，由县级以上地方人民政府卫生行政主管部门予以取缔，没收其违法所得以及药品、医疗器械，违法所得5000元以上的，并处违法所得1倍以上3倍以下的罚款；没有违法所得或者违法所得不足5000元的，并处1000元以上3000元以下的罚款；造成患者人身损害的，依法承担民事赔偿责任；构成犯罪的，依法追究刑事责任。

第四十三条　县级人民政府卫生行政主管部门未按照乡村医生培训规划、计划组织乡村医生培训的，由本级人民政府或者上一级人民政府卫生行政主管部门责令改正；情节严重的，对直接负责的主管人员和其他直接责任人员依法给予行政处分。

第四十四条　县级人民政府卫生行政主管部门，对不符合本条例规定条件的人员发给乡村医生执业证书，或者对符合条件的人员不发给乡村医生执业证书的，由本级人民政府或者上一级人民政府卫生行政主管部门责令改正，收回或者补发乡村医生执业证书，并对直接负责的主管人员和其他直接责任人员依法给予行政处分。

第四十五条　县级人民政府卫生行政主管部门对乡村医生执业注册或者再注册申请，未在规定时间内完成审核工作的，或者未按照规定将准予执业注册、再注册和注销注册的人员名单向村民予以公告的，由本级人民政府或者上一级人民政府

卫生行政主管部门责令限期改正；逾期不改正的，对直接负责的主管人员和其他直接责任人员依法给予行政处分。

第四十六条　卫生行政主管部门对村民和乡村医生反映的办理乡村医生执业注册、再注册、注销注册的违法活动未及时核实、调查处理或者未公布调查处理结果的，由本级人民政府或者上一级人民政府卫生行政主管部门责令限期改正；逾期不改正的，对直接负责的主管人员和其他直接责任人员依法给予行政处分。

第四十七条　寻衅滋事、阻碍乡村医生依法执业，侮辱、诽谤、威胁、殴打乡村医生，构成违反治安管理行为的，由公安机关依法予以处罚；构成犯罪的，依法追究刑事责任。

第六章　附　　则

第四十八条　乡村医生执业证书格式由国务院卫生行政主管部门规定。

第四十九条　本条例自2004年1月1日起施行。

麻醉药品和精神药品管理条例

（2005年8月3日国务院令第442号发布，自2005年11月1日起施行）

第一章　总　　则

第一条　为加强麻醉药品和精神药品的管理，保证麻醉药品和精神药品的合

法、安全、合理使用，防止流入非法渠道，根据药品管理法和其他有关法律的规定，制定本条例。

第二条　麻醉药品药用原植物的种植，麻醉药品和精神药品的实验研究、生产、经营、使用、储存、运输等活动以及监督管理，适用本条例。

麻醉药品和精神药品的进出口依照有关法律的规定办理。

第三条　本条例所称麻醉药品和精神药品，是指列入麻醉药品目录、精神药品目录（以下称目录）的药品和其他物质。精神药品分为第一类精神药品和第二类精神药品。

目录由国务院药品监督管理部门会同国务院公安部门、国务院卫生主管部门制定、调整并公布。

上市销售但尚未列入目录的药品和其他物质或者第二类精神药品发生滥用，已经造成或者可能造成严重社会危害的，国务院药品监督管理部门会同国务院公安部门、国务院卫生主管部门应当及时将该药品和该物质列入目录或者将该第二类精神药品调整为第一类精神药品。

第四条　国家对麻醉药品药用原植物以及麻醉药品和精神药品实行管制。除本条例另有规定的外，任何单位、个人不得进行麻醉药品药用原植物的种植以及麻醉药品和精神药品的实验研究、生产、经营、使用、储存、运输等活动。

第五条　国务院药品监督管理部门负责全国麻醉药品和精神药品的监督管理工作，并会同国务院农业主管部门对麻醉药品药用原植物实施监督管理。国务院公安

部门负责对造成麻醉药品药用原植物、麻醉药品和精神药品流入非法渠道的行为进行查处。国务院其他有关主管部门在各自的职责范围内负责与麻醉药品和精神药品有关的管理工作。

省、自治区、直辖市人民政府药品监督管理部门负责本行政区域内麻醉药品和精神药品的监督管理工作。县级以上地方公安机关负责对本行政区域内造成麻醉药品和精神药品流入非法渠道的行为进行查处。县级以上地方人民政府其他有关主管部门在各自的职责范围内负责与麻醉药品和精神药品有关的管理工作。

第六条　麻醉药品和精神药品生产、经营企业和使用单位可以依法参加行业协会。行业协会应当加强行业自律管理。

第二章　种植、实验研究和生产

第七条　国家根据麻醉药品和精神药品的医疗、国家储备和企业生产所需原料的需要确定需求总量，对麻醉药品药用原植物的种植、麻醉药品和精神药品的生产实行总量控制。

国务院药品监督管理部门根据麻醉药品和精神药品的需求总量制定年度生产计划。

国务院药品监督管理部门和国务院农业主管部门根据麻醉药品年度生产计划，制定麻醉药品药用原植物年度种植计划。

第八条　麻醉药品药用原植物种植企业应当根据年度种植计划，种植麻醉药品药用原植物。

麻醉药品药用原植物种植企业应当向

国务院药品监督管理部门和国务院农业主管部门定期报告种植情况。

第九条　麻醉药品药用原植物种植企业由国务院药品监督管理部门和国务院农业主管部门共同确定，其他单位和个人不得种植麻醉药品药用原植物。

第十条　开展麻醉药品和精神药品实验研究活动应当具备下列条件，并经国务院药品监督管理部门批准：

（一）以医疗、科学研究或者教学为目的；

（二）有保证实验所需麻醉药品和精神药品安全的措施和管理制度；

（三）单位及其工作人员 2 年内没有违反有关禁毒的法律、行政法规规定的行为。

第十一条　麻醉药品和精神药品的实验研究单位申请相关药品批准证明文件，应当依照药品管理法的规定办理；需要转让研究成果的，应当经国务院药品监督管理部门批准。

第十二条　药品研究单位在普通药品的实验研究过程中，产生本条例规定的管制品种的，应当立即停止实验研究活动，并向国务院药品监督管理部门报告。国务院药品监督管理部门应当根据情况，及时作出是否同意其继续实验研究的决定。

第十三条　麻醉药品和第一类精神药品的临床试验，不得以健康人为受试对象。

第十四条　国家对麻醉药品和精神药品实行定点生产制度。

国务院药品监督管理部门应当根据麻醉药品和精神药品的需求总量，确定麻醉药品和精神药品定点生产企业的数量和布局，并根据年度需求总量对数量和布局进行调整、公布。

第十五条　麻醉药品和精神药品的定点生产企业应当具备下列条件：

（一）有药品生产许可证；

（二）有麻醉药品和精神药品实验研究批准文件；

（三）有符合规定的麻醉药品和精神药品生产设施、储存条件和相应的安全管理设施；

（四）有通过网络实施企业安全生产管理和向药品监督管理部门报告生产信息的能力；

（五）有保证麻醉药品和精神药品安全生产的管理制度；

（六）有与麻醉药品和精神药品安全生产要求相适应的管理水平和经营规模；

（七）麻醉药品和精神药品生产管理、质量管理部门的人员应当熟悉麻醉药品和精神药品管理以及有关禁毒的法律、行政法规；

（八）没有生产、销售假药、劣药或者违反有关禁毒的法律、行政法规规定的行为；

（九）符合国务院药品监督管理部门公布的麻醉药品和精神药品定点生产企业数量和布局的要求。

第十六条　从事麻醉药品、第一类精神药品生产以及第二类精神药品原料药生产的企业，应当经所在地省、自治区、直辖市人民政府药品监督管理部门初步审查，由国务院药品监督管理部门批准；从事第二类精神药品制剂生产的企业，应当经所在地省、自治区、直辖市人民政府药品监督管理部门批准。

第十七条 定点生产企业生产麻醉药品和精神药品,应当依照药品管理法的规定取得药品批准文号。

国务院药品监督管理部门应当组织医学、药学、社会学、伦理学和禁毒等方面的专家成立专家组,由专家组对申请首次上市的麻醉药品和精神药品的社会危害性和被滥用的可能性进行评价,并提出是否批准的建议。

未取得药品批准文号的,不得生产麻醉药品和精神药品。

第十八条 发生重大突发事件,定点生产企业无法正常生产或者不能保证供应麻醉药品和精神药品时,国务院药品监督管理部门可以决定其他药品生产企业生产麻醉药品和精神药品。

重大突发事件结束后,国务院药品监督管理部门应当及时决定前款规定的企业停止麻醉药品和精神药品的生产。

第十九条 定点生产企业应当严格按照麻醉药品和精神药品年度生产计划安排生产,并依照规定向所在地省、自治区、直辖市人民政府药品监督管理部门报告生产情况。

第二十条 定点生产企业应当依照本条例的规定,将麻醉药品和精神药品销售给具有麻醉药品和精神药品经营资格的企业或者依照本条例规定批准的其他单位。

第二十一条 麻醉药品和精神药品的标签应当印有国务院药品监督管理部门规定的标志。

第三章 经 营

第二十二条 国家对麻醉药品和精神药品实行定点经营制度。

国务院药品监督管理部门应当根据麻醉药品和第一类精神药品的需求总量,确定麻醉药品和第一类精神药品的定点批发企业布局,并应当根据年度需求总量对布局进行调整、公布。

药品经营企业不得经营麻醉药品原料药和第一类精神药品原料药。但是,供医疗、科学研究、教学使用的小包装的上述药品可以由国务院药品监督管理部门规定的药品批发企业经营。

第二十三条 麻醉药品和精神药品定点批发企业除应当具备药品管理法第十五条规定的药品经营企业的开办条件外,还应当具备下列条件:

(一)有符合本条例规定的麻醉药品和精神药品储存条件;

(二)有通过网络实施企业安全管理和向药品监督管理部门报告经营信息的能力;

(三)单位及其工作人员2年内没有违反有关禁毒的法律、行政法规规定的行为;

(四)符合国务院药品监督管理部门公布的定点批发企业布局。

麻醉药品和第一类精神药品的定点批发企业,还应当具有保证供应责任区域内医疗机构所需麻醉药品和第一类精神药品的能力,并具有保证麻醉药品和第一类精神药品安全经营的管理制度。

第二十四条　跨省、自治区、直辖市从事麻醉药品和第一类精神药品批发业务的企业（以下称全国性批发企业），应当经国务院药品监督管理部门批准；在本省、自治区、直辖市行政区域内从事麻醉药品和第一类精神药品批发业务的企业（以下称区域性批发企业），应当经所在地省、自治区、直辖市人民政府药品监督管理部门批准。

专门从事第二类精神药品批发业务的企业，应当经所在地省、自治区、直辖市人民政府药品监督管理部门批准。

全国性批发企业和区域性批发企业可以从事第二类精神药品批发业务。

第二十五条　全国性批发企业可以向区域性批发企业，或者经批准可以向取得麻醉药品和第一类精神药品使用资格的医疗机构以及依照本条例规定批准的其他单位销售麻醉药品和第一类精神药品。

全国性批发企业向取得麻醉药品和第一类精神药品使用资格的医疗机构销售麻醉药品和第一类精神药品，应当经医疗机构所在地省、自治区、直辖市人民政府药品监督管理部门批准。

国务院药品监督管理部门在批准全国性批发企业时，应当明确其所承担供药责任的区域。

第二十六条　区域性批发企业可以向本省、自治区、直辖市行政区域内取得麻醉药品和第一类精神药品使用资格的医疗机构销售麻醉药品和第一类精神药品；由于特殊地理位置的原因，需要就近向其他省、自治区、直辖市行政区域内取得麻醉药品和第一类精神药品使用资格的医疗机构销售的，应当经国务院药品监督管理部门批准。

省、自治区、直辖市人民政府药品监督管理部门在批准区域性批发企业时，应当明确其所承担供药责任的区域。

区域性批发企业之间因医疗急需、运输困难等特殊情况需要调剂麻醉药品和第一类精神药品的，应当在调剂后2日内将调剂情况分别报所在地省、自治区、直辖市人民政府药品监督管理部门备案。

第二十七条　全国性批发企业应当从定点生产企业购进麻醉药品和第一类精神药品。

区域性批发企业可以从全国性批发企业购进麻醉药品和第一类精神药品；经所在地省、自治区、直辖市人民政府药品监督管理部门批准，也可以从定点生产企业购进麻醉药品和第一类精神药品。

第二十八条　全国性批发企业和区域性批发企业向医疗机构销售麻醉药品和第一类精神药品，应当将药品送至医疗机构。医疗机构不得自行提货。

第二十九条　第二类精神药品定点批发企业可以向医疗机构、定点批发企业和符合本条例第三十一条规定的药品零售企业以及依照本条例规定批准的其他单位销售第二类精神药品。

第三十条　麻醉药品和第一类精神药品不得零售。

禁止使用现金进行麻醉药品和精神药品交易，但是个人合法购买麻醉药品和精神药品的除外。

第三十一条　经所在地设区的市级药品监督管理部门批准，实行统一进货、统一配送、统一管理的药品零售连锁企业可以从事第二类精神药品零售业务。

第三十二条 第二类精神药品零售企业应当凭执业医师出具的处方，按规定剂量销售第二类精神药品，并将处方保存2年备查；禁止超剂量或者无处方销售第二类精神药品；不得向未成年人销售第二类精神药品。

第三十三条 麻醉药品和精神药品实行政府定价，在制定出厂和批发价格的基础上，逐步实行全国统一零售价格。具体办法由国务院价格主管部门制定。

第四章 使 用

第三十四条 药品生产企业需要以麻醉药品和第一类精神药品为原料生产普通药品的，应当向所在地省、自治区、直辖市人民政府药品监督管理部门报送年度需求计划，由省、自治区、直辖市人民政府药品监督管理部门汇总报国务院药品监督管理部门批准后，向定点生产企业购买。

药品生产企业需要以第二类精神药品为原料生产普通药品的，应当将年度需求计划报所在地省、自治区、直辖市人民政府药品监督管理部门，并向定点批发企业或者定点生产企业购买。

第三十五条 食品、食品添加剂、化妆品、油漆等非药品生产企业需要使用咖啡因作为原料的，应当经所在地省、自治区、直辖市人民政府药品监督管理部门批准，向定点批发企业或者定点生产企业购买。

科学研究、教学单位需要使用麻醉药品和精神药品开展实验、教学活动的，应当经所在地省、自治区、直辖市人民政府药品监督管理部门批准，向定点批发企业或者定点生产企业购买。

需要使用麻醉药品和精神药品的标准品、对照品的，应当经所在地省、自治区、直辖市人民政府药品监督管理部门批准，向国务院药品监督管理部门批准的单位购买。

第三十六条 医疗机构需要使用麻醉药品和第一类精神药品的，应当经所在地设区的市级人民政府卫生主管部门批准，取得麻醉药品、第一类精神药品购用印鉴卡（以下称印鉴卡）。医疗机构应当凭印鉴卡向本省、自治区、直辖市行政区域内的定点批发企业购买麻醉药品和第一类精神药品。

设区的市级人民政府卫生主管部门发给医疗机构印鉴卡时，应当将取得印鉴卡的医疗机构情况抄送所在地设区的市级药品监督管理部门，并报省、自治区、直辖市人民政府卫生主管部门备案。省、自治区、直辖市人民政府卫生主管部门应当将取得印鉴卡的医疗机构名单向本行政区域内的定点批发企业通报。

第三十七条 医疗机构取得印鉴卡应当具备下列条件：

（一）有专职的麻醉药品和第一类精神药品管理人员；

（二）有获得麻醉药品和第一类精神药品处方资格的执业医师；

（三）有保证麻醉药品和第一类精神药品安全储存的设施和管理制度。

第三十八条 医疗机构应当按照国务

院卫生主管部门的规定，对本单位执业医师进行有关麻醉药品和精神药品使用知识的培训、考核，经考核合格的，授予麻醉药品和第一类精神药品处方资格。执业医师取得麻醉药品和第一类精神药品的处方资格后，方可在本医疗机构开具麻醉药品和第一类精神药品处方，但不得为自己开具该种处方。

医疗机构应当将具有麻醉药品和第一类精神药品处方资格的执业医师名单及其变更情况，定期报送所在地设区的市级人民政府卫生主管部门，并抄送同级药品监督管理部门。

医务人员应当根据国务院卫生主管部门制定的临床应用指导原则，使用麻醉药品和精神药品。

第三十九条　具有麻醉药品和第一类精神药品处方资格的执业医师，根据临床应用指导原则，对确需使用麻醉药品或者第一类精神药品的患者，应当满足其合理用药需求。在医疗机构就诊的癌症疼痛患者和其他危重患者得不到麻醉药品或者第一类精神药品时，患者或者其亲属可以向执业医师提出申请。具有麻醉药品和第一类精神药品处方资格的执业医师认为要求合理的，应当及时为患者提供所需麻醉药品或者第一类精神药品。

第四十条　执业医师应当使用专用处方开具麻醉药品和精神药品，单张处方的最大用量应当符合国务院卫生主管部门的规定。

对麻醉药品和第一类精神药品处方，处方的调配人、核对人应当仔细核对，签署姓名，并予以登记；对不符合本条例规定的，处方的调配人、核对人应当拒绝发药。

麻醉药品和精神药品专用处方的格式由国务院卫生主管部门规定。

第四十一条　医疗机构应当对麻醉药品和精神药品处方进行专册登记，加强管理。麻醉药品处方至少保存 3 年，精神药品处方至少保存 2 年。

第四十二条　医疗机构抢救病人急需麻醉药品和第一类精神药品而本医疗机构无法提供时，可以从其他医疗机构或者定点批发企业紧急借用；抢救工作结束后，应当及时将借用情况报所在地设区的市级药品监督管理部门和卫生主管部门备案。

第四十三条　对临床需要而市场无供应的麻醉药品和精神药品，持有医疗机构制剂许可证和印鉴卡的医疗机构需要配制制剂的，应当经所在地省、自治区、直辖市人民政府药品监督管理部门批准。医疗机构配制的麻醉药品和精神药品制剂只能在本医疗机构使用，不得对外销售。

第四十四条　因治疗疾病需要，个人凭医疗机构出具的医疗诊断书、本人身份证明，可以携带单张处方最大用量以内的麻醉药品和第一类精神药品；携带麻醉药品和第一类精神药品出入境的，由海关根据自用、合理的原则放行。

医务人员为了医疗需要携带少量麻醉药品和精神药品出入境的，应当持有省级以上人民政府药品监督管理部门发放的携带麻醉药品和精神药品证明。海关凭携带麻醉药品和精神药品证明放行。

第四十五条　医疗机构、戒毒机构以开展戒毒治疗为目的，可以使用美沙酮或者国家确定的其他用于戒毒治疗的麻醉药品和精神药品。具体管理办法由国务院药品监督管理部门、国务院公安部门和国务院卫生主管部门制定。

第五章　储　存

第四十六条　麻醉药品药用原植物种植企业、定点生产企业、全国性批发企业和区域性批发企业以及国家设立的麻醉药品储存单位，应当设置储存麻醉药品和第一类精神药品的专库。该专库应当符合下列要求：

（一）安装专用防盗门，实行双人双锁管理；

（二）具有相应的防火设施；

（三）具有监控设施和报警装置，报警装置应当与公安机关报警系统联网。

全国性批发企业经国务院药品监督管理部门批准设立的药品储存点应当符合前款的规定。

麻醉药品定点生产企业应当将麻醉药品原料药和制剂分别存放。

第四十七条　麻醉药品和第一类精神药品的使用单位应当设立专库或者专柜储存麻醉药品和第一类精神药品。专库应当设有防盗设施并安装报警装置；专柜应当使用保险柜。专库和专柜应当实行双人双锁管理。

第四十八条　麻醉药品药用原植物种植企业、定点生产企业、全国性批发企业和区域性批发企业、国家设立的麻醉药品储存单位以及麻醉药品和第一类精神药品的使用单位，应当配备专人负责管理工作，并建立储存麻醉药品和第一类精神药品的专用账册。药品入库双人验收，出库双人复核，做到账物相符。专用账册的保存期限应当自药品有效期期满之日起不少于5年。

第四十九条　第二类精神药品经营企业应当在药品库房中设立独立的专库或者专柜储存第二类精神药品，并建立专用账册，实行专人管理。专用账册的保存期限应当自药品有效期期满之日起不少于5年。

第六章　运　输

第五十条　托运、承运和自行运输麻醉药品和精神药品的，应当采取安全保障措施，防止麻醉药品和精神药品在运输过程中被盗、被抢、丢失。

第五十一条　通过铁路运输麻醉药品和第一类精神药品的，应当使用集装箱或者铁路行李车运输，具体办法由国务院药品监督管理部门会同国务院铁路主管部门制定。

没有铁路需要通过公路或者水路运输麻醉药品和第一类精神药品的，应当由专人负责押运。

第五十二条　托运或者自行运输麻醉药品和第一类精神药品的单位，应当向所在地省、自治区、直辖市人民政府药品监督管理部门申请领取运输证明。运输证明有效期为1年。

运输证明应当由专人保管，不得涂改、转让、转借。

第五十三条　托运人办理麻醉药品和

第一类精神药品运输手续，应当将运输证明副本交付承运人。承运人应当查验、收存运输证明副本，并检查货物包装。没有运输证明或者货物包装不符合规定的，承运人不得承运。

承运人在运输过程中应当携带运输证明副本，以备查验。

第五十四条　邮寄麻醉药品和精神药品，寄件人应当提交所在地省、自治区、直辖市人民政府药品监督管理部门出具的准予邮寄证明。邮政营业机构应当查验、收存准予邮寄证明；没有准予邮寄证明的，邮政营业机构不得收寄。

省、自治区、直辖市邮政主管部门指定符合安全保障条件的邮政营业机构负责收寄麻醉药品和精神药品。邮政营业机构收寄麻醉药品和精神药品，应当依法对收寄的麻醉药品和精神药品予以查验。

邮寄麻醉药品和精神药品的具体管理办法，由国务院药品监督管理部门会同国务院邮政主管部门制定。

第五十五条　定点生产企业、全国性批发企业和区域性批发企业之间运输麻醉药品、第一类精神药品，发货人在发货前应当向所在地省、自治区、直辖市人民政府药品监督管理部门报送本次运输的相关信息。属于跨省、自治区、直辖市运输的，收到信息的药品监督管理部门应当向收货人所在地的同级药品监督管理部门通报；属于在本省、自治区、直辖市行政区域内运输的，收到信息的药品监督管理部门应当向收货人所在地设区的市级药品监督管理部门通报。

第七章　审批程序和监督管理

第五十六条　申请人提出本条例规定的审批事项申请，应当提交能够证明其符合本条例规定条件的相关资料。审批部门应当自收到申请之日起40日内作出是否批准的决定；作出批准决定的，发给许可证明文件或者在相关许可证明文件上加注许可事项；作出不予批准决定的，应当书面说明理由。

确定定点生产企业和定点批发企业，审批部门应当在经审查符合条件的企业中，根据布局的要求，通过公平竞争的方式初步确定定点生产企业和定点批发企业，并予公布。其他符合条件的企业可以自公布之日起10日内向审批部门提出异议。审批部门应当自收到异议之日起20日内对异议进行审查，并作出是否调整的决定。

第五十七条　药品监督管理部门应当根据规定的职责权限，对麻醉药品药用原植物的种植以及麻醉药品和精神药品的实验研究、生产、经营、使用、储存、运输活动进行监督检查。

第五十八条　省级以上人民政府药品监督管理部门根据实际情况建立监控信息网络，对定点生产企业、定点批发企业和使用单位的麻醉药品和精神药品生产、进货、销售、库存、使用的数量以及流向实行实时监控，并与同级公安机关做到信息共享。

第五十九条　尚未连接监控信息网络的麻醉药品和精神药品定点生产企业、定点批发企业和使用单位，应当每月通过电子信息、传真、书面等方式，将本单位麻醉药品和精神药品生产、进货、销售、库存、使用的数量以及流向，报所在地设区的市级药品监督管理部门和公安机关；医疗机构还应当报所在地设区的市级人民政府卫生主管部门。

设区的市级药品监督管理部门应当每3个月向上一级药品监督管理部门报告本地区麻醉药品和精神药品的相关情况。

第六十条　对已经发生滥用，造成严重社会危害的麻醉药品和精神药品品种，国务院药品监督管理部门应当采取在一定期限中止生产、经营、使用或者限定其使用范围和用途等措施。对不再作为药品使用的麻醉药品和精神药品，国务院药品监督管理部门应当撤销其药品批准文号和药品标准，并予以公布。

药品监督管理部门、卫生主管部门发现生产、经营企业和使用单位的麻醉药品和精神药品管理存在安全隐患时，应当责令其立即排除或者限期排除；对有证据证明可能流入非法渠道的，应当及时采取查封、扣押的行政强制措施，在7日内作出行政处理决定，并通报同级公安机关。

药品监督管理部门发现取得印鉴卡的医疗机构未依照规定购买麻醉药品和第一类精神药品时，应当及时通报同级卫生主管部门。接到通报的卫生主管部门应当立即调查处理。必要时，药品监督管理部门可以责令定点批发企业中止向该医疗机构销售麻醉药品和第一类精神药品。

第六十一条　麻醉药品和精神药品的生产、经营企业和使用单位对过期、损坏的麻醉药品和精神药品应当登记造册，并向所在地县级药品监督管理部门申请销毁。药品监督管理部门应当自接到申请之日起5日内到场监督销毁。医疗机构对存放在本单位的过期、损坏麻醉药品和精神药品，应当按照本条规定的程序向卫生主管部门提出申请，由卫生主管部门负责监督销毁。

对依法收缴的麻醉药品和精神药品，除经国务院药品监督管理部门或者国务院公安部门批准用于科学研究外，应当依照国家有关规定予以销毁。

第六十二条　县级以上人民政府卫生主管部门应当对执业医师开具麻醉药品和精神药品处方的情况进行监督检查。

第六十三条　药品监督管理部门、卫生主管部门和公安机关应当互相通报麻醉药品和精神药品生产、经营企业和使用单位的名单以及其他管理信息。

各级药品监督管理部门应当将在麻醉药品药用原植物的种植以及麻醉药品和精神药品的实验研究、生产、经营、使用、储存、运输等各环节的管理中的审批、撤销等事项通报同级公安机关。

麻醉药品和精神药品的经营企业、使用单位报送各级药品监督管理部门的备案事项，应当同时报送同级公安机关。

第六十四条　发生麻醉药品和精神药品被盗、被抢、丢失或者其他流入非法渠道的情形的，案发单位应当立即采取必要的控制措施，同时报告所在地县级公安机关和药品监督管理部门。医疗机构发生上述情形的，还应当报告其主管部门。

公安机关接到报告、举报，或者有证

据证明麻醉药品和精神药品可能流入非法渠道时，应当及时开展调查，并可以对相关单位采取必要的控制措施。

药品监督管理部门、卫生主管部门以及其他有关部门应当配合公安机关开展工作。

第八章　法律责任

第六十五条　药品监督管理部门、卫生主管部门违反本条例的规定，有下列情形之一的，由其上级行政机关或者监察机关责令改正；情节严重的，对直接负责的主管人员和其他直接责任人员依法给予行政处分；构成犯罪的，依法追究刑事责任：

（一）对不符合条件的申请人准予行政许可或者超越法定职权作出准予行政许可决定的；

（二）未到场监督销毁过期、损坏的麻醉药品和精神药品的；

（三）未依法履行监督检查职责，应当发现而未发现违法行为、发现违法行为不及时查处，或者未依照本条例规定的程序实施监督检查的；

（四）违反本条例规定的其他失职、渎职行为。

第六十六条　麻醉药品药用原植物种植企业违反本条例的规定，有下列情形之一的，由药品监督管理部门责令限期改正，给予警告；逾期不改正的，处 5 万元以上 10 万元以下的罚款；情节严重的，取消其种植资格：

（一）未依照麻醉药品药用原植物年度种植计划进行种植的；

（二）未依照规定报告种植情况的；

（三）未依照规定储存麻醉药品的。

第六十七条　定点生产企业违反本条例的规定，有下列情形之一的，由药品监督管理部门责令限期改正，给予警告，并没收违法所得和违法销售的药品；逾期不改正的，责令停产，并处 5 万元以上 10 万元以下的罚款；情节严重的，取消其定点生产资格：

（一）未按照麻醉药品和精神药品年度生产计划安排生产的；

（二）未依照规定向药品监督管理部门报告生产情况的；

（三）未依照规定储存麻醉药品和精神药品，或者未依照规定建立、保存专用账册的；

（四）未依照规定销售麻醉药品和精神药品的；

（五）未依照规定销毁麻醉药品和精神药品的。

第六十八条　定点批发企业违反本条例的规定销售麻醉药品和精神药品，或者违反本条例的规定经营麻醉药品原料药和第一类精神药品原料药的，由药品监督管理部门责令限期改正，给予警告，并没收违法所得和违法销售的药品；逾期不改正的，责令停业，并处违法销售药品货值金额 2 倍以上 5 倍以下的罚款；情节严重的，取消其定点批发资格。

第六十九条　定点批发企业违反本条例的规定，有下列情形之一的，由药品监督管理部门责令限期改正，给予警告；逾期不改正的，责令停业，并处 2 万元以上

5 万元以下的罚款；情节严重的，取消其定点批发资格：

（一）未依照规定购进麻醉药品和第一类精神药品的；

（二）未保证供药责任区域内的麻醉药品和第一类精神药品的供应的；

（三）未对医疗机构履行送货义务的；

（四）未依照规定报告麻醉药品和精神药品的进货、销售、库存数量以及流向的；

（五）未依照规定储存麻醉药品和精神药品，或者未依照规定建立、保存专用账册的；

（六）未依照规定销毁麻醉药品和精神药品的；

（七）区域性批发企业之间违反本条例的规定调剂麻醉药品和第一类精神药品，或者因特殊情况调剂麻醉药品和第一类精神药品后未依照规定备案的。

第七十条 第二类精神药品零售企业违反本条例的规定储存、销售或者销毁第二类精神药品的，由药品监督管理部门责令限期改正，给予警告，并没收违法所得和违法销售的药品；逾期不改正的，责令停业，并处 5000 元以上 2 万元以下的罚款；情节严重的，取消其第二类精神药品零售资格。

第七十一条 本条例第三十四条、第三十五条规定的单位违反本条例的规定，购买麻醉药品和精神药品的，由药品监督管理部门没收违法购买的麻醉药品和精神药品，责令限期改正，给予警告；逾期不改正的，责令停产或者停止相关活动，并处 2 万元以上 5 万元以下的罚款。

第七十二条 取得印鉴卡的医疗机构违反本条例的规定，有下列情形之一的，由设区的市级人民政府卫生主管部门责令限期改正，给予警告；逾期不改正的，处 5000 元以上 1 万元以下的罚款；情节严重的，吊销其印鉴卡；对直接负责的主管人员和其他直接责任人员，依法给予降级、撤职、开除的处分：

（一）未依照规定购买、储存麻醉药品和第一类精神药品的；

（二）未依照规定保存麻醉药品和精神药品专用处方，或者未依照规定进行处方专册登记的；

（三）未依照规定报告麻醉药品和精神药品的进货、库存、使用数量的；

（四）紧急借用麻醉药品和第一类精神药品后未备案的；

（五）未依照规定销毁麻醉药品和精神药品的。

第七十三条 具有麻醉药品和第一类精神药品处方资格的执业医师，违反本条例的规定开具麻醉药品和第一类精神药品处方，或者未按照临床应用指导原则的要求使用麻醉药品和第一类精神药品的，由其所在医疗机构取消其麻醉药品和第一类精神药品处方资格；造成严重后果的，由原发证部门吊销其执业证书。执业医师未按照临床应用指导原则的要求使用第二类精神药品或者未使用专用处方开具第二类精神药品，造成严重后果的，由原发证部门吊销其执业证书。

未取得麻醉药品和第一类精神药品处方资格的执业医师擅自开具麻醉药品和第一类精神药品处方，由县级以上人民政府卫生主管部门给予警告，暂停其执业活动；造成严重后果的，吊销其执业证书；构成犯罪的，依法追究刑事责任。

处方的调配人、核对人违反本条例的规定未对麻醉药品和第一类精神药品处方进行核对，造成严重后果的，由原发证部门吊销其执业证书。

第七十四条　违反本条例的规定运输麻醉药品和精神药品的，由药品监督管理部门和运输管理部门依照各自职责，责令改正，给予警告，处 2 万元以上 5 万元以下的罚款。

收寄麻醉药品、精神药品的邮政营业机构未依照本条例的规定办理邮寄手续的，由邮政主管部门责令改正，给予警告；造成麻醉药品、精神药品邮件丢失的，依照邮政法律、行政法规的规定处理。

第七十五条　提供虚假材料、隐瞒有关情况，或者采取其他欺骗手段取得麻醉药品和精神药品的实验研究、生产、经营、使用资格的，由原审批部门撤销其已取得的资格，5 年内不得提出有关麻醉药品和精神药品的申请；情节严重的，处 1 万元以上 3 万元以下的罚款，有药品生产许可证、药品经营许可证、医疗机构执业许可证的，依法吊销其许可证明文件。

第七十六条　药品研究单位在普通药品的实验研究和研制过程中，产生本条例规定管制的麻醉药品和精神药品，未依照本条例的规定报告的，由药品监督管理部门责令改正，给予警告，没收违法药品；拒不改正的，责令停止实验研究和研制活动。

第七十七条　药物临床试验机构以健康人为麻醉药品和第一类精神药品临床试验的受试对象的，由药品监督管理部门责令停止违法行为，给予警告；情节严重的，取消其药物临床试验机构的资格；构成犯罪的，依法追究刑事责任。对受试对象造成损害的，药物临床试验机构依法承担治疗和赔偿责任。

第七十八条　定点生产企业、定点批发企业和第二类精神药品零售企业生产、销售假劣麻醉药品和精神药品的，由药品监督管理部门取消其定点生产资格、定点批发资格或者第二类精神药品零售资格，并依照药品管理法的有关规定予以处罚。

第七十九条　定点生产企业、定点批发企业和其他单位使用现金进行麻醉药品和精神药品交易的，由药品监督管理部门责令改正，给予警告，没收违法交易的药品，并处 5 万元以上 10 万元以下的罚款。

第八十条　发生麻醉药品和精神药品被盗、被抢、丢失案件的单位，违反本条例的规定未采取必要的控制措施或者未依照本条例的规定报告的，由药品监督管理部门和卫生主管部门依照各自职责，责令改正，给予警告；情节严重的，处 5000 元以上 1 万元以下的罚款；有上级主管部门的，由其上级主管部门对直接负责的主管人员和其他直接责任人员，依法给予降级、撤职的处分。

第八十一条　依法取得麻醉药品药用原植物种植或者麻醉药品和精神药品实验研究、生产、经营、使用、运输等资格的单位，倒卖、转让、出租、出借、涂改其麻醉药品和精神药品许可证明文件的，由原审批部门吊销相应许可证证明文件，没收违法所得；情节严重的，处违法所得2倍以上5倍以下的罚款；没有违法所得的，处2万元以上5万元以下的罚款；构成犯罪的，依法追究刑事责任。

第八十二条　违反本条例的规定，致使麻醉药品和精神药品流入非法渠道造成危害，构成犯罪的，依法追究刑事责任；尚不构成犯罪的，由县级以上公安机关处5万元以上10万元以下的罚款；有违法所得的，没收违法所得；情节严重的，处违法所得2倍以上5倍以下的罚款；由原发证部门吊销其药品生产、经营和使用许可证明文件。

药品监督管理部门、卫生主管部门在监督管理工作中发现前款规定情形的，应当立即通报所在地同级公安机关，并依照国家有关规定，将案件以及相关材料移送公安机关。

第八十三条　本章规定由药品监督管理部门作出的行政处罚，由县级以上药品监督管理部门按照国务院药品监督管理部门规定的职责分工决定。

第九章　附　　则

第八十四条　本条例所称实验研究是指以医疗、科学研究或者教学为目的的临床前药物研究。

经批准可以开展与计划生育有关的临床医疗服务的计划生育技术服务机构需要使用麻醉药品和精神药品的，依照本条例有关医疗机构使用麻醉药品和精神药品的规定执行。

第八十五条　麻醉药品目录中的罂粟壳只能用于中药饮片和中成药的生产以及医疗配方使用。具体管理办法由国务院药品监督管理部门另行制定。

第八十六条　生产含麻醉药品的复方制剂，需要购进、储存、使用麻醉药品原料药的，应当遵守本条例有关麻醉药品管理的规定。

第八十七条　军队医疗机构麻醉药品和精神药品的供应、使用，由国务院药品监督管理部门会同中国人民解放军总后勤部依据本条例制定具体管理办法。

第八十八条　对动物用麻醉药品和精神药品的管理，由国务院兽医主管部门会同国务院药品监督管理部门依据本条例制定具体管理办法。

第八十九条　本条例自2005年11月1日起施行。1987年11月28日国务院发布的《麻醉药品管理办法》和1988年12月27日国务院发布的《精神药品管理办法》同时废止。

艾滋病防治条例

（2006年1月29日国务院令第457号发布，自2006年3月1日起施行）

第一章　总　　则

第一条　为了预防、控制艾滋病的发生与流行，保障人体健康和公共卫生，根据传染病防治法，制定本条例。

第二条　艾滋病防治工作坚持预防为主、防治结合的方针，建立政府组织领导、部门各负其责、全社会共同参与的机制，加强宣传教育，采取行为干预和关怀救助等措施，实行综合防治。

第三条　任何单位和个人不得歧视艾滋病病毒感染者、艾滋病病人及其家属。艾滋病病毒感染者、艾滋病病人及其家属享有的婚姻、就业、就医、入学等合法权益受法律保护。

第四条　县级以上人民政府统一领导艾滋病防治工作，建立健全艾滋病防治工作协调机制和工作责任制，对有关部门承担的艾滋病防治工作进行考核、监督。

县级以上人民政府有关部门按照职责分工负责艾滋病防治及其监督管理工作。

第五条　国务院卫生主管部门会同国务院其他有关部门制定国家艾滋病防治规划；县级以上地方人民政府依照本条例规定和国家艾滋病防治规划，制定并组织实施本行政区域的艾滋病防治行动计划。

第六条　国家鼓励和支持工会、共产主义青年团、妇女联合会、红十字会等团体协助各级人民政府开展艾滋病防治工作。

居民委员会和村民委员会应当协助地方各级人民政府和政府有关部门开展有关艾滋病防治的法律、法规、政策和知识的宣传教育，发展有关艾滋病防治的公益事业，做好艾滋病防治工作。

第七条　各级人民政府和政府有关部门应当采取措施，鼓励和支持有关组织和个人依照本条例规定以及国家艾滋病防治规划和艾滋病防治行动计划的要求，参与艾滋病防治工作，对艾滋病防治工作提供捐赠，对有易感染艾滋病病毒危险行为的人群进行行为干预，对艾滋病病毒感染者、艾滋病病人及其家属提供关怀和救助。

第八条　国家鼓励和支持开展与艾滋病预防、诊断、治疗等有关的科学研究，提高艾滋病防治的科学技术水平；鼓励和支持开展传统医药以及传统医药与现代医药相结合防治艾滋病的临床治疗与研究。

国家鼓励和支持开展艾滋病防治工作的国际合作与交流。

第九条　县级以上人民政府和政府有关部门对在艾滋病防治工作中作出显著成绩和贡献的单位和个人，给予表彰和奖励。

对因参与艾滋病防治工作或者因执行公务感染艾滋病病毒，以及因此致病、丧失劳动能力或者死亡的人员，按照有关规定给予补助、抚恤。

第二章　宣传教育

第十条　地方各级人民政府和政府有关部门应当组织开展艾滋病防治以及关怀和不歧视艾滋病病毒感染者、艾滋病病人及其家属的宣传教育，提倡健康文明的生活方式，营造良好的艾滋病防治的社会环境。

第十一条　地方各级人民政府和政府有关部门应当在车站、码头、机场、公园等公共场所以及旅客列车和从事旅客运输的船舶等公共交通工具显著位置，设置固定的艾滋病防治广告牌或者张贴艾滋病防治公益广告，组织发放艾滋病防治宣传材料。

第十二条 县级以上人民政府卫生主管部门应当加强艾滋病防治的宣传教育工作，对有关部门、组织和个人开展艾滋病防治的宣传教育工作提供技术支持。

医疗卫生机构应当组织工作人员学习有关艾滋病防治的法律、法规、政策和知识；医务人员在开展艾滋病、性病等相关疾病咨询、诊断和治疗过程中，应当对就诊者进行艾滋病防治的宣传教育。

第十三条 县级以上人民政府教育主管部门应当指导、督促高等院校、中等职业学校和普通中学将艾滋病防治知识纳入有关课程，开展有关课外教育活动。

高等院校、中等职业学校和普通中学应当组织学生学习艾滋病防治知识。

第十四条 县级以上人民政府人口和计划生育主管部门应当利用计划生育宣传和技术服务网络，组织开展艾滋病防治的宣传教育。

计划生育技术服务机构向育龄人群提供计划生育技术服务和生殖健康服务时，应当开展艾滋病防治的宣传教育。

第十五条 县级以上人民政府有关部门和从事劳务中介服务的机构，应当对进城务工人员加强艾滋病防治的宣传教育。

第十六条 出入境检验检疫机构应当在出入境口岸加强艾滋病防治的宣传教育工作，对出入境人员有针对性地提供艾滋病防治咨询和指导。

第十七条 国家鼓励和支持妇女联合会、红十字会开展艾滋病防治的宣传教育，将艾滋病防治的宣传教育纳入妇女儿童工作内容，提高妇女预防艾滋病的意识和能力，组织红十字会会员和红十字会志愿者开展艾滋病防治的宣传教育。

第十八条 地方各级人民政府和政府有关部门应当采取措施，鼓励和支持有关组织和个人对有易感染艾滋病病毒危险行为的人群开展艾滋病防治的咨询、指导和宣传教育。

第十九条 广播、电视、报刊、互联网等新闻媒体应当开展艾滋病防治的公益宣传。

第二十条 机关、团体、企业事业单位、个体经济组织应当组织本单位从业人员学习有关艾滋病防治的法律、法规、政策和知识，支持本单位从业人员参与艾滋病防治的宣传教育活动。

第二十一条 县级以上地方人民政府应当在医疗卫生机构开通艾滋病防治咨询服务电话，向公众提供艾滋病防治咨询服务和指导。

第三章 预防与控制

第二十二条 国家建立健全艾滋病监测网络。

国务院卫生主管部门制定国家艾滋病监测规划和方案。省、自治区、直辖市人民政府卫生主管部门根据国家艾滋病监测规划和方案，制定本行政区域的艾滋病监测计划和工作方案，组织开展艾滋病监测和专题调查，掌握艾滋病疫情变化情况和流行趋势。

疾病预防控制机构负责对艾滋病发生、流行以及影响其发生、流行的因素开展监测活动。

出入境检验检疫机构负责对出入境人员进行艾滋病监测，并将监测结果及时向卫生主管部门报告。

第二十三条 国家实行艾滋病自愿咨询和自愿检测制度。

县级以上地方人民政府卫生主管部门指定的医疗卫生机构，应当按照国务院卫生主管部门会同国务院其他有关部门制定的艾滋病自愿咨询和检测办法，为自愿接受艾滋病咨询、检测的人员免费提供咨询和初筛检测。

第二十四条 国务院卫生主管部门会同国务院其他有关部门根据预防、控制艾滋病的需要，可以规定应当进行艾滋病检测的情形。

第二十五条 省级以上人民政府卫生主管部门根据医疗卫生机构布局和艾滋病流行情况，按照国家有关规定确定承担艾滋病检测工作的实验室。

国家出入境检验检疫机构按照国务院卫生主管部门规定的标准和规范，确定承担出入境人员艾滋病检测工作的实验室。

第二十六条 县级以上地方人民政府和政府有关部门应当依照本条例规定，根据本行政区域艾滋病的流行情况，制定措施，鼓励和支持居民委员会、村民委员会以及其他有关组织和个人推广预防艾滋病的行为干预措施，帮助有易感染艾滋病病毒危险行为的人群改变行为。

有关组织和个人对有易感染艾滋病病毒危险行为的人群实施行为干预措施，应当符合本条例的规定以及国家艾滋病防治规划和艾滋病防治行动计划的要求。

第二十七条 县级以上人民政府应当建立艾滋病防治工作与禁毒工作的协调机制，组织有关部门落实针对吸毒人群的艾滋病防治措施。

省、自治区、直辖市人民政府卫生、公安和药品监督管理部门应当互相配合，根据本行政区域艾滋病流行和吸毒者的情况，积极稳妥地开展对吸毒成瘾者的药物维持治疗工作，并有计划地实施其他干预措施。

第二十八条 县级以上人民政府卫生、人口和计划生育、工商、药品监督管理、质量监督检验检疫、广播电影电视等部门应当组织推广使用安全套，建立和完善安全套供应网络。

第二十九条 省、自治区、直辖市人民政府确定的公共场所的经营者应当在公共场所内放置安全套或者设置安全套发售设施。

第三十条 公共场所的服务人员应当依照《公共场所卫生管理条例》的规定，定期进行相关健康检查，取得健康合格证明；经营者应当查验其健康合格证明，不得允许未取得健康合格证明的人员从事服务工作。

第三十一条 公安、司法行政机关对被依法逮捕、拘留和在监狱中执行刑罚以及被依法收容教育、强制戒毒和劳动教养的艾滋病病毒感染者和艾滋病病人，应当采取相应的防治措施，防止艾滋病传播。

对公安、司法行政机关依照前款规定采取的防治措施，县级以上地方人民政府应当给予经费保障，疾病预防控制机构应当予以技术指导和配合。

第三十二条 对卫生技术人员和在执行公务中可能感染艾滋病病毒的人员，县级以上人民政府卫生主管部门和其他有关部门应当组织开展艾滋病防治知识和专业技能的培训，有关单位应当采取有效的卫生防护措施和医疗保健措施。

第三十三条 医疗卫生机构和出入境检验检疫机构应当按照国务院卫生主管部门的规定，遵守标准防护原则，严格执行操作规程和消毒管理制度，防止发生艾滋病医院感染和医源性感染。

第三十四条 疾病预防控制机构应当按照属地管理的原则，对艾滋病病毒感染者和艾滋病病人进行医学随访。

第三十五条 血站、单采血浆站应当对采集的人体血液、血浆进行艾滋病检测；不得向医疗机构和血液制品生产单位供应未经艾滋病检测或者艾滋病检测阳性的人体血液、血浆。

血液制品生产单位应当在原料血浆投料生产前对每一份血浆进行艾滋病检测；未经艾滋病检测或者艾滋病检测阳性的血浆，不得作为原料血浆投料生产。

医疗机构应当对因应急用血而临时采集的血液进行艾滋病检测，对临床用血艾滋病检测结果进行核查；对未经艾滋病检测、核查或者艾滋病检测阳性的血液，不得采集或者使用。

第三十六条 采集或者使用人体组织、器官、细胞、骨髓等的，应当进行艾滋病检测；未经艾滋病检测或者艾滋病检测阳性的，不得采集或者使用。但是，用于艾滋病防治科研、教学的除外。

第三十七条 进口人体血液、血浆、组织、器官、细胞、骨髓等，应当经国务院卫生主管部门批准；进口人体血液制品，应当依照药品管理法的规定，经国务院药品监督管理部门批准，取得进口药品注册证书。

经国务院卫生主管部门批准进口的人体血液、血浆、组织、器官、细胞、骨髓等，应当依照国境卫生检疫法律、行政法规的有关规定，接受出入境检验检疫机构的检疫。未经检疫或者检疫不合格的，不得进口。

第三十八条 艾滋病病毒感染者和艾滋病病人应当履行下列义务：

（一）接受疾病预防控制机构或者出入境检验检疫机构的流行病学调查和指导；

（二）将感染或者发病的事实及时告知与其有性关系者；

（三）就医时，将感染或者发病的事实如实告知接诊医生；

（四）采取必要的防护措施，防止感染他人。

艾滋病病毒感染者和艾滋病病人不得以任何方式故意传播艾滋病。

第三十九条 疾病预防控制机构和出入境检验检疫机构进行艾滋病流行病学调查时，被调查单位和个人应当如实提供有关情况。

未经本人或者其监护人同意，任何单位或者个人不得公开艾滋病病毒感染者、艾滋病病人及其家属的姓名、住址、工作单位、肖像、病史资料以及其他可能推断出其具体身份的信息。

第四十条 县级以上人民政府卫生主

管部门和出入境检验检疫机构可以封存有证据证明可能被艾滋病病毒污染的物品，并予以检验或者进行消毒。经检验，属于被艾滋病病毒污染的物品，应当进行卫生处理或者予以销毁；对未被艾滋病病毒污染的物品或者经消毒后可以使用的物品，应当及时解除封存。

第四章　治疗与救助

第四十一条　医疗机构应当为艾滋病病毒感染者和艾滋病病人提供艾滋病防治咨询、诊断和治疗服务。

医疗机构不得因就诊的病人是艾滋病病毒感染者或者艾滋病病人，推诿或者拒绝对其其他疾病进行治疗。

第四十二条　对确诊的艾滋病病毒感染者和艾滋病病人，医疗卫生机构的工作人员应当将其感染或者发病的事实告知本人；本人为无行为能力人或者限制行为能力人的，应当告知其监护人。

第四十三条　医疗卫生机构应当按照国务院卫生主管部门制定的预防艾滋病母婴传播技术指导方案的规定，对孕产妇提供艾滋病防治咨询和检测，对感染艾滋病病毒的孕产妇及其婴儿，提供预防艾滋病母婴传播的咨询、产前指导、阻断、治疗、产后访视、婴儿随访和检测等服务。

第四十四条　县级以上人民政府应当采取下列艾滋病防治关怀、救助措施：

（一）向农村艾滋病病人和城镇经济困难的艾滋病病人免费提供抗艾滋病病毒治疗药品；

（二）对农村和城镇经济困难的艾滋病病毒感染者、艾滋病病人适当减免抗机会性感染治疗药品的费用；

（三）向接受艾滋病咨询、检测的人员免费提供咨询和初筛检测；

（四）向感染艾滋病病毒的孕产妇免费提供预防艾滋病母婴传播的治疗和咨询。

第四十五条　生活困难的艾滋病病人遗留的孤儿和感染艾滋病病毒的未成年人接受义务教育的，应当免收杂费、书本费；接受学前教育和高中阶段教育的，应当减免学费等相关费用。

第四十六条　县级以上地方人民政府应当对生活困难并符合社会救助条件的艾滋病病毒感染者、艾滋病病人及其家属给予生活救助。

第四十七条　县级以上地方人民政府有关部门应当创造条件，扶持有劳动能力的艾滋病病毒感染者和艾滋病病人，从事力所能及的生产和工作。

第五章　保障措施

第四十八条　县级以上人民政府应当将艾滋病防治工作纳入国民经济和社会发展规划，加强和完善艾滋病预防、检测、控制、治疗和救助服务网络的建设，建立健全艾滋病防治专业队伍。

各级人民政府应当根据艾滋病防治工作需要，将艾滋病防治经费列入本级财政预算。

第四十九条　县级以上地方人民政府按照本级政府的职责，负责艾滋病预防、控制、监督工作所需经费。

国务院卫生主管部门会同国务院其他有关部门，根据艾滋病流行趋势，确定全国与艾滋病防治相关的宣传、培训、监测、检测、流行病学调查、医疗救治、应急处置以及监督检查等项目。中央财政对在艾滋病流行严重地区和贫困地区实施的艾滋病防治重大项目给予补助。

省、自治区、直辖市人民政府根据本行政区域的艾滋病防治工作需要和艾滋病流行趋势，确定与艾滋病防治相关的项目，并保障项目的实施经费。

第五十条 县级以上人民政府应当根据艾滋病防治工作需要和艾滋病流行趋势，储备抗艾滋病病毒治疗药品、检测试剂和其他物资。

第五十一条 地方各级人民政府应当制定扶持措施，对有关组织和个人开展艾滋病防治活动提供必要的资金支持和便利条件。有关组织和个人参与艾滋病防治公益事业，依法享受税收优惠。

第六章 法律责任

第五十二条 地方各级人民政府未依照本条例规定履行组织、领导、保障艾滋病防治工作职责，或者未采取艾滋病防治和救助措施的，由上级人民政府责令改正，通报批评；造成艾滋病传播、流行或者其他严重后果的，对负有责任的主管人员依法给予行政处分；构成犯罪的，依法追究刑事责任。

第五十三条 县级以上人民政府卫生主管部门违反本条例规定，有下列情形之一的，由本级人民政府或者上级人民政府

卫生主管部门责令改正，通报批评；造成艾滋病传播、流行或者其他严重后果的，对负有责任的主管人员和其他直接责任人员依法给予行政处分；构成犯罪的，依法追究刑事责任：

（一）未履行艾滋病防治宣传教育职责的；

（二）对有证据证明可能被艾滋病病毒污染的物品，未采取控制措施的；

（三）其他有关失职、渎职行为。

出入境检验检疫机构有前款规定情形的，由其上级主管部门依照本条规定予以处罚。

第五十四条 县级以上人民政府有关部门未依照本条例规定履行宣传教育、预防控制职责的，由本级人民政府或者上级人民政府有关部门责令改正，通报批评；造成艾滋病传播、流行或者其他严重后果的，对负有责任的主管人员和其他直接责任人员依法给予行政处分；构成犯罪的，依法追究刑事责任。

第五十五条 医疗卫生机构未依照本条例规定履行职责，有下列情形之一的，由县级以上人民政府卫生主管部门责令限期改正，通报批评，给予警告；造成艾滋病传播、流行或者其他严重后果的，对负有责任的主管人员和其他直接责任人员依法给予降级、撤职、开除的处分，并可以依法吊销有关机构或者责任人员的执业许可证件；构成犯罪的，依法追究刑事责任：

（一）未履行艾滋病监测职责的；

（二）未按照规定免费提供咨询和初筛检测的；

（三）对临时应急采集的血液未进行艾滋病检测，对临床用血艾滋病检测结果未进行核查，或者将艾滋病检测阳性的血液用于临床的；

（四）未遵守标准防护原则，或者未执行操作规程和消毒管理制度，发生艾滋病医院感染或者医源性感染的；

（五）未采取有效的卫生防护措施和医疗保健措施的；

（六）推诿、拒绝治疗艾滋病病毒感染者或者艾滋病病人的其他疾病，或者对艾滋病病毒感染者、艾滋病病人未提供咨询、诊断和治疗服务的；

（七）未对艾滋病病毒感染者或者艾滋病病人进行医学随访的；

（八）未按照规定对感染艾滋病病毒的孕产妇及其婴儿提供预防艾滋病母婴传播技术指导的。

出入境检验检疫机构有前款第（一）项、第（四）项、第（五）项规定情形的，由其上级主管部门依照前款规定予以处罚。

第五十六条　医疗卫生机构违反本条例第三十九条第二款规定，公开艾滋病病毒感染者、艾滋病病人或者其家属的信息的，依照传染病防治法的规定予以处罚。

出入境检验检疫机构、计划生育技术服务机构或者其他单位、个人违反本条例第三十九条第二款规定，公开艾滋病病毒感染者、艾滋病病人或者其家属的信息的，由其上级主管部门责令改正，通报批评，给予警告，对负有责任的主管人员和其他直接责任人员依法给予处分；情节严重的，由原发证部门吊销有关机构或者责任人员的执业许可证件。

第五十七条　血站、单采血浆站违反本条例规定，有下列情形之一，构成犯罪的，依法追究刑事责任；尚不构成犯罪的，由县级以上人民政府卫生主管部门依照献血法和《血液制品管理条例》的规定予以处罚；造成艾滋病传播、流行或者其他严重后果的，对负有责任的主管人员和其他直接责任人员依法给予降级、撤职、开除的处分，并可以依法吊销血站、单采血浆站的执业许可证：

（一）对采集的人体血液、血浆未进行艾滋病检测，或者发现艾滋病检测阳性的人体血液、血浆仍然采集的；

（二）将未经艾滋病检测的人体血液、血浆，或者艾滋病检测阳性的人体血液、血浆供应给医疗机构和血液制品生产单位的。

第五十八条　违反本条例第三十六条规定采集或者使用人体组织、器官、细胞、骨髓等的，由县级人民政府卫生主管部门责令改正，通报批评，给予警告；情节严重的，责令停业整顿，有执业许可证件的，由原发证部门暂扣或者吊销其执业许可证件。

第五十九条　未经国务院卫生主管部门批准进口的人体血液、血浆、组织、器官、细胞、骨髓等，进口口岸出入境检验检疫机构应当禁止入境或者监督销毁。提供、使用未经出入境检验检疫机构检疫的进口人体血液、血浆、组织、器官、细胞、骨髓等的，由县级以上人民政府卫生主管部门没收违法物品以及违法所得，并处违法物品货值金额3倍以上5倍以下的罚款；对负有责任的主管人员和其他直接责任人员由其所在单位或者上级主管部门依法给予处分。

未经国务院药品监督管理部门批准，进口血液制品的，依照药品管理法的规定予以处罚。

第六十条　血站、单采血浆站、医疗卫生机构和血液制品生产单位违反法律、行政法规的规定，造成他人感染艾滋病病毒的，应当依法承担民事赔偿责任。

第六十一条　公共场所的经营者未查验服务人员的健康合格证明或者允许未取得健康合格证明的人员从事服务工作，省、自治区、直辖市人民政府确定的公共场所的经营者未在公共场所内放置安全套或者设置安全套发售设施的，由县级以上人民政府卫生主管部门责令限期改正，给予警告，可以并处 500 元以上 5000 元以下的罚款；逾期不改正的，责令停业整顿；情节严重的，由原发证部门依法吊销其执业许可证件。

第六十二条　艾滋病病毒感染者或者艾滋病病人故意传播艾滋病的，依法承担民事赔偿责任；构成犯罪的，依法追究刑事责任。

第七章　附　　则

第六十三条　本条例下列用语的含义：

艾滋病，是指人类免疫缺陷病毒（艾滋病病毒）引起的获得性免疫缺陷综合征。

对吸毒成瘾者的药物维持治疗，是指在批准开办戒毒治疗业务的医疗卫生机构中，选用合适的药物，对吸毒成瘾者进行维持治疗，以减轻对毒品的依赖，减少注射吸毒引起艾滋病病毒的感染和扩散，减少毒品成瘾引起的疾病、死亡和引发的犯罪。

标准防护原则，是指医务人员将所有病人的血液、其他体液以及被血液、其他体液污染的物品均视为具有传染性的病原物质，医务人员在接触这些物质时，必须采取防护措施。

有易感染艾滋病病毒危险行为的人群，是指有卖淫、嫖娼、多性伴、男性同性性行为、注射吸毒等危险行为的人群。

艾滋病监测，是指连续、系统地收集各类人群中艾滋病（或者艾滋病病毒感染）及其相关因素的分布资料，对这些资料综合分析，为有关部门制定预防控制策略和措施提供及时可靠的信息和依据，并对预防控制措施进行效果评价。

艾滋病检测，是指采用实验室方法对人体血液、其他体液、组织器官、血液衍生物等进行艾滋病病毒、艾滋病病毒抗体及相关免疫指标检测，包括监测、检验检疫、自愿咨询检测、临床诊断、血液及血液制品筛查工作中的艾滋病检测。

行为干预措施，是指能够有效减少艾滋病传播的各种措施，包括：针对经注射吸毒传播艾滋病的美沙酮维持治疗等措施；针对经性传播艾滋病的安全套推广使用措施，以及规范、方便的性病诊疗措施；针对母婴传播艾滋病的抗病毒药物预防和人工代乳品喂养等措施；早期发现感染者和有助于危险行为改变的自愿咨询检测措施；健康教育措施；提高个人规范意识以及减少危险行为的针对性同伴教育措施。

第六十四条　本条例自 2006 年 3 月 1 日起施行。1987 年 12 月 26 日经国务院批准，1988 年 1 月 14 日由卫生部、外交部、公安部、原国家教育委员会、国家旅游局、原中国民用航空局、国家外国专家局发布的《艾滋病监测管理的若干规定》同时废止。

人体器官移植条例

（2007 年 3 月 31 日国务院令第 491 号公布，自 2007 年 5 月 1 日起施行）

第一章　总　则

第一条　为了规范人体器官移植，保证医疗质量，保障人体健康，维护公民的合法权益，制定本条例。

第二条　在中华人民共和国境内从事人体器官移植，适用本条例；从事人体细胞和角膜、骨髓等人体组织移植，不适用本条例。

本条例所称人体器官移植，是指摘取人体器官捐献人具有特定功能的心脏、肺脏、肝脏、肾脏或者胰腺等器官的全部或者部分，将其植入接受人身体以代替其病损器官的过程。

第三条　任何组织或者个人不得以任何形式买卖人体器官，不得从事与买卖人体器官有关的活动。

第四条　国务院卫生主管部门负责全国人体器官移植的监督管理工作。县级以上地方人民政府卫生主管部门负责本行政区域人体器官移植的监督管理工作。

各级红十字会依法参与人体器官捐献的宣传等工作。

第五条　任何组织或者个人对违反本条例规定的行为，有权向卫生主管部门和其他有关部门举报；对卫生主管部门和其他有关部门未依法履行监督管理职责的行为，有权向本级人民政府、上级人民政府有关部门举报。接到举报的人民政府、卫生主管部门和其他有关部门对举报应当及时核实、处理，并将处理结果向举报人通报。

第六条　国家通过建立人体器官移植工作体系，开展人体器官捐献的宣传、推动工作，确定人体器官移植预约者名单，组织协调人体器官的使用。

第二章　人体器官的捐献

第七条　人体器官捐献应当遵循自愿、无偿的原则。

公民享有捐献或者不捐献其人体器官的权利；任何组织或者个人不得强迫、欺骗或者利诱他人捐献人体器官。

第八条　捐献人体器官的公民应当具有完全民事行为能力。公民捐献其人体器官应当有书面形式的捐献意愿，对已经表示捐献其人体器官的意愿，有权予以撤销。

公民生前表示不同意捐献其人体器官的，任何组织或者个人不得捐献、摘取该公民的人体器官；公民生前未表示不同意捐献其人体器官的，该公民死亡后，其配偶、成年子女、父母可以以书面形式共同表示同意捐献该公民人体器官的意愿。

第九条 任何组织或者个人不得摘取未满 18 周岁公民的活体器官用于移植。

第十条 活体器官的接受人限于活体器官捐献人的配偶、直系血亲或者三代以内旁系血亲，或者有证据证明与活体器官捐献人存在因帮扶等形成亲情关系的人员。

第三章 人体器官的移植

第十一条 医疗机构从事人体器官移植，应当依照《医疗机构管理条例》的规定，向所在地省、自治区、直辖市人民政府卫生主管部门申请办理人体器官移植诊疗科目登记。

医疗机构从事人体器官移植，应当具备下列条件：

（一）有与从事人体器官移植相适应的执业医师和其他医务人员；

（二）有满足人体器官移植所需要的设备、设施；

（三）有由医学、法学、伦理学等方面专家组成的人体器官移植技术临床应用与伦理委员会，该委员会中从事人体器官移植的医学专家不超过委员人数的 1 三）；

（四）有完善的人体器官移植质量监控等管理制度。

第十二条 省、自治区、直辖市人民政府卫生主管部门进行人体器官移植诊疗科目登记，除依据本条例第十一条规定的条件外，还应当考虑本行政区域人体器官移植的医疗需求和合法的人体器官来源情况。

省、自治区、直辖市人民政府卫生主管部门应当及时公布已经办理人体器官移植诊疗科目登记的医疗机构名单。

第十三条 已经办理人体器官移植诊疗科目登记的医疗机构不再具备本条例第十一条规定条件的，应当停止从事人体器官移植，并向原登记部门报告。原登记部门应当自收到报告之日起 2 日内注销该医疗机构的人体器官移植诊疗科目登记，并予以公布。

第十四条 省级以上人民政府卫生主管部门应当定期组织专家根据人体器官移植手术成功率、植入的人体器官和术后患者的长期存活率，对医疗机构的人体器官移植临床应用能力进行评估，并及时公布评估结果；对评估不合格的，由原登记部门撤销人体器官移植诊疗科目登记。具体办法由国务院卫生主管部门制订。

第十五条 医疗机构及其医务人员从事人体器官移植，应当遵守伦理原则和人体器官移植技术管理规范。

第十六条 实施人体器官移植手术的医疗机构及其医务人员应当对人体器官捐献人进行医学检查，对接受人因人体器官移植感染疾病的风险进行评估，并采取措施，降低风险。

第十七条 在摘取活体器官前或者尸体器官捐献人死亡前，负责人体器官移植的执业医师应当向所在医疗机构的人体器官移植技术临床应用与伦理委员会提出摘取人体器官审查申请。

人体器官移植技术临床应用与伦理委员会不同意摘取人体器官的，医疗机构不得作出摘取人体器官的决定，医务人员不得摘取人体器官。

第十八条 人体器官移植技术临床应用与伦理委员会收到摘取人体器官审查申请后，应当对下列事项进行审查，并出具同意或者不同意的书面意见：

（一）人体器官捐献人的捐献意愿是否真实；

（二）有无买卖或者变相买卖人体器官的情形；

（三）人体器官的配型和接受人的适应症是否符合伦理原则和人体器官移植技术管理规范。

经（三）以上委员同意，人体器官移植技术临床应用与伦理委员会方可出具同意摘取人体器官的书面意见。

第十九条 从事人体器官移植的医疗机构及其医务人员摘取活体器官前，应当履行下列义务：

（一）向活体器官捐献人说明器官摘取手术的风险、术后注意事项、可能发生的并发症及其预防措施等，并与活体器官捐献人签署知情同意书；

（二）查验活体器官捐献人同意捐献其器官的书面意愿、活体器官捐献人与接受人存在本条例第十条规定关系的证明材料；

（三）确认除摘取器官产生的直接后果外不会损害活体器官捐献人其他正常的生理功能。

从事人体器官移植的医疗机构应当保存活体器官捐献人的医学资料，并进行随访。

第二十条 摘取尸体器官，应当在依法判定尸体器官捐献人死亡后进行。从事人体器官移植的医务人员不得参与捐献人

的死亡判定。

从事人体器官移植的医疗机构及其医务人员应当尊重死者的尊严；对摘取器官完毕的尸体，应当进行符合伦理原则的医学处理，除用于移植的器官以外，应当恢复尸体原貌。

第二十一条 从事人体器官移植的医疗机构实施人体器官移植手术，除向接受人收取下列费用外，不得收取或者变相收取所移植人体器官的费用：

（一）摘取和植入人体器官的手术费；

（二）保存和运送人体器官的费用；

（三）摘取、植入人体器官所发生的药费、检验费、医用耗材费。

前款规定费用的收取标准，依照有关法律、行政法规的规定确定并予以公布。

第二十二条 申请人体器官移植手术患者的排序，应当符合医疗需要，遵循公平、公正和公开的原则。具体办法由国务院卫生主管部门制订。

第二十三条 从事人体器官移植的医务人员应当对人体器官捐献人、接受人和申请人体器官移植手术的患者的个人资料保密。

第二十四条 从事人体器官移植的医疗机构应当定期将实施人体器官移植的情况向所在地省、自治区、直辖市人民政府卫生主管部门报告。具体办法由国务院卫生主管部门制订。

第四章 法律责任

第二十五条 违反本条例规定，有下列情形之一，构成犯罪的，依法追究刑事

责任：

（一）未经公民本人同意摘取其活体器官的；

（二）公民生前表示不同意捐献其人体器官而摘取其尸体器官的；

（三）摘取未满18周岁公民的活体器官的。

第二十六条 违反本条例规定，买卖人体器官或者从事与买卖人体器官有关活动的，由设区的市级以上地方人民政府卫生主管部门依照职责分工没收违法所得，并处交易额8倍以上10倍以下的罚款；医疗机构参与上述活动的，还应当对负有责任的主管人员和其他直接责任人员依法给予处分，并由原登记部门撤销该医疗机构人体器官移植诊疗科目登记，该医疗机构3年内不得再申请人体器官移植诊疗科目登记；医务人员参与上述活动的，由原发证部门吊销其执业证书。

国家工作人员参与买卖人体器官或者从事与买卖人体器官有关活动的，由有关国家机关依据职权依法给予撤职、开除的处分。

第二十七条 医疗机构未办理人体器官移植诊疗科目登记，擅自从事人体器官移植的，依照《医疗机构管理条例》的规定予以处罚。

实施人体器官移植手术的医疗机构及其医务人员违反本条例规定，未对人体器官捐献人进行医学检查或者未采取措施，导致接受人因人体器官移植手术感染疾病的，依照《医疗事故处理条例》的规定予以处罚。

从事人体器官移植的医务人员违反本条例规定，泄露人体器官捐献人、接受人或者申请人体器官移植手术患者个人资料的，依照《执业医师法》或者国家有关护士管理的规定予以处罚。

违反本条例规定，给他人造成损害的，应当依法承担民事责任。

违反本条例第二十一条规定收取费用的，依照价格管理的法律、行政法规的规定予以处罚。

第二十八条 医务人员有下列情形之一的，依法给予处分；情节严重的，由县级以上地方人民政府卫生主管部门依照职责分工暂停其6个月以上1年以下执业活动；情节特别严重的，由原发证部门吊销其执业证书：

（一）未经人体器官移植技术临床应用与伦理委员会审查同意摘取人体器官的；

（二）摘取活体器官前未依照本条例第十九条的规定履行说明、查验、确认义务的；

（三）对摘取器官完毕的尸体未进行符合伦理原则的医学处理，恢复尸体原貌的。

第二十九条 医疗机构有下列情形之一的，对负有责任的主管人员和其他直接责任人员依法给予处分；情节严重的，由原登记部门撤销该医疗机构人体器官移植诊疗科目登记，该医疗机构3年内不得再申请人体器官移植诊疗科目登记：

（一）不再具备本条例第十一条规定条件，仍从事人体器官移植的；

（二）未经人体器官移植技术临床应用与伦理委员会审查同意，作出摘取人体器官的决定，或者胁迫医务人员违反本条例规定摘取人体器官的；

（三）有本条例第二十八条第（二）

项、第（三）项列举的情形的。

医疗机构未定期将实施人体器官移植的情况向所在地省、自治区、直辖市人民政府卫生主管部门报告的，由所在地省、自治区、直辖市人民政府卫生主管部门责令限期改正；逾期不改正的，对负有责任的主管人员和其他直接责任人员依法给予处分。

第三十条　从事人体器官移植的医务人员参与尸体器官捐献人的死亡判定的，由县级以上地方人民政府卫生主管部门依照职责分工暂停其 6 个月以上 1 年以下执业活动；情节严重的，由原发证部门吊销其执业证书。

第三十一条　国家机关工作人员在人体器官移植监督管理工作中滥用职权、玩忽职守、徇私舞弊，构成犯罪的，依法追究刑事责任；尚不构成犯罪的，依法给予处分。

第五章　附　　则

第三十二条　本条例自 2007 年 5 月 1 日起施行。

护士条例

（2008 年 1 月 31 日国务院令第 517 号公布，自 2008 年 5 月 12 日起施行）

第一章　总　　则

第一条　为了维护护士的合法权益，规范护理行为，促进护理事业发展，保障医疗安全和人体健康，制定本条例。

第二条　本条例所称护士，是指经执业注册取得护士执业证书，依照本条例规定从事护理活动，履行保护生命、减轻痛苦、增进健康职责的卫生技术人员。

第三条　护士人格尊严、人身安全不受侵犯。护士依法履行职责，受法律保护。

全社会应当尊重护士。

第四条　国务院有关部门、县级以上地方人民政府及其有关部门以及乡（镇）人民政府应当采取措施，改善护士的工作条件，保障护士待遇，加强护士队伍建设，促进护理事业健康发展。

国务院有关部门和县级以上地方人民政府应当采取措施，鼓励护士到农村、基层医疗卫生机构工作。

第五条　国务院卫生主管部门负责全国的护士监督管理工作。

县级以上地方人民政府卫生主管部门负责本行政区域的护士监督管理工作。

第六条　国务院有关部门对在护理工作中作出杰出贡献的护士，应当授予全国卫生系统先进工作者荣誉称号或者颁发白求恩奖章，受到表彰、奖励的护士享受省部级劳动模范、先进工作者待遇；对长期从事护理工作的护士应当颁发荣誉证书。具体办法由国务院有关部门制定。

县级以上地方人民政府及其有关部门对本行政区域内作出突出贡献的护士，按照省、自治区、直辖市人民政府的有关规定给予表彰、奖励。

第二章　执业注册

第七条　护士执业，应当经执业注册取得护士执业证书。

申请护士执业注册，应当具备下列条件：

（一）具有完全民事行为能力；

（二）在中等职业学校、高等学校完成国务院教育主管部门和国务院卫生主管部门规定的普通全日制3年以上的护理、助产专业课程学习，包括在教学、综合医院完成8个月以上护理临床实习，并取得相应学历证书；

（三）通过国务院卫生主管部门组织的护士执业资格考试；

（四）符合国务院卫生主管部门规定的健康标准。

护士执业注册申请，应当自通过护士执业资格考试之日起3年内提出；逾期提出申请的，除应当具备前款第（一）项、第（二）项和第（四）项规定条件外，还应当在符合国务院卫生主管部门规定条件的医疗卫生机构接受3个月临床护理培训并考核合格。

护士执业资格考试办法由国务院卫生主管部门会同国务院人事部门制定。

第八条　申请护士执业注册的，应当向拟执业地省、自治区、直辖市人民政府卫生主管部门提出申请。收到申请的卫生主管部门应当自收到申请之日起20个工作日内作出决定，对具备本条例规定条件的，准予注册，并发给护士执业证书；对不具备本条例规定条件的，不予注册，并书面说明理由。

护士执业注册有效期为5年。

第九条　护士在其执业注册有效期内变更执业地点的，应当向拟执业地省、自治区、直辖市人民政府卫生主管部门报告。收到报告的卫生主管部门应当自收到报告之日起7个工作日内为其办理变更手续。护士跨省、自治区、直辖市变更执业地点的，收到报告的卫生主管部门还应当向其原执业地省、自治区、直辖市人民政府卫生主管部门通报。

第十条　护士执业注册有效期届满需要继续执业的，应当在护士执业注册有效期届满前30日向执业地省、自治区、直辖市人民政府卫生主管部门申请延续注册。收到申请的卫生主管部门对具备本条例规定条件的，准予延续，延续执业注册有效期为5年；对不具备本条例规定条件的，不予延续，并书面说明理由。

护士有行政许可法规定的应当予以注销执业注册情形的，原注册部门应当依照行政许可法的规定注销其执业注册。

第十一条　县级以上地方人民政府卫生主管部门应当建立本行政区域的护士执业良好记录和不良记录，并将该记录记入护士执业信息系统。

护士执业良好记录包括护士受到的表彰、奖励以及完成政府指令性任务的情况等内容。护士执业不良记录包括护士因违反本条例以及其他卫生管理法律、法规、规章或者诊疗技术规范的规定受到行政处罚、处分的情况等内容。

第三章 权利和义务

第十二条 护士执业，有按照国家有关规定获取工资报酬、享受福利待遇、参加社会保险的权利。任何单位或者个人不得克扣护士工资，降低或者取消护士福利等待遇。

第十三条 护士执业，有获得与其所从事的护理工作相适应的卫生防护、医疗保健服务的权利。从事直接接触有毒有害物质、有感染传染病危险工作的护士，有依照有关法律、行政法规的规定接受职业健康监护的权利；患职业病的，有依照有关法律、行政法规的规定获得赔偿的权利。

第十四条 护士有按照国家有关规定获得与本人业务能力和学术水平相应的专业技术职务、职称的权利；有参加专业培训、从事学术研究和交流、参加行业协会和专业学术团体的权利。

第十五条 护士有获得疾病诊疗、护理相关信息的权利和其他与履行护理职责相关的权利，可以对医疗卫生机构和卫生主管部门的工作提出意见和建议。

第十六条 护士执业，应当遵守法律、法规、规章和诊疗技术规范的规定。

第十七条 护士在执业活动中，发现患者病情危急，应当立即通知医师；在紧急情况下为抢救垂危患者生命，应当先行实施必要的紧急救护。

护士发现医嘱违反法律、法规、规章或者诊疗技术规范规定的，应当及时向开具医嘱的医师提出；必要时，应当向该医师所在科室的负责人或者医疗卫生机构负责医疗服务管理的人员报告。

第十八条 护士应当尊重、关心、爱护患者，保护患者的隐私。

第十九条 护士有义务参与公共卫生和疾病预防控制工作。发生自然灾害、公共卫生事件等严重威胁公众生命健康的突发事件，护士应当服从县级以上人民政府卫生主管部门或者所在医疗卫生机构的安排，参加医疗救护。

第四章 医疗卫生机构的职责

第二十条 医疗卫生机构配备护士的数量不得低于国务院卫生主管部门规定的护士配备标准。

第二十一条 医疗卫生机构不得允许下列人员在本机构从事诊疗技术规范规定的护理活动：

（一）未取得护士执业证书的人员；

（二）未依照本条例第九条的规定办理执业地点变更手续的护士；

（三）护士执业注册有效期届满未延续执业注册的护士。

在教学、综合医院进行护理临床实习的人员应当在护士指导下开展有关工作。

第二十二条 医疗卫生机构应当为护士提供卫生防护用品，并采取有效的卫生防护措施和医疗保健措施。

第二十三条 医疗卫生机构应当执行国家有关工资、福利待遇等规定，按照国家有关规定为在本机构从事护理工作的护士足额缴纳社会保险费用，保障护士的合法权益。

对在艰苦边远地区工作，或者从事直接接触有毒有害物质、有感染传染病危险工作的护士，所在医疗卫生机构应当按照国家有关规定给予津贴。

第二十四条　医疗卫生机构应当制定、实施本机构护士在职培训计划，并保证护士接受培训。

护士培训应当注重新知识、新技术的应用；根据临床专科护理发展和专科护理岗位的需要，开展对护士的专科护理培训。

第二十五条　医疗卫生机构应当按照国务院卫生主管部门的规定，设置专门机构或者配备专（兼）职人员负责护理管理工作。

第二十六条　医疗卫生机构应当建立护士岗位责任制并进行监督检查。

护士因不履行职责或者违反职业道德受到投诉的，其所在医疗卫生机构应当进行调查。经查证属实的，医疗卫生机构应当对护士做出处理，并将调查处理情况告知投诉人。

第五章　法律责任

第二十七条　卫生主管部门的工作人员未依照本条例规定履行职责，在护士监督管理工作中滥用职权、徇私舞弊，或者有其他失职、渎职行为的，依法给予处分；构成犯罪的，依法追究刑事责任。

第二十八条　医疗卫生机构有下列情形之一的，由县级以上地方人民政府卫生主管部门依据职责分工责令限期改正，给予警告；逾期不改正的，根据国务院卫生

主管部门规定的护士配备标准和在医疗卫生机构合法执业的护士数量核减其诊疗科目，或者暂停其6个月以上1年以下执业活动；国家举办的医疗卫生机构有下列情形之一、情节严重的，还应当对负有责任的主管人员和其他直接责任人员依法给予处分：

（一）违反本条例规定，护士的配备数量低于国务院卫生主管部门规定的护士配备标准的；

（二）允许未取得护士执业证书的人员或者允许未依照本条例规定办理执业地点变更手续、延续执业注册有效期的护士在本机构从事诊疗技术规范规定的护理活动的。

第二十九条　医疗卫生机构有下列情形之一的，依照有关法律、行政法规的规定给予处罚；国家举办的医疗卫生机构有下列情形之一、情节严重的，还应当对负有责任的主管人员和其他直接责任人员依法给予处分：

（一）未执行国家有关工资、福利待遇等规定的；

（二）对在本机构从事护理工作的护士，未按照国家有关规定足额缴纳社会保险费用的；

（三）未为护士提供卫生防护用品，或者未采取有效的卫生防护措施、医疗保健措施的；

（四）对在艰苦边远地区工作，或者从事直接接触有毒有害物质、有感染传染病危险工作的护士，未按照国家有关规定给予津贴的。

第三十条　医疗卫生机构有下列情形

之一的，由县级以上地方人民政府卫生主管部门依据职责分工责令限期改正，给予警告：

（一）未制定、实施本机构护士在职培训计划或者未保证护士接受培训的；

（二）未依照本条例规定履行护士管理职责的。

第三十一条　护士在执业活动中有下列情形之一的，由县级以上地方人民政府卫生主管部门依据职责分工责令改正，给予警告；情节严重的，暂停其 6 个月以上 1 年以下执业活动，直至由原发证部门吊销其护士执业证书：

（一）发现患者病情危急未立即通知医师的；

（二）发现医嘱违反法律、法规、规章或者诊疗技术规范的规定，未依照本条例第十七条的规定提出或者报告的；

（三）泄露患者隐私的；

（四）发生自然灾害、公共卫生事件等严重威胁公众生命健康的突发事件，不服从安排参加医疗救护的。

护士在执业活动中造成医疗事故的，依照医疗事故处理的有关规定承担法律责任。

第三十二条　护士被吊销执业证书的，自执业证书被吊销之日起 2 年内不得申请执业注册。

第三十三条　扰乱医疗秩序，阻碍护士依法开展执业活动，侮辱、威胁、殴打护士，或者有其他侵犯护士合法权益行为的，由公安机关依照治安管理处罚法的规定给予处罚；构成犯罪的，依法追究刑事责任。

第六章　附　则

第三十四条　本条例施行前按照国家有关规定已经取得护士执业证书或者护理专业技术职称、从事护理活动的人员，经执业地省、自治区、直辖市人民政府卫生主管部门审核合格，换领护士执业证书。

本条例施行前，尚未达到护士配备标准的医疗卫生机构，应当按照国务院卫生主管部门规定的实施步骤，自本条例施行之日起 3 年内达到护士配备标准。

第三十五条　本条例自 2008 年 5 月 12 日起施行。

第三部分　部门规章

外国医师来华短期行医暂行管理办法

（1992 年 10 月 7 日卫生部令第 24 号发布，自 1993 年 1 月 1 日起施行）

第一条 为了加强外国医师来华短期行医的管理，保障医患双方的合法权益，促进中外医学技术的交流和发展，制定本办法。

第二条 本办法所称"外国医师来华短期行医"，是指在外国取得合法医权的外籍医师，应邀、应聘或申请来华从事不超过一年期限的临床诊断、治疗业务活动。

第三条 外国医师来华短期行医必须经过注册，取得《外国医师短期行医许可证》。《外国医师短期行医许可证》由卫生部统一印制。

第四条 外国医师来华短期行医，必须有在华医疗机构作为邀请或聘用单位。邀请或聘用单位可以是一个或多人。

第五条 外国医师申请来华短期行医，必须依本办法的规定与聘用单位签订协议，有多个聘用单位的，要分别签订协议。外国医师应邀、应聘来华短期行医，可以根据情况由双方决定是否签订协议。未签订协议的，所涉及的有关民事责任由邀请或聘用单位承担。

第六条 外国医师来华短期行医的协议书必须包含以下内容：

（一）目的；

（二）具体项目；

（三）地点；

（四）时间；

（五）责任的承担。

第七条 外国医师可以委托在华的邀请或聘用单位代其办理注册手续。

第八条 外国医师来华短期行医的注册机关为设区的市级以上卫生行政部门。

第九条 邀请或聘用单位分别在不同地区的，应当分别向当地设区的市级以上卫生行政部门申请注册。

第十条 申请外国医师来华短期行医注册，必须提交下列文件：

（一）申请书；

（二）外国医师的学位证书；

（三）外国行医执照或行医权证明；

（四）外国医师的健康证明；

（五）邀请或聘用单位证明以及协议书或承担有关民事责任的声明书。

前款（二）、（三）项的内容必须经过公证。

第十一条 注册机关应当在受理申请后 30 日内进行审核，并将审核结果书面通知申请人或代理申请的单位。对审核合格的予以注册，并发给《外国医师短期行医许可证》。审核的主要内容包括：

（一）有关文字材料的真实性；

（二）申请项目的安全性和可靠性；

（三）申请项目的先进性和必要性。

第十二条 外国医师来华短期行医注册的有效期不超过一年。

注册期满需要延期的，可以按本办法的规定重新办理注册。

第十三条 外国医师来华短期行医，应当事先依法获得入境签证，入境后按有关规定办理居留或停留手续。

第十四条 外国医师来华短期行医,必须遵守中国的法律法规,尊重中国的风俗习惯。

第十五条 违反本办法第三条规定的,由所在地设区的市级以上卫生行政部门予以取缔,没收非法所得,并处以10000元以下罚款;对邀请、聘用或提供场所的单位,处以警告,没收非法所得,并处以5000元以下罚款。

第十六条 违反本办法第十四条规定的,由有关主管机关依法处理。

第十七条 外国医疗团体应邀或申请来华短期行医的,由邀请或合作单位所在地的省、自治区、直辖市卫生行政部门依照本办法的有关规定进行审核,报卫生部审批。

第十八条 香港、澳门、台湾的医师或医疗团体参照本办法执行。

第十九条 本办法的解释权在卫生部。

第二十条 本办法自1993年1月1日起施行。

附:

卫生部关于修改《外国医师来华短期行医暂行管理办法》第十八条的通知

(2003年11月28日)

卫医发〔2003〕331号

各省、自治区、直辖市卫生厅局,新疆生产建设兵团卫生局:

为落实《内地与香港关于建立更紧密经贸关系的安排》和《内地与澳门关于建立更紧密经贸关系的安排》,经研究,决定对《外国医师来华短期行医暂行管理办法》(1992年卫生部令第24号)第十八条进行修改。

第十八条 修改为:香港、澳门、台湾的医师或医疗团体参照本办法执行。具有香港或澳门合法行医权的香港或澳门永久性居民在内地短期行医注册的有效期不超过3年。注册期满需要延期的,可以重新办理短期行医注册手续。

医疗机构管理条例实施细则

(1994年8月29日卫生部令第35号发布,2006年11月1日根据《卫生部关于修订医疗机构管理条例实施细则第三条有关内容的通知》卫医发〔2006〕432号修正)

第一章 总 则

第一条 根据《医疗机构管理条例》(以下简称条例)制定本细则。

第二条 条例及本细则所称医疗机构,是指依据条例和本细则的规定,经登记取得《医疗机构执业许可证》的机构。

第三条 医疗机构的类别:

(一)综合医院、中医医院、中西医结合医院、民族医医院、专科医院、康复医院;

(二)妇幼保健院;

(三)社区卫生服务中心、社区卫生

服务站；

（四）中心卫生院、乡（镇）卫生院、街道卫生院；

（五）疗养院；

（六）综合门诊部、专科门诊部、中医门诊部、中西医结合门诊部、民族医门诊部；

（七）诊所、中医诊所、民族医诊所、卫生所、医务室、卫生保健所、卫生站；

（八）村卫生室（所）；

（九）急救中心、急救站；

（十）临床检验中心；

（十一）专科疾病防治院、专科疾病防治所、专科疾病防治站；

（十二）护理院、护理站；

（十三）其他诊疗机构。

第四条　卫生防疫、国境卫生检疫、医学科研和教学等机构在本机构业务范围之外开展诊疗活动以及美容服务机构开展医疗美容业务的，必须依据条例及本细则，申请设置相应类别的医疗机构。

第五条　中国人民解放军和中国人民武装警察部队编制外的医疗机构，由地方卫生行政部门按照条例和本细则管理。

中国人民解放军后勤卫生主管部门负责向地方卫生行政部门提供军队编制外医疗机构的名称和地址。

第六条　医疗机构依法从事诊疗活动受法律保护。

第七条　卫生行政部门依法独立行使监督管理职权，不受任何单位和个人干涉。

第二章　设置审批

第八条　各省、自治区、直辖市应当按照当地《医疗机构设置规划》合理配置和合理利用医疗资源。

《医疗机构设置规划》由县级以上地方卫生行政部门依据《医疗机构设置规划指导原则》制定，经上一级卫生行政部门审核，报同级人民政府批准，在本行政区域内发布实施。

《医疗机构设置规划指导原则》另行制定。

第九条　县级以上地方卫生行政部门按照《医疗机构设置规划指导原则》规定的权限和程序组织实施本行政区域《医疗机构设置规划》，定期评价实施情况，并将评价结果按年度向上一级卫生行政部门和同级人民政府报告。

第十条　医疗机构不分类别、所有制形式、隶属关系、服务对象，其设置必须符合当地《医疗机构设置规划》。

第十一条　床位在100张以上的综合医院、中医医院、中西医结合医院、民族医医院以及专科医院、疗养院、康复医院、妇幼保健院、急救中心、临床检验中心和专科疾病防治机构的设置审批权限的划分，由省、自治区、直辖市卫生行政部门规定；其他医疗机构的设置，由县级卫生行政部门负责审批。

第十二条　有下列情形之一的，不得申请设置医疗机构：

（一）不能独立承担民事责任的单位；

（二）正在服刑或者不具有完全民事

行为能力的个人；

（三）医疗机构在职、因病退职或者停薪留职的医务人员；

（四）发生二级以上医疗事故未满 5 年的医务人员；

（五）因违反有关法律、法规和规章，已被吊销执业证书的医务人员；

（六）被吊销《医疗机构执业许可证》的医疗机构法定代表人或者主要负责人；

（七）省、自治区、直辖市政府卫生行政部门规定的其他情形。

有前款第（二）、（三）、（四）、（五）、（六）项所列情形之一者，不得充任医疗机构的法定代表人或者主要负责人。

第十三条　在城市设置诊所的个人，必须同时具备下列条件：

（一）经医师执业技术考核合格，取得《医师执业证书》；

（二）取得《医师执业证书》或者医师职称后，从事 5 年以上同一专业的临床工作；

（三）省、自治区、直辖市卫生行政部门规定的其他条件。

医师执业技术标准另行制定。

在乡镇和村设置诊所的个人的条件，由省、自治区、直辖市卫生行政部门规定。

第十四条　地方各级人民政府设置医疗机构，由政府指定或者任命的拟设医疗机构的筹建负责人申请；法人或者其他组织设置医疗机构，由其代表人申请；个人设置医疗机构，由设置人申请；两人以上合伙设置医疗机构，由合伙人共同申请。

第十五条　条例第十条规定提交的设置可行性研究报告包括以下内容：

（一）申请单位名称、基本情况以及申请人姓名、年龄、专业履历、身份证号码；

（二）所在地区的人口、经济和社会发展等概况；

（三）所在地区人群健康状况和疾病流行以及有关疾病患病率；

（四）所在地区医疗资源分布情况以及医疗服务需求分析；

（五）拟设医疗机构的名称、选址、功能、任务、服务半径；

（六）拟设医疗机构的服务方式、时间、诊疗科目和床位编制；

（七）拟设医疗机构的组织结构、人员配备；

（八）拟设医疗机构的仪器、设备配备；

（九）拟设医疗机构与服务半径区域内其他医疗机构的关系和影响；

（十）拟设医疗机构的污水、污物、粪便处理方案；

（十一）拟设医疗机构的通讯、供电、上下水道、消防设施情况；

（十二）资金来源、投资方式、投资总额、注册资金（资本）；

（十三）拟设医疗机构的投资预算；

（十四）拟设医疗机构 5 年内的成本效益预测分析。

并附申请设置单位或者设置人的资信证明。

申请设置门诊部、诊所、卫生所、医

务室、卫生保健所、卫生站、村卫生室（所）、护理站等医疗机构的，可以根据情况适当简化设置可行性研究报告内容。

第十六条　条例第十条规定提交的选址报告包括以下内容：

（一）选址的依据；

（二）选址所在地区的环境和公用设施情况；

（三）选址与周围托幼机构、中小学校、食品生产经营单位布局的关系；

（四）占地和建筑面积。

第十七条　由两个以上法人或者其他组织共同申请设置医疗机构以及由两人以上合伙申请设置医疗机构的，除提交可行性研究报告和选址报告外，还必须提交由各方共同签署的协议书。

第十八条　医疗机构建筑设计必须经设置审批机关审查同意后，方可施工。

第十九条　条例第十二条规定的设置申请的受理时间，自申请人提供条例和本细则规定的全部材料之日算起。

第二十条　县级以上地方卫生行政部门依据当地《医疗机构设置规划》及本细则审查和批准医疗机构的设置。

申请设置医疗机构有下列情形之一的，不予批准：

（一）不符合当地《医疗机构设置规划》；

（二）设置人不符合规定的条件；

（三）不能提供满足投资总额的资信证明；

（四）投资总额不能满足各项预算开支；

（五）医疗机构选址不合理；

（六）污水、污物、粪便处理方案不合理；

（七）省、自治区、直辖市卫生行政部门规定的其他情形。

第二十一条　卫生行政部门应当在核发《设置医疗机构批准书》的同时，向上一级卫生行政部门备案。

上级卫生行政部门有权在接到备案报告之日起 30 日内纠正或者撤销下级卫生行政部门作出的不符合当地《医疗机构设置规划》的设置审批。

第二十二条　《设置医疗机构批准书》的有效期，由省、自治区、直辖市卫生行政部门规定。

第二十三条　变更《设置医疗机构批准书》中核准的医疗机构的类别、规模、选址和诊疗科目，必须按照条例和本细则的规定，重新申请办理设置审批手续。

第二十四条　法人和其他组织设置的为内部职工服务的门诊部、诊所、卫生所（室），由设置单位在该医疗机构执业登记前，向当地县级卫生行政部门备案，并提交下列材料：

（一）设置单位或者其主管部门设置医疗机构的决定；

（二）《设置医疗机构备案书》。

卫生行政部门应当在接到备案后 15 日内给予《设置医疗机构备案回执》。

第三章　登记与校验

第二十五条　申请医疗机构执业登记必须填写《医疗机构申请执业登记注册书》，并向登记机关提交下列材料：

（一）《设置医疗机构批准书》或者《设置医疗机构备案回执》；

（二）医疗机构用房产权证明或者使用证明；

（三）医疗机构建筑设计平面图；

（四）验资证明、资产评估报告；

（五）医疗机构规章制度；

（六）医疗机构法定代表人或者主要负责人以及各科室负责人名录和有关资格证书、执业证书复印件；

（七）省、自治区、直辖市卫生行政部门规定提交的其他材料。

申请门诊部、诊所、卫生所、医务室、卫生保健所和卫生站登记的，还应当提交附设药房（柜）的药品种类清单、卫生技术人员名录及其有关资格证书、执业证书复印件以及省、自治区、直辖市卫生行政部门规定提交的其他材料。

第二十六条　登记机关在受理医疗机构执业登记申请后，应当按照条例第十六条规定的条件和条例第十九条规定的时限进行审查和实地考察、核实，并对有关执业人员进行消毒、隔离和无菌操作等基本知识和技能的现场抽查考核。经审核合格的，发给《医疗机构执业许可证》；审核不合格的，将审核结果和不予批准的理由以书面形式通知申请人。

《医疗机构执业许可证》及其副本由卫生部统一印制。

条例第十九条规定的执业登记申请的受理时间，自申请人提供条例和本细则规定的全部材料之日算起。

第二十七条　申请医疗机构执业登记有下列情形之一的，不予登记：

（一）不符合《设置医疗机构批准书》核准的事项；

（二）不符合《医疗机构基本标准》；

（三）投资不到位；

（四）医疗机构用房不能满足诊疗服务功能；

（五）通讯、供电、上下水道等公共设施不能满足医疗机构正常运转；

（六）医疗机构规章制度不符合要求；

（七）消毒、隔离和无菌操作等基本知识和技能的现场抽查考核不合格；

（八）省、自治区、直辖市卫生行政部门规定的其他情形。

第二十八条　医疗机构执业登记的事项：

（一）类别、名称、地址、法定代表人或者主要负责人；

（二）所有制形式；

（三）注册资金（资本）；

（四）服务方式；

（五）诊疗科目；

（六）房屋建筑面积、床位（牙椅）；

（七）服务对象；

（八）职工人数；

（九）执业许可证登记号（医疗机构代码）；

（十）省、自治区、直辖市卫生行政部门规定的其他登记事项。

门诊部、诊所、卫生所、医务室、卫生保健所、卫生站除登记前款所列事项外，还应当核准登记附设药房（柜）的药品种类。

《医疗机构诊疗科目名录》另行制定。

第二十九条　因分立或者合并而保留

的医疗机构应当申请变更登记；因分立或者合并而新设置的医疗机构应当申请设置许可和执业登记；因合并而终止的医疗机构应当申请注销登记。

第三十条　医疗机构变更名称、地址、法定代表人或者主要负责人、所有制形式、服务对象、服务方式、注册资金（资本）、诊疗科目、床位（牙椅）的，必须向登记机关申请办理变更登记，并提交下列材料：

（一）医疗机构法定代表人或者主要负责人签署的《医疗机构申请变更登记注册书》；

（二）申请变更登记的原因和理由；

（三）登记机关规定提交的其他材料。

第三十一条　机关、企业和事业单位设置的为内部职工服务的医疗机构向社会开放，必须按照前条规定申请办理变更登记。

第三十二条　医疗机构在原登记机关管辖权限范围内变更登记事项的，由原登记机关办理变更登记；因变更登记超出原登记机关管辖权限的，由有管辖权的卫生行政部门办理变更登记。

医疗机构在原登记机关管辖区域内迁移，由原登记机关办理变更登记；向原登记机关管辖区域外迁移的，应当在取得迁移目的地的卫生行政部门发给的《设置医疗机构批准书》，并经原登记机关核准办理注销登记后，再向迁移目的地的卫生行政部门申请办理执业登记。

第三十三条　登记机关在受理变更登记申请后，依据条例和本细则的有关规定以及当地《医疗机构设置规划》进行审核，按照登记程序或者简化程序办理变更登记，并作出核准变更登记或者不予变更登记的决定。

第三十四条　医疗机构停业，必须经登记机关批准。除改建、扩建、迁建原因，医疗机构停业不得超过 1 年。

第三十五条　床位在 100 张以上的综合医院、中医医院、中西医结合医院、民族医医院以及专科医院、疗养院、康复医院、妇幼保健院、急救中心、临床检验中心和专科疾病防治机构的校验期为 3 年；其他医疗机构的校验期为 1 年。

医疗机构应当于校验期满前 3 个月向登记机关申请办理校验手续。

办理校验应当交验《医疗机构执业许可证》，并提交下列文件：

（一）《医疗机构校验申请书》；

（二）《医疗机构执业许可证》副本；

（三）省、自治区、直辖市卫生行政部门规定提交的其他材料。

第三十六条　卫生行政部门应当在受理校验申请后的 30 日内完成校验。

第三十七条　医疗机构有下列情形之一的，登记机关可以根据情况，给予 1~6 个月的暂缓校验期：

（一）不符合《医疗机构基本标准》；

（二）限期改正期间；

（三）省、自治区、直辖市卫生行政部门规定的其他情形。

不设床位的医疗机构在暂缓校验期内不得执业。

暂缓校验期满仍不能通过校验的，由登记机关注销其《医疗机构执业许可证》。

第三十八条　县级卫生行政部门应当

于每年 2 月底前，将上年度本行政区域内执业的医疗机构名册逐级上报至卫生部，其中中医、中西医结合和民族医医疗机构名册逐级上报至国家中医药管理局。

第三十九条 医疗机构开业、迁移、更名、改变诊疗科目以及停业、歇业和校验结果由登记机关予以公告。

第四章 名 称

第四十条 医疗机构的名称由识别名称和通用名称依次组成。

医疗机构的通用名称为：医院、中心卫生院、卫生院、疗养院、妇幼保健院、门诊部、诊所、卫生所、卫生站、卫生室、医务室、卫生保健所、急救中心、急救站、临床检验中心、防治院、防治所、防治站、护理院、护理站、中心及卫生部规定或者认可的其他名称。

医疗机构可以下列名称作为识别名称：地名、单位名称、个人姓名、医学学科名称、医学专业和专科名称、诊疗科目名称和核准机关批准使用的名称。

第四十一条 医疗机构的命名必须符合以下原则：

（一）医疗机构的通用名称以前条第二款所列的名称为限；

（二）前条第三款所列的医疗机构的识别名称可以合并使用；

（三）名称必须名副其实；

（四）名称必须与医疗机构类别或者诊疗科目相适应；

（五）各级地方人民政府设置的医疗机构的识别名称中应当含有省、市、县、区、街道、乡、镇、村等行政区划名称，其他医疗机构的识别名称中不得含有行政区划名称；

（六）国家机关、企业和事业单位、社会团体或者个人设置的医疗机构的名称中应当含有设置单位名称或者个人的姓名。

第四十二条 医疗机构不得使用下列名称：

（一）有损于国家、社会或者公共利益的名称；

（二）侵犯他人利益的名称；

（三）以外文字母、汉语拼音组成的名称；

（四）以医疗仪器、药品、医用产品命名的名称；

（五）含有"疑难病""专治""专家""名医"或者同类含义文字的名称，以及其他宣传或者暗示诊疗效果的名称；

（六）超出登记的诊疗科目范围的名称；

（七）省级以上卫生行政部门规定不得使用的名称。

第四十三条 以下医疗机构名称由卫生部核准；属于中医、中西医结合和民族医医疗机构的，由国家中医药管理局核准：

（一）含有外国国家（地区）名称及其简称、国际组织名称的；

（二）含有"中国""全国""中华""国家"等字样以及跨省地域名称的；

（三）各级地方人民政府设置的医疗机构的识别名称中不含有行政区划名称的。

第四十四条　以"中心"作为医疗机构通用名称的医疗机构名称，由省级以上卫生行政部门核准；在识别名称中含有"中心"字样的医疗机构名称的核准，由省、自治区、直辖市卫生行政部门规定。

含有"中心"字样的医疗机构名称必须同时含有行政区划名称或者地名。

第四十五条　除专科疾病防治机构以外，医疗机构不得以具体疾病名称作为识别名称，确有需要的由省、自治区、直辖市卫生行政部门核准。

第四十六条　医疗机构名称经核准登记，于领取《医疗机构执业许可证》后方可使用，在核准机关管辖范围内享有专用权。

第四十七条　医疗机构只准使用一个名称。确有需要，经核准机关核准可以使用两个或者两个以上名称，但必须确定一个第一名称。

第四十八条　卫生行政部门有权纠正已经核准登记的不适宜的医疗机构名称，上级卫生行政部门有权纠正下级卫生行政部门已经核准登记的不适宜的医疗机构名称。

第四十九条　两个以上申请人向同一核准机关申请相同的医疗机构名称，核准机关依照申请在先原则核定。属于同一天申请的，应当由申请人双方协商解决；协商不成的，由核准机关作出裁决。

两个以上医疗机构因已经核准登记的医疗机构名称相同发生争议时，核准机关依照登记在先原则处理。属于同一天登记的，应当由双方协商解决；协商不成的，由核准机关报上一级卫生行政部门作出裁决。

第五十条　医疗机构名称不得买卖、出借。

未经核准机关许可，医疗机构名称不得转让。

第五章　执　　业

第五十一条　医疗机构的印章、银行账户、牌匾以及医疗文件中使用的名称应当与核准登记的医疗机构名称相同；使用两个以上名称的，应当与第一名称相同。

第五十二条　医疗机构应当严格执行无菌消毒、隔离制度，采取科学有效的措施处理污水和废弃物，预防和减少医院感染。

第五十三条　医疗机构的门诊病历的保存期不得少于 15 年；住院病历的保存期不得少于 30 年。

第五十四条　标有医疗机构标识的票据和病历本册以及处方笺、各种检查的申请单、报告单、证明文书单、药品分装袋、制剂标签等不得买卖、出借和转让。

医疗机构不得冒用标有其他医疗机构标识的票据和病历本册以及处方笺、各种检查的申请单、报告单、证明文书单、药品分装袋、制剂标签等。

第五十五条　医疗机构应当按照卫生行政部门的有关规定、标准加强医疗质量管理，实施医疗质量保证方案，确保医疗安全和服务质量，不断提高服务水平。

第五十六条　医疗机构应当定期检查、考核各项规章制度和各级各类人员岗位责任制的执行和落实情况。

第五十七条　医疗机构应当经常对医务人员进行"基础理论、基本知识、基本技能"的训练与考核，把"严格要求、严密组织、严谨态度"落实到各项工作中。

第五十八条　医疗机构应当组织医务人员学习医德规范和有关教材，督促医务人员恪守职业道德。

第五十九条　医疗机构不得使用假劣药品、过期和失效药品以及违禁药品。

第六十条　医疗机构为死因不明者出具的《死亡医学证明书》，只作是否死亡的诊断，不作死亡原因的诊断。如有关方面要求进行死亡原因诊断的，医疗机构必须指派医生对尸体进行解剖和有关死因检查后方能作出死因诊断。

第六十一条　医疗机构在诊疗活动中，应当对患者实行保护性医疗措施，并取得患者家属和有关人员的配合。

第六十二条　医疗机构应当尊重患者对自己的病情、诊断、治疗的知情权利。

在实施手术、特殊检查、特殊治疗时，应当向患者作必要的解释。因实施保护性医疗措施不宜向患者说明情况的，应当将有关情况通知患者家属。

第六十三条　门诊部、诊所、卫生所、医务室、卫生保健所和卫生站附设药房（柜）的药品种类由登记机关核定，具体办法由省、自治区、直辖市卫生行政部门规定。

第六十四条　为内部职工服务的医疗机构未经许可和变更登记不得向社会开放。

第六十五条　医疗机构被吊销或者注销执业许可证后，不得继续开展诊疗活动。

第六章　监督管理

第六十六条　各级卫生行政部门负责所辖区域内医疗机构的监督管理工作。

第六十七条　在监督管理工作中，要充分发挥医院管理学会和卫生工作者协会等学术性和行业性社会团体的作用。

第六十八条　县级以上卫生行政部门设立医疗机构监督管理办公室。

各级医疗机构监督管理办公室在同级卫生行政部门的领导下开展工作。

第六十九条　各级医疗机构监督管理办公室的职责：

（一）拟订医疗机构监督管理工作计划；

（二）办理医疗机构监督员的审查、发证、换证；

（三）负责医疗机构登记、校验和有关监督管理工作的统计，并向同级卫生行政部门报告；

（四）负责接待、办理群众对医疗机构的投诉；

（五）完成卫生行政部门交给的其他监督管理工作。

第七十条　县级以上卫生行政部门设医疗机构监督员，履行规定的监督管理职责。

医疗机构监督员由同级卫生行政部门聘任。

医疗机构监督员应当严格执行国家有关法律、法规和规章，其主要职责是：

（一）对医疗机构执行有关法律、法

规、规章和标准的情况进行监督、检查、指导；

（二）对医疗机构执业活动进行监督、检查、指导；

（三）对医疗机构违反条例和本细则的案件进行调查、取证；

（四）对经查证属实的案件向卫生行政部门提出处理或者处罚意见；

（五）实施职权范围内的处罚；

（六）完成卫生行政部门交付的其他监督管理工作。

第七十一条　医疗机构监督员有权对医疗机构进行现场检查，无偿索取有关资料，医疗机构不得拒绝、隐匿或者隐瞒。

医疗机构监督员在履行职责时应当佩戴证章、出示证件。

医疗机构监督员证章、证件由卫生部监制。

第七十二条　各级卫生行政部门对医疗机构的执业活动检查、指导主要包括：

（一）执行国家有关法律、法规、规章和标准情况；

（二）执行医疗机构内部各项规章制度和各级各类人员岗位责任制情况；

（三）医德医风情况；

（四）服务质量和服务水平情况；

（五）执行医疗收费标准情况；

（六）组织管理情况；

（七）人员任用情况；

（八）省、自治区、直辖市卫生行政部门规定的其他检查、指导项目。

第七十三条　国家实行医疗机构评审制度，对医疗机构的基本标准、服务质量、技术水平、管理水平等进行综合评价。县级以上卫生行政部门负责医疗机构评审的组织和管理；各级医疗机构评审委员会负责医疗机构评审的具体实施。

第七十四条　县级以上中医（药）行政管理部门成立医疗机构评审委员会，负责中医、中西医结合和民族医疗机构的评审。

第七十五条　医疗机构评审包括周期性评审、不定期重点检查。

医疗机构评审委员会在对医疗机构进行评审时，发现有违反条例和本细则的情节，应当及时报告卫生行政部门；医疗机构评审委员会委员为医疗机构监督员的，可以直接行使监督权。

第七十六条　《医疗机构监督管理行政处罚程序》另行制定。

第七章　处　罚

第七十七条　对未取得《医疗机构执业许可证》擅自执业的，责令其停止执业活动，没收非法所得和药品、器械，并处以 3000 元以下的罚款；有下列情形之一的，责令其停止执业活动，没收非法所得和药品、器械，处以 3000 元以上 1 万元以下的罚款：

（一）因擅自执业曾受过卫生行政部门处罚；

（二）擅自执业的人员为非卫生技术专业人员；

（三）擅自执业时间在 3 个月以上；

（四）给患者造成伤害；

（五）使用假药、劣药蒙骗患者；

（六）以行医为名骗取患者钱物；

（七）省、自治区、直辖市卫生行政部门规定的其他情形。

第七十八条 对不按期办理校验《医疗机构执业许可证》又不停止诊疗活动的，责令其限期补办校验手续；在限期内仍不办理校验的，吊销其《医疗机构执业许可证》。

第七十九条 转让、出借《医疗机构执业许可证》的，没收其非法所得，并处以 3000 元以下的罚款；有下列情形之一的，没收其非法所得，处以 3000 元以上 5000 元以下的罚款，并吊销《医疗机构执业许可证》：

（一）出卖《医疗机构执业许可证》；

（二）转让或者出借《医疗机构执业许可证》是以营利为目的的；

（三）受让方或者承借方给患者造成伤害；

（四）转让、出借《医疗机构执业许可证》给非卫生技术专业人员；

（五）省、自治区、直辖市卫生行政部门规定的其他情形。

第八十条 除急诊和急救外，医疗机构诊疗活动超出登记的诊疗科目范围，情节轻微的，处以警告；有下列情形之一的，责令其限期改正，并可处以 3000 元以下罚款：

（一）超出登记的诊疗科目范围的诊疗活动累计收入在 3000 元以下；

（二）给患者造成伤害。

有下列情形之一的，处以 3000 元罚款，并吊销《医疗机构执业许可证》：

（一）超出登记的诊疗科目范围的诊疗活动累计收入在 3000 元以上；

（二）给患者造成伤害；

（三）省、自治区、直辖市卫生行政部门规定的其他情形。

第八十一条 任用非卫生技术人员从事医疗卫生技术工作的，责令其立即改正，并可处以 3000 元以下的罚款；有下列情形之一的，处以 3000 元以上 5000 元以下罚款，并可以吊销其《医疗机构执业许可证》：

（一）任用两名以上非卫生技术人员从事诊疗活动；

（二）任用的非卫生技术人员给患者造成伤害。

医疗机构使用卫生技术人员从事本专业以外的诊疗活动的，按使用非卫生技术人员处理。

第八十二条 出具虚假证明文件，情节轻微的，给予警告，并可处以 500 元以下的罚款；有下列情形之一的，处以 500 元以上 1000 元以下的罚款：

（一）出具虚假证明文件造成延误诊治的；

（二）出具虚假证明文件给患者精神造成伤害的；

（三）造成其他危害后果的。

对直接责任人员由所在单位或者上级机关给予行政处分。

第八十三条 医疗机构有下列情形之一的，登记机关可以责令其限期改正：

（一）发生重大医疗事故；

（二）连续发生同类医疗事故，不采取有效防范措施；

（三）连续发生原因不明的同类患者死亡事件，同时存在管理不善因素；

（四）管理混乱，有严重事故隐患，可能直接影响医疗安全；

（五）省、自治区、直辖市卫生行政部门规定的其他情形。

第八十四条　当事人对行政处罚决定不服的，可以在接到《行政处罚决定通知书》之日起 15 日内向作出行政处罚决定的上一级卫生行政部门申请复议。上级卫生行政部门应当在接到申请书之日起 30 日内作出书面答复。

当事人对行政处罚决定不服的，也可以在接到《行政处罚决定通知书》之日起 15 日内直接向人民法院提起行政诉讼。

逾期不申请复议、不起诉又不履行行政处罚决定的，由作出行政处罚决定的卫生行政部门填写《行政处罚强制执行申请书》，向人民法院申请强制执行。

第八章　附　　则

第八十五条　医疗机构申请办理设置审批、执业登记、校验、评审时，应当交纳费用，医疗机构执业应当交纳管理费，具体办法由省级以上卫生行政部门会同物价管理部门规定。

第八十六条　各省、自治区、直辖市根据条例和本细则并结合当地的实际情况，制定实施办法。实施办法中的有关中医、中西结合、民族医疗机构的条款，由省、自治区、直辖市中医（药）行政部门拟订。

第八十七条　条例及本细则实施前已经批准执业的医疗机构的审核登记办法，由省、自治区、直辖市卫生行政部门根据当地的实际情况规定。

第八十八条　条例及本细则中下列用语的含义：

诊疗活动：是指通过各种检查，使用药物、器械及手术等方法，对疾病作出判断和消除疾病、缓解病情、减轻痛苦、改善功能、延长生命、帮助患者恢复健康的活动。

医疗美容：是指使用药物以及手术、物理和其他损伤性或者侵入性手段进行的美容。

特殊检查、特殊治疗：是指具有下列情形之一的诊断、治疗活动：

（一）有一定危险性，可能产生不良后果的检查和治疗；

（二）由于患者体质特殊或者病情危笃，可能对患者产生不良后果和危险的检查和治疗；

（三）临床试验性检查和治疗；

（四）收费可能对患者造成较大经济负担的检查和治疗。

卫生技术人员：是指按照国家有关法律、法规和规章的规定取得卫生技术人员资格或者职称的人员。

技术规范：是指由卫生部、国家中医药管理局制定或者认可的与诊疗活动有关的技术标准、操作规程等规范性文件。

军队的医疗机构：是指中国人民解放军和中国人民武装警察部队编制内的医疗机构。

第八十九条　各级中医（药）行政管理部门依据条例和本细则以及当地医疗机构管理条例实施办法，对管辖范围内各类中医、中西医结合和民族医医疗机构行使设置审批、登记和监督管理权。

第九十条 本细则的解释权在卫生部。

第九十一条 本细则自 1994 年 9 月 1 日起施行。

医疗机构诊疗科目名录

（1994 年 9 月 5 日卫生部《关于下发 < 医疗机构诊疗科目名录 > 的通知》卫医发〔1994〕27 号）

代码	诊疗科目
01.	预防保健科
02.	全科医疗科
03.	内科
03.01	呼吸内科专业
03.02	消化内科专业
03.03	神经内科专业
03.04	心血管内科专业
03.05	血液内科专业
03.06	肾病学专业
03.07	内分泌专业
03.08	免疫学专业
03.09	变态反应专业
03.10	老年病专业
04.	外科
04.01	普通外科专业
04.02	神经外科专业
04.03	骨科专业
04.04	泌尿外科专业
04.05	胸外科专业

续表

代码	诊疗科目
04.06	心脏大血管外科专业
04.07	烧伤科专业
04.08	整形外科专业
04.09	其他
05.	妇产科
05.01	妇科专业
05.02	产科专业
05.03	计划生育专业
05.04	优生学专业
05.05	生殖健康与不孕症专业
05.06	其他
06.	妇女保健科
06.01	青春期保健专业
06.02	围产期保健专业
06.03	更年期保健专业
06.04	妇女心理卫生专业
06.05	妇女营养专业
06.06	其他
07.	儿科
07.01	新生儿专业
07.02	小儿传染病专业
07.03	小儿消化专业
07.04	小儿呼吸专业
07.05	小儿心脏病专业
07.06	小儿肾病专业
07.07	小儿血液病专业
07.08	小儿神经病学专业
07.09	小儿内分泌专业
07.10	小儿遗传病专业

代码	诊疗科目	代码	诊疗科目
07.11	小儿免疫专业	13.	皮肤科
07.12	其他	13.01	皮肤病专业
08.	小儿外科	13.02	性传播疾病专业
08.01	小儿普通外科专业	13.03	其他
08.02	小儿骨科专业	14.	医疗美容科
08.03	小儿泌尿外科专业	15.	精神科
08.04	小儿胸心外科专业	15.01	精神病专业
08.05	小儿神经外科专业	15.02	精神卫生专业
08.06	其他	15.03	药物依赖专业
09.	儿童保健科	15.04	精神康复专业
09.01	儿童生长发育专业	15.05	社区防治专业
09.02	儿童营养专业	15.06	临床心理专业
09.03	儿童心理卫生专业	15.07	司法精神专业
09.04	儿童五官保健专业	15.08	其他
09.05	儿童康复专业	16.	传染科
09.06	其他	16.01	肠道传染病专业
10.	眼科	16.02	呼吸道传染病专业
11.	耳鼻咽喉科	16.03	肝炎专业
11.01	耳科专业	16.04	虫媒传染病专业
11.02	鼻科专业	16.05	动物源性传染病专业
11.03	咽喉科专业	16.06	蠕虫病专业
11.04	其他	16.07	其他
12.	口腔科	17.	结核病科
12.01	口腔内科专业	18.	地方病科
12.02	口腔颌面外科专业	19.	肿瘤科
12.03	正畸专业	20.	急诊医学科
12.04	口腔修复专业	21.	康复医学科
12.05	口腔预防保健专业	22.	运动医学科
12.06	其他	23.	职业病科

代码	诊疗科目
23.01	职业中毒专业
23.02	尘肺专业
23.03	放射病专业
23.04	物理因素损伤专业
23.05	职业健康监护专业
23.06	其他
24.	临终关怀科
25.	特种医学与军事医学科
26.	麻醉科
30.	医学检验科
30.01	临床体液、血液专业
30.02	临床微生物学专业
30.03	临床生化检验专业
30.04	临床免疫、血清学专业
30.05	其他
31.	病理科
32.	医学影像科
32.01	X线诊断专业
32.02	CT诊断专业
32.03	磁共振成像诊断专业
32.04	核医学专业
32.05	超声诊断专业
32.06	心电诊断专业
32.07	脑电及脑血流图诊断专业
32.08	神经肌肉电图专业
32.09	介入放射学专业
32.10	放射治疗专业
32.11	其他

代码	诊疗科目
50.	中医科
50.01	内科专业
50.02	外科专业
50.03	妇产科专业
50.04	儿科专业
50.05	皮肤科专业
50.06	眼科专业
50.07	耳鼻咽喉科专业
50.08	口腔科专业
50.09	肿瘤科专业
50.10	骨伤科专业
50.11	肛肠科专业
50.12	老年病科专业
50.13	针灸科专业
50.14	推拿科专业
50.15	康复医学专业
50.16	急诊科专业
50.17	预防保健科专业
50.18	其他
51.	民族医学科
51.01	维吾尔医学
51.02	藏医学
51.03	蒙医学
51.04	彝医学
51.05	傣医学
51.06	其他
52.	中西医结合科

《诊疗科目名录》使用说明

一、本《名录》依据临床一、二级学科及专业名称编制，是卫生行政部门核定医疗机构诊疗科目，填写《医疗机构执业许可证》和《医疗机构申请执业登记注册书》相应栏目的标准。

二、医疗机构实际设置的临床专业科室名称不受本《名录》限制，可使用习惯名称和跨学科科室名称，如"围产医学科""五官科"等。

三、诊疗科目分为"一级科目"和"二级科目"。

一级科目一般相当临床一级学科，如"内科""外科"等；

二级科目一般相当临床二级学科，如"呼吸内科""消化内科"等。

为便于专科医疗机构使用，部分临床二级学科列入一级科目。

四、科目代码由"××.××"构成，其中小数点前两位为一级科目识别码，小数点后两位为二级科目识别码。

五、《医疗机构申请执业登记注册书》的"医疗机构诊疗科目申报表"填报原则：

1. 申报表由申请单位填报。表中已列出全部诊疗科目及其代码，申请单位在代码前的"□"内以划"√"方式填报。

2. 医疗机构凡在某一级科目下设置二级学科（专业组）的，应填报到所列二级科目；未划分二级学科（专业组）的，只填报到一级诊疗科目，如"内科""外科"等。

3. 只开展专科病诊疗的机构，应填报专科病诊疗所属的科目，并在备注栏注明专科病名称，如颈椎病专科诊疗机构填报"骨科"，并于备注栏注明"颈椎病专科"。

4. 在某科目下只开展门诊服务的，应在备注栏注明"门诊"字样。如申报肝炎专科门诊时，申报"肝炎专业"并在备注栏填注"门诊"。

六、《医疗机构申请执业登记注册书》"核准登记事项"的诊疗科目栏填写原则：

1. 由卫生行政部门在核准申报表后填写。

2. 一般只需填写一级科目。

3. 在某一级科目下只开展个别二级科目诊疗活动的，应直接填写所设二级科目，如某医疗机构在精神科下仅开设心理咨询服务，则填写精神科的二级科目"临床心理专业"。

4. 只开展某诊疗科目下个别专科病诊疗的，应在填写的相应科目后注明专科病名称，如"骨科（颈椎病专科）"。

5. 只提供门诊服务的科目，应注明"门诊"字样，如"肝炎专业门诊"。

七、《医疗机构执业许可证》的"诊疗科目"栏填写原则与《医疗机构申请执业登记注册书》"核准登记事项"相应栏目相同。

八、名词释义与注释

代码	诊疗科目	注释
01.	预防保健科	含社区保健、儿童计划免疫、健康教育等
02.	全科医疗科	由医务人员向病人提供综合（不分科）诊疗服务和家庭医疗服务的均属此科目，如基层诊所、卫生所（室）等提供的服务
08.	小儿外科	医疗机构仅在外科提供部分儿童手术，未独立设立本专业的，不填报本科目
23.	职业病科	二级科目只供职业病防治机构使用。综合医院经批准设职业病科的，不需再填二级科目
25.	特种医学与军事医学科	含航天医学、航空医学、航海医学、潜水医学、野战外科学、军队各类预防和防护学科等
32.09	介入放射学专业	在各临床科室开展介入放射学检查和治疗的，均应在《医疗机构申请执业登记注册书》的"医疗机构诊疗科目申报表"中申报本科目

附：

卫生部关于修订《医疗机构诊疗科目名录》部分科目的通知

（2007 年 5 月 31 日）

卫医发〔2007〕174 号

各省、自治区、直辖市卫生厅局，新疆生产建设兵团及计划单列市卫生局，卫生部直属有关单位：

为加强医疗服务管理，经研究决定，修订《医疗机构诊疗科目名录》部分二级科目，增补若干项目。

一、根据《人体器官移植条例》（国务院令第 491 号）和卫生部《人体器官移植技术临床应用管理暂行规定》（卫医发〔2006〕94 号），增补诊疗科目外科（04.）普通外科专业（04.01）下肝脏移植项目、胰腺移植项目、小肠移植项目，泌尿外科专业（04.04）下肾脏移植项目，胸外科专业（04.05）下肺脏移植项目，心脏大血管外科专业（04.06）下心脏移植项目。

二、根据《医疗机构临床实验室管理办法》（卫医发〔2006〕73 号）和专家建议，诊疗科目医学检验科（30.）下临床生化检验专业（30.03）修订为临床化学检验专业（30.03）；增补临床细胞分子遗传学专业（30.05）。

本通知自下发之日起执行。

附件：

修订增补后的诊疗科目

代　码	诊疗科目
04.	外科
04.01	普通外科专业
04.01.01	肝脏移植项目
04.01.02	胰腺移植项目
04.01.03	小肠移植项目
04.02	神经外科专业
04.03	骨科专业
04.04	泌尿外科专业
04.04.01	肾脏移植项目
04.05	胸外科专业
04.05.01	肺脏移植项目
04.06	心脏大血管外科专业
04.06.01	心脏移植项目
04.07	烧伤科专业
04.08	整形外科专业
04.09	其他
30.	医学检验科
30.01	临床体液、血液专业
30.02	临床微生物学专业
30.03	临床化学检验专业
30.04	临床免疫、血清学专业
30.05	临床细胞分子遗传学专业
30.06	其他

卫生部关于在《医疗机构诊疗科目名录》中增加"疼痛科"诊疗科目的通知

（2007 年 7 月 16 日）

卫医发〔2007〕227 号

各省、自治区、直辖市卫生厅局，新疆生产建设兵团卫生局，部直属有关单位：

随着我国临床医学的发展和患者对医疗服务需求的增加，根据中华医学会和有关专家建议，经研究决定：

一、在《医疗机构诊疗科目名录》（卫医发〔1994〕第 27 号文附件 1）中增加一级诊疗科目"疼痛科"，代码："27"。"疼痛科"的主要业务范围为：慢性疼痛的诊断治疗。

二、开展"疼痛科"诊疗科目诊疗服务的医疗机构应有具备麻醉科、骨科、神经内科、神经外科、风湿免疫科、肿瘤科或康复医学科等专业知识之一和临床疼痛诊疗工作经历及技能的执业医师。

三、目前，只限于二级以上医院开展"疼痛科"诊疗科目诊疗服务。具有符合本通知第二条规定条件执业医师的二级以上医院可以申请增加"疼痛科"诊疗科目。门诊部、诊所、社区卫生服务机构、乡镇卫生院等其他类别医疗机构暂不设立此项诊疗科目。

四、拟增加"疼痛科"诊疗科目的二级以上医院应向核发其《医疗机构执业许可证》的地方卫生行政部门提出申请，地方卫生行政部门应依法严格审核，对符合条件的予以登记"疼痛科"诊疗科目。

五、医疗机构登记"疼痛科"诊疗科目后，方可开展相应的诊疗活动。开展"疼痛科"诊疗科目诊疗服务应以卫生部委托中华医学会编写的《临床技术操作规范（疼痛学分册）》《临床诊疗指南（疼痛学分册）》等为指导，确保医疗质量和医疗安全。

本通知自下发之日起执行。

卫生部关于在《医疗机构诊疗科目名录》中增加"重症医学科"诊疗科目的通知

（2009 年 1 月 19 日）

卫医政发〔2009〕9 号

各省、自治区、直辖市卫生厅局，新疆生产建设兵团卫生局：

随着我国临床医学的发展和患者对医疗服务需求的增加，根据中华医学会和有关专家建议，在广泛征求意见的基础上，经研究决定：

一、在《医疗机构诊疗科目名录》（卫医发〔1994〕第 27 号文附件 1）中增加一级诊疗科目"重症医学科"，代码："28"。

重症医学科的主要业务范围为：急危重症患者的抢救和延续性生命支持；发生多器官功能障碍患者的治疗和器官功能支持；防治多脏器功能障碍综合征。

二、开展"重症医学科"诊疗科目诊疗服务的医院应当有具备内科、外科、麻醉科等专业知识之一和临床重症医学诊疗工作经历及技能的执业医师。

三、目前，只限于二级以上综合医院开展"重症医学科"诊疗科目诊疗服务。具有符合本通知第二条规定的二级以上综合医院可以申请增加"重症医学科"诊疗科目。

四、拟增加"重症医学科"诊疗科目的医院应当向核发其《医疗机构执业许可证》的地方卫生行政部门提出申请，地方卫生行政部门应当依法严格审核，对符合条件的予以登记"重症医学科"诊疗科目。

五、"重症医学科"诊疗科目应当以卫生部委托中华医学会编写的《临床技术操作规范（重症医学分册）》和《临床诊疗指南（重症医学分册）》等为指导开展诊疗服务。

六、从事"重症医学科"诊疗服务的医师应当向卫生行政部门重新申请核定医师执业范围；卫生行政部门根据医师申请和医院证明材料，对符合第二条规定医师的执业范围核定为"重症医学科"。

七、二级以上综合医院原已设置的综合重症加强治疗科（病房、室）（ICU）应重新申请"重症医学科"诊疗科目登记，并更改原科室名称为重症医学科。目前设置在专科医院和综合医院相关科室内的与本科重症患者治疗有关的病房，如内或外科重症加强治疗科（内科或外科 ICU）、心血管重症监护病房（CCU）、儿科重症监护病房（PICU）等可以保留，中文名称统一为××科重症监护病房（室），继续在相关专业范围内开展诊疗活动，其医师执业范围不变。

八、设置"重症医学科"的医院要按照我部有关规定严格科室管理，确保医疗质量和医疗安全，并采取有效措施加强重症医学专业人才培养和重症医学学科建设，促进其健康发展。

九、未经批准"重症医学科"诊疗科目登记的医疗机构不得设置重症医学科；相关科室可以设置监护室、抢救室等开展对本科重症患者的救治。

本通知自下发之日起执行。

医师资格考试暂行办法

（1999年7月16日卫生部令第4号颁布，自颁布之日起施行）

第一章 总 则

第一条 根据《中华人民共和国执业医师法》（以下简称《执业医师法》）第八条的规定，制定本办法。

第二条 医师资格考试是评价申请医师资格者是否具备执业所必须的专业知识与技能的考试。

第三条 医师资格考试分为执业医师资格考试和执业助理医师资格考试。考试类别分为临床、中医（包括中医、民族医、中西医结合）、口腔、公共卫生四类。考试方式分为实践技能考试和医学综合笔试。

医师资格考试方式的具体内容和方案由卫生部医师资格考试委员会制定。

第四条 医师资格考试实行国家统一考试，每年举行一次。考试时间由卫生部医师资格考试委员会确定，提前3个月向社会公告。

第二章 组织管理

第五条 卫生部医师资格考试委员会，负责全国医师资格考试工作。委员会下设办公室和专门委员会。

各省、自治区、直辖市卫生行政部门牵头成立医师资格考试领导小组，负责本辖区的医师资格考试工作。领导小组组长由省级卫生行政部门的主要领导兼任。

第六条 医师资格考试考务管理实行同级卫生行政部门领导下的国家医学考试中心、考区、考点三级分别负责制。

第七条 国家医学考试中心在卫生部和卫生部医师资格考试委员会领导下，具体负责医师资格考试的技术性工作，其职责是：

（一）组织拟定考试大纲和命题组卷的有关具体工作；

（二）组织制订考务管理规定；

（三）承担考生报名信息处理、制卷、发送试卷、回收答题卡等考务工作；

（四）组织评定考试成绩，提供考生成绩单；

（五）提交考试结果统计分析报告；

（六）向卫生部和卫生部医师资格考试委员会报告考试工作；

（七）指导考区办公室和考点办公室的业务工作；

（八）承担命题专家的培训工作；

（九）其他。

第八条 各省、自治区、直辖市为考区，考区主任由省级卫生行政部门主管领导兼任。

考区的基本情况和人员组成报卫生部医师资格考试委员会备案。

考区设办公室，其职责是：

（一）制定本地区医师考试考务管理具体措施；

（二）负责本地区的医师资格考试考务管理；

（三）指导各考点办公室的工作；

（四）接收或转发报名信息、试卷、答题卡、成绩单等考试资料；向国家医学考试中心寄送报名信息、答题卡等考试资料；

（五）复核考生报名资格；

（六）处理、上报考试期间本考区发生的重大问题；

（七）其他。

第九条 考区根据考生情况设置考点，报卫生部医师资格考试委员会备案。考点应设在地或设区的市。考点设主考1人，由地或设区的市级卫生行政部门主管领导兼任。

考点设置应符合考点设置标准。

考点设办公室，其职责是：

（一）负责本地区医师资格考试考务工作；

（二）受理考生报名，核实考生提供的报名材料，审核考生报名资格；

（三）指导考生填写报名信息表，按统一要求处理考生信息；

（四）收取考试费；

（五）核发《准考证》；

（六）安排考场，组织培训监考人员；

（七）负责接收本考点的试卷、答题卡，负责考试前的机要存放；

（八）组织实施考试；

（九）考试结束后清点试卷、答题卡，寄送答题卡并销毁试卷；

（十）分发成绩单并受理成绩查询；

（十一）处理、上报考试期间本考点发生的问题；

（十二）其他。

第十条 各级考试管理部门和机构要有计划地逐级培训考务工作人员。

第三章 报考程序

第十一条 凡符合《执业医师法》第九条所列条件的，可以申请参加执业医师资格考试。

在1998年6月26日前获得医士专业技术职务任职资格，后又取得执业助理医师资格的，医士从业时间和取得执业助理医师执业证书后执业时间累计满5年的，可以申请参加执业医师资格考试。

高等学校医学专业本科以上学历是指国务院教育行政部门认可的各类高等学校医学专业本科以上的学历。

第十二条 凡符合《执业医师法》第十条所列条件的，可以申请参加执业助理医师资格考试。

高等学校医学专科学历是指省级以上教育行政部门认可的各类高等学校医学专业专科学历；中等专业学校医学专业学历是指省级以上教育行政部门认可的各类中等专业学校医学专业中专学历。

第十三条 申请参加医师资格考试的人员，应当在公告规定期限内，到户籍所在地的考点办公室报名，并提交下列材料：

（一）二寸免冠正面半身照片两张；

（二）本人身份证明；

（三）毕业证书复印件；

（四）试用机构出具的试用期满1年并考核合格的证明；

（五）执业助理医师申报执业医师资格考试的，还应当提交医师资格证书复印件、医师执业证书复印件、执业时间和考核合格证明；

（六）报考所需的其他材料。

试用机构与户籍所在地跨省分离的，由试用机构推荐，可在试用机构所在地报名参加考试。

第十四条　经审查，符合报考条件，由考点发放准考证。

第十五条　考生报名后不参加考试的，取消本次考试资格。

第四章　实践技能考试

第十六条　在卫生部医师资格考试委员会领导下，省级医师资格考试领导小组根据本辖区考生情况及专业特点，依据实践技能考试大纲，负责实施实践技能考试工作。

第十七条　已经取得执业助理医师执业证书，符合报考执业医师资格条件的，应报名参加相应类别执业医师资格考试的实践技能考试。

第十八条　经省级医师资格考试领导小组批准的，符合《医疗机构基本标准》二级以上医院（中医、民族医、中西医结合医院除外）、妇幼保健院，急救中心标准的机构，承担对本机构聘用的申请报考临床类别人员的实践技能考试。

除前款规定的人员外，其他人员应根据考点办公室的统一安排，到省级医师资格考试领导小组指定的地或设区的市级以上医疗、预防、保健机构或组织参加实践技能考试。该机构或组织应当在考生医学综合笔试考点所在地。

第十九条　承担实践技能考试的考官应具备下列条件：

（一）取得主治医师以上专业技术职务任职资格满3年；

（二）具有1年以上培训医师或指导医学专业学生实习的工作经历；

（三）经省级医师资格考试领导小组进行考试相关业务知识的培训，考试成绩合格，并由省级医师资格考试领导小组颁发实践技能考试考官聘任证书。

实践技能考试考官的聘用任期为2年。

第二十条　承担实践技能考试的机构或组织内设若干考试小组。每个考试小组由3人以上单数考官组成。其中1名为主考官。主考官应具有副主任医师以上专业技术职务任职资格，并经承担实践技能考试机构或组织的主要负责人推荐，报考点办公室审核，由考点主考批准。

第二十一条　考官有下列情形之一的，必须自行回避；应试者也有权以口头或者书面方式申请回避：

（一）是应试者的近亲属；

（二）与应试者有利害关系；

（三）与应试者有其他关系，可能影

响考试公正的。

前款规定适用于组织考试的工作人员。

第二十二条 实践技能考试机构或组织应对应试者所提交的试用期1年的实践材料进行认真审核。

第二十三条 考试小组进行评议时，如果意见分歧，应当少数服从多数，并由主考官签署考试结果。但是少数人的意见应当写入笔录。评议笔录由考试小组的全体考官签名。

第二十四条 省级医师资格考试领导小组要加强对承担实践技能考试工作的机构或组织的检查、指导、监督和评价。

第二十五条 本办法第十八条第一款规定的机构，应当将考生考试结果及有关资料报考点办公室审核。考点办公室应在医学综合笔试考试日期15日前将考生实践技能考试结果通知考生，并对考试合格的，发给由主考签发的实践技能考试合格证明。

本办法第十八条第二款规定的机构或组织应于考试结束后将考生考试结果及有关资料报考点办公室审核，由考点办公室将考试结果通知考生，对考试合格的，发给由主考签发的实践技能考试合格证明。具体上报和通知考生时间由省级卫生行政部门规定。

实践技能考试合格者方可参加医学综合笔试。

第五章 医学综合笔试

第二十六条 实践技能考试合格的考生应持实践技能考试合格证明参加医学综合笔试。

第二十七条 医师资格考试试卷（包括备用卷）和标准答案，启用前应当严格保密；使用后的试卷应予销毁。

第二十八条 国家医学考试中心向考区提供医学综合笔试试卷和答题卡、各考区成绩册、考生成绩单及考试统计分析结果。考点在考区的领导监督下组织实施考试。

第二十九条 考试中心、考区、考点工作人员及命题人员，如有直系亲属参加当年医师资格考试的，应实行回避。

第三十条 医师资格考试结束后，考区应当立即将考试情况报告卫生部医师资格考试委员会。

第三十一条 医师资格考试的合格线由卫生部医师资格考试委员会确定，并向社会公告。

第三十二条 考生成绩单由考点发给考生。考生成绩在未正式公布前，应当严格保密。

第三十三条 考试成绩合格的，授予执业医师资格或执业助理医师资格，由省级卫生行政部门颁发卫生部统一印制的《医师资格证书》。

《医师资格证书》是执业医师资格或执业助理医师资格的证明文件。

第六章 处 罚

第三十四条 违反本办法，考生有下列情形之一的，县级以上卫生行政部门视情节，给予警告、通报批评、取消单元考试资格、取消当年考试资格的处罚或处分；构成犯罪的，依法追究刑事责任：

（一）违反考场纪律、影响考场秩序；

（二）由他人代考、偷换答卷；

（三）假报姓名、年龄、学历、工龄、民族、身份证明、学籍等；

（四）伪造有关资料，弄虚作假；

（五）其他严重舞弊行为。

第三十五条　考试工作人员违反本办法，有下列情形之一的，由县级以上卫生行政部门给予警告或取消考试工作人员资格，考试工作人员所在单位可以给予记过、记大过、降级、降职、撤职、开除等处分；构成犯罪的，依法追究刑事责任：

（一）监考中不履行职责；

（二）在阅卷评分中错评、漏评、差错较多，经指出仍不改正的；

（三）泄漏阅卷评分工作情况；

（四）利用工作之便，为考生舞弊提供条件或者谋取私利；

（五）其他严重违纪行为。

第三十六条　考点有下列情况之一，造成较大影响的，取消考点资格，并追究考点负责人的责任：

（一）考点考务工作管理混乱，出现严重差错的；

（二）所属考场秩序混乱、出现大面积舞弊、抄袭现象的；

（三）发生试卷泄密、损毁、丢失的；

（四）其他影响考试的行为。

考场、考点发生考试纪律混乱、有组织的舞弊，相应范围内考试无效。

第三十七条　卫生行政部门工作人员违反本办法有关规定，在考试中弄虚作假、玩忽职守、滥用职权、徇私舞弊，尚不构成犯罪的，依法给予行政处分；构成犯罪的，依法追究刑事责任。

第三十八条　为申请参加实践技能考试的考生出具伪证的，依法追究直接责任者的法律责任。执业医师出具伪证的，注销注册，吊销其《医师执业证书》。对出具伪证的机构主要负责人视情节予以降职、撤职等处分；构成犯罪的，依法追究刑事责任。

省级医师资格考试领导小组对违反有关规定的承担实践技能考试机构或组织责令限期整改；情节严重的，取消承担实践技能考试机构或组织的资格，五年内不得再次申请承担实践技能考试指定机构或组织。

第七章　附　　则

第三十九条　省级卫生行政部门可根据本办法制定具体规定，并报卫生部备案。

第四十条　国家和省级中医药主管部门分别在卫生部医师资格考试委员会和省级医师资格考试领导小组统一安排下，参与组织中医（包括中医、民族医、中西医结合）医师资格考试中的有关技术性工作、考生资格审核、实践技能考试等。

第四十一条　本办法所称医疗机构是指符合《医疗机构管理条例》第二条和《医疗机构管理条例实施细则》第二条和第三条规定的机构；社区卫生服务机构和采供血机构适用《医疗机构管理条例实施细则》第三条第一款（十二）的规定；预防机构是指《传染病防治法实施办法》第

七十三条规定的机构。

第四十二条 计划生育技术服务机构中的人员适用本办法的规定。

第四十三条 本办法由卫生部解释。

第四十四条 本办法自颁布之日起施行。

附：

卫生部关于修改《医师资格考试暂行办法》第十七条的通知

（2002年2月5日）

卫医发〔2002〕37号

各省、自治区、直辖市卫生厅局，新疆生产建设兵团卫生局：

根据医师资格考试的有关情况，经研究，决定对卫生部令〈4号〉《医师资格考试暂行办法》第十七条修改如下：

已经取得执业助理医师执业证书，报考执业医师资格的，应报名参加相应类别执业医师资格考试的实践技能考试。

卫生部关于修订《医师资格考试暂行办法》第十六条和第三十四条的通知

（2003年4月18日）

（卫生部2003年4月21日印发）

各省、自治区、直辖市卫生厅局，新疆生产建设兵团卫生局：

根据医师资格考试的实际情况，经研究，决定对《医师资格考试暂行办法》卫生部令〈4号〉第十六条、第三十四条进

行修改。第十六条修改为：

在卫生部医师资格考试委员会的领导下，国家医学考试中心和国家中医药管理局中医师资格认证中心依据实践技能考试大纲，统一命制实践技能考试试题，向考区提供试卷、计算机化考试软件、考生评分册等考试材料。省级医师资格考试领导小组负责组织实施实践技能考试。

第三十四条修改为：

违反本办法，考生有下列情形之一的，县级以上卫生行政部门视情节，给予警告、通报批评、终止考试、取消单元考试资格、取消当年考试资格和考试成绩并取消自下一年度起两年内参加医师资格考试资格的处罚或行政处分；构成犯罪的，依法追究刑事责任：

（一）违反考场纪律、影响考场秩序；

（二）传抄、夹带、偷换试卷；

（三）假报姓名、年龄、学历、工龄、民族、身份证明、学籍等；

（四）伪造有关资料，弄虚作假；

（五）其他严重舞弊行为。

考生由他人代考，取消当年考试资格和考试成绩并取消自下一年度起两年内参加医师资格考试的资格。代他人参加医师资格考试的经执业注册的医师，应认定为医师定期考核不合格，按《执业医师法》第三十一条处理；代他人参加医师资格考试的其他人员，移交相关部门处理。

对以各种欺骗手段取得《医师资格证书》者，应收回其《医师资格证书》，自下一年度起两年内不予受理其报名参加医师资格考试的申请。

卫生部关于修订《医师资格考试暂行办法》第三十四条的通知

（2008年6月6日）

卫医发〔2008〕32号

各省、自治区、直辖市卫生厅局，新疆生产建设兵团卫生局：

根据医师资格考试的实际情况，经研究，决定对《医师资格考试暂行办法》（卫生部令第4号）第三十四条修改如下：

考生有下列情形之一的，当年本单元考试成绩无效：

（一）进入考场时，未按要求将所携带的规定以外物品放在指定位置，并经告诫不改的；

（二）开考后，未在规定的座位参加考试的；

（三）考试开始信号发出前答题或者考试结束信号发出后继续答题的；

（四）在考场或者医师资格考试机构禁止的范围内，喧哗、吸烟或者实施其他影响考场秩序的行为，经告诫不改的；

（五）未经考试工作人员同意在考试过程中擅自离开座位或考场的；

（六）用规定以外的笔或者纸答题的，或者在试卷规定以外的地方书写姓名、考号、试题答案的，或者以其他方式在答卷（含答题卡，下同）上标记信息的。

考生有下列情形之一的，当年考试成绩无效：

（一）携带记载有与考试内容相关文字的纸质材料或者存储有与考试内容相关资料的电子设备参加考试的；

（二）在考试过程中旁窥、交头接耳、互打暗号或者手势的；

（三）抄袭、协助他人抄袭试题答案或者与考试内容相关的资料的；

（四）故意损毁试卷、答卷或者考试材料的。

考生有下列情形之一的，当年考试成绩无效，2年内不得报名参加医师资格考试：

（一）抢夺、窃取他人试卷、答卷或者强迫他人为自己抄袭提供方便的；

（二）由他人冒名代替自己参加考试的；

（三）在规定时间内不在答卷上填写本人信息或者填写他人身份信息的；

（四）传、接物品或者交换试卷、答卷的；

（五）将试卷、答卷或者涉及试题、答案内容的材料带出考场的；

（六）通过伪造证件、证明及其他材料获得考试资格和考试成绩的；

（七）同一类别同一考场实践技能考试主观题答卷答案雷同的；

（八）开考后，被查出携带通讯工具或电子作弊设备的；

（九）故意扰乱考场、评卷场所等考试工作场所秩序，拒绝、妨碍考试工作人员履行管理职责，或威胁、侮辱、殴打考试工作人员或其他考生的；

（十）其他严重违规行为的。

考生有下列情形之一的，当年考试成绩无效，终身不得报名参加医师资格考试：

（一）考生在考试区域利用通讯工具

或者电子设备发送试题答案或试卷内容的；

（二）参与有组织作弊的。

当年本单元考试成绩无效的处理由考点所在地县级卫生行政部门决定，当年考试成绩无效的处理由考点所在地设区的市级卫生行政部门决定，当年考试成绩无效并2年内或者终身不得报名参加医师资格考试的处理由考区所在地的省级卫生行政部门决定。

本通知自下发之日起施行。

医师执业注册暂行办法

（1999年7月16日卫生部令第5号颁布，自颁布之日起施行）

第一章 总 则

第一条 为了规范医师执业活动，加强医师队伍管理，根据《中华人民共和国执业医师法》，制定本办法。

第二条 医师经注册取得医师执业证书后，方可按照注册的执业地点、执业类别、执业范围，从事相应的医疗、预防、保健活动。

执业地点是指医师执业的医疗、预防、保健机构及其登记注册的地址。

执业类别是指临床、中医（包括中医、民族医和中西医结合）、口腔、公共卫生。

未经注册取得医师执业证书者，不得从事医疗、预防、保健活动。

第三条 卫生部负责全国医师执业注册监督管理工作。

县级以上地方卫生行政部门是医师执业注册的主管部门，负责本行政区域内的医师执业注册监督管理工作。

第二章 注册条件

第四条 凡取得执业医师资格或者执业助理医师资格的，均可申请医师执业注册。

第五条 有下列情形之一的，不予注册：

（一）不具有完全民事行为能力的；

（二）因受刑事处罚，自刑罚执行完毕之日起至申请注册之日止不满2年的；

（三）受吊销医师执业证书行政处罚，自处罚决定之日起至申请注册之日止不满2年的；

（四）甲类、乙类传染病传染期、精神病发病期以及身体残疾等健康状况不适宜或者不能胜任医疗、预防、保健业务工作的；

（五）重新申请注册，经卫生行政部门指定机构或组织考核不合格的；

（六）卫生部规定不宜从事医疗、预防、保健业务的其他情形的。

第三章 注册程序

第六条 拟在医疗、保健机构中执业的人员，应当向批准该机构执业的卫生行政部门申请注册。拟在预防机构中执业的人员，应当向该机构的同级卫生行政部门申请注册。

拟在机关、企业和事业单位的医疗机构中执业的人员，应当向核发该机构医疗机构执业许可证的卫生行政部门申请。

第七条 申请医师执业注册，应当提交下列材料：

（一）医师执业注册申请审核表；

（二）二寸免冠正面半身照片两张；

（三）医师资格证书；

（四）注册主管部门指定的医疗机构出具的申请人 6 个月内的健康体检表；

（五）申请人身份证明；

（六）医疗、预防、保健机构的拟聘用证明；

（七）省级以上卫生行政部门规定的其他材料。

重新申请注册的，除提交前款第二至七项规定的材料外，还应提交医师重新执业注册申请审核表和县级以上卫生行政部门指定的医疗、预防、保健机构或组织出具的业务水平考核结果证明；

获得执业医师资格或执业助理医师资格后 2 年内未注册者，申请注册时，还应提交在省级以上卫生行政部门指定的机构接受 3 至 6 个月的培训，并经考核合格的证明。

第八条 注册主管部门应当自收到注册申请之日起 30 日内，对申请人提交的申请材料进行审核。审核合格的，予以注册，并发给卫生部统一印制的医师执业证书。

第九条 对不符合注册条件的，注册主管部门应当自收到注册申请之日起 30 日内，书面通知申请人，并说明理由。申

请人如有异议的，可以依法申请行政复议或者向人民法院提起行政诉讼。

第十条 有下列情形之一的，应当重新申请注册：

（一）中止医师执业活动 2 年以上的；

（二）本办法第五条规定不予注册的情形消失的。

重新申请注册的人员，应当首先到县级以上卫生行政部门指定的医疗、预防、保健机构或组织，接受 3 至 6 个月的培训，并经考核合格，方可依照本办法的规定重新申请执业注册。

第十一条 执业助理医师取得执业医师资格后，继续在医疗、预防、保健机构中执业的，应当按本办法第六条规定，申请执业医师注册。

申请人除提交本办法第七条第一款规定的材料外，还应当提交原医师执业证书。注册主管部门在办理执业注册手续时，应当收回原医师执业证书，核发新的医师执业证书。

第十二条 医师执业证书应妥善保管，不得出借、出租、抵押、转让、涂改和毁损。如发生损坏或者遗失，当事人应当及时向原发证部门申请补发或换领。损坏的医师执业证书，应当交回原发证部门。医师执业证书遗失的，原持证人应当于 15 日内在当地指定报刊上予以公告。

第四章 注销注册与变更注册

第十三条 医师注册后有下列情形之一的，其所在的医疗、预防、保健机构应

当在 30 日内报告注册主管部门，办理注销注册：

（一）死亡或者被宣告失踪的；

（二）受刑事处罚的；

（三）受吊销医师执业证书行政处罚的；

（四）因考核不合格，暂停执业活动期满，经培训后再次考核仍不合格的；

（五）中止医师执业活动满 2 年的；

（六）身体健康状况不适宜继续执业的；

（七）有出借、出租、抵押、转让、涂改医师执业证书行为的。

（八）卫生部规定不宜从事医疗、预防、保健业务的其他情形。

注册主管部门对具有前款规定情形的，应当予以注销注册，收回医师执业证书。

第十四条 被注销注册的当事人如有异议的，可以依法申请行政复议或者向人民法院提起诉讼。

第十五条 医师注册后有下列情况之一的，其所在的医疗、预防、保健机构应当在 30 日内报注册主管部门备案：

（一）调离、退休、退职；

（二）被辞退、开除；

（三）省级以上卫生行政部门规定的其他情形。

第十六条 医师变更执业地点、执业类别、执业范围等注册事项的，应当到注册主管部门办理变更注册手续，并提交医师变更执业注册申请审核表、医师资格证书、医师执业证书及省级以上卫生行政部门规定提交的其他材料。

但经医疗、预防、保健机构批准的卫生支农、会诊、进修、学术交流、承担政府交办的任务和卫生行政部门批准的义诊等除外。

第十七条 医师申请变更执业注册事项属于原注册主管部门管辖的，申请人应到原注册主管部门申请办理变更手续。

医师申请变更执业注册事项不属于原注册主管部门管辖的，申请人应当先到原注册主管部门申请办理变更注册事项和医师执业证书编码，然后到拟执业地点注册主管部门申请办理变更执业注册手续。

跨省、自治区、直辖市变更执业注册事项的，除依照前款规定办理有关手续外，新的执业地点注册主管部门在办理执业注册手续时，应收回原医师执业证书，并发给新的医师执业证书。

第十八条 注册主管部门应当自收到变更注册申请之日起 30 日内办理变更注册手续。对因不符合变更注册条件不予变更的，应当自收到变更注册申请之日起 30 日内书面通知申请人，并说明理由。申请人如有异议的，可以依法申请行政复议或者向人民法院提起诉讼。

第十九条 医师在办理变更注册手续过程中，在医师执业证书原注册事项已被变更，未完成新的变更事项许可前，不得从事执业活动。

第二十条 医师执业注册主管部门，应当对医师执业证书的准予注册、发放、注销注册和变更注册等，建立统计制度和档案制度。

第二十一条 县级以上地方卫生行政

部门应当对准予注册、注销注册或变更注册的人员名单予以公告，并由省级卫生行政部门汇总，报卫生部备案。

第二十二条　医疗、预防、保健机构未依照《中华人民共和国执业医师法》第十六条和本办法第十五条的规定履行报告职责，导致严重后果的，由县级以上卫生行政部门对该机构的主要负责人给予行政处分。

第五章　附　　则

第二十三条　中医（包括中医、民族医、中西医结合）医疗机构的医师执业注册管理由中医（药）主管部门负责。

第二十四条　医师执业范围另行制定。

第二十五条　医师执业地点在两个以上的管理规定另行制定。

第二十六条　本办法所称医疗机构是指符合《医疗机构管理条例》第二条和《医疗机构管理条例实施细则》第二条和第三条规定的机构，社区卫生服务机构和采供血机构适用《医疗机构管理条例实施细则》第三条第十二项的规定；预防机构是指《传染病防治法实施办法》第七十三条规定的机构。

第二十七条　计划生育技术服务机构中的医师适用本办法的规定。

第二十八条　境外人员申请在中国境内执业的，按国家有关规定办理。

第二十九条　本办法自颁布之日起施行。

中外合资、合作医疗机构管理暂行办法

（2000 年 5 月 15 日卫生部、对外贸易经济合作部令第 11 号发布，自 2000 年 7 月 1 日起施行）

第一章　总　　则

第一条　为进一步适应改革开放的需要，加强对中外合资、合作医疗机构的管理，促进我国医疗卫生事业的健康发展，根据《中华人民共和国中外合资经营企业法》《中华人民共和国中外合作经营企业法》《医疗机构管理条例》等国家有关法律、法规，制定本办法。

第二条　本办法所称中外合资、合作医疗机构是指外国医疗机构、公司、企业和其他经济组织（以下称合资、合作外方），按照平等互利的原则，经中国政府主管部门批准，在中国境内（香港、澳门及台湾地区除外，下同）与中国的医疗机构、公司、企业和其他经济组织（以下称合资、合作中方）以合资或者合作形式设立的医疗机构。

第三条　申请在中国境内设立中外合资、合作医疗机构，适用本办法。

第四条　中外合资、合作医疗机构必须遵守国家有关法律、法规和规章。中外合资、合作医疗机构的正当经营活动及合资、合作双方的合法权益受中国法律保护。

第五条 卫生部和对外贸易经济合作部（以下称外经贸部）在各自的职责范围内负责全国中外合资、合作医疗机构管理工作。

县级以上地方人民政府卫生行政部门（含中医药主管部门）和外经贸行政部门在各自职责范围内负责本行政区域内中外合资、合作医疗机构的日常监督管理工作。

第二章 设置条件

第六条 中外合资、合作医疗机构的设置与发展必须符合当地区域卫生规划和医疗机构设置规划，并执行卫生部制定的《医疗机构基本标准》。

第七条 申请设立中外合资、合作医疗机构的中外双方应是能够独立承担民事责任的法人。合资、合作的中外双方应当具有直接或间接从事医疗卫生投资与管理的经验，并符合下列要求之一：

（一）能够提供国际先进的医疗机构管理经验、管理模式和服务模式；

（二）能够提供具有国际领先水平的医学技术和设备；

（三）可以补充或改善当地在医疗服务能力、医疗技术、资金和医疗设施方面的不足。

第八条 设立的中外合资、合作医疗机构应当符合以下条件：

（一）必须是独立的法人；

（二）投资总额不得低于 2000 万人民币；

（三）合资、合作中方在中外合资、合作医疗机构中所占的股权比例或权益不得低于 30%；

（四）合资、合作期限不超过 20 年；

（五）省级以上卫生行政部门规定的其他条件。

第九条 合资、合作中方以国有资产参与投资（包括作价出资或作为合作条件），应当经相应主管部门批准，并按国有资产评估管理有关规定，由国有资产管理部门确认的评估机构对拟投入国有资产进行评估。经省级以上国有资产管理部门确认的评估结果，可以作为拟投入的国有资产的作价依据。

第三章 设置审批与登记

第十条 设置中外合资、合作医疗机构，应先向所在地设区的市级卫生行政部门提出申请，并提交以下材料：

（一）设置医疗机构申请书；

（二）合资、合作双方法人代表签署的项目建议书及中外合资、合作医疗机构设置可行性研究报告；

（三）合资、合作双方各自的注册登记证明（复印件）、法定代表人身份证明（复印件）和银行资信证明；

（四）国有资产管理部门对拟投入国有资产的评估报告确认文件。

设区的市级卫生行政部门对申请人提交的材料进行初审，并根据区域卫生规划和医疗机构设置规划提出初审意见，并与申请材料、当地区域卫生规划和医疗机构设置规划一起报所在地省级卫生行政部门审核。

第十一条 省级卫生行政部门对申请材料及设区的市级卫生行政部门初审意见进行审核后报卫生部审批。

报请审批，需由省级卫生行政部门向卫生部提交以下材料：

（一）申请人设置申请材料；

（二）设置地设区的市级人民政府批准发布实施的《医疗机构设置规划》及设置地设区的市级和省级卫生行政部门关于拟设置中外合资、合作医疗机构是否符合当地区域卫生规划和医疗机构设置规划的审核意见；

（三）省级卫生行政管理部门关于设置该中外合资、合作医疗机构的审核意见，其中包括对拟设置中外合资、合作医疗机构的名称、选址、规模（床位、牙椅）、诊疗科目和经营期限等的意见；

（四）法律、法规和卫生部规定的其他材料。

卫生部应当自受理之日起 45 个工作日内，作出批准或者不批准的书面决定。

第十二条 申请设置中外合资、合作中医医疗机构（含中外合资、合作中西结合医疗机构和中外合资、合作民族医疗机构）的，按本办法第十条和第十一条要求，经所在地设区的市级卫生行政部门初审和所在地的省级卫生行政部门审核，报国家中医药管理局审核后转报卫生部审批。

第十三条 申请人在获得卫生部设置许可后，按照有关法律、法规向外经贸部提出申请，并提交以下材料：

（一）设置申报材料及批准文件；

（二）由中外合资、合作各方的法定代表人或其授权的代表签署的中外合资、合作医疗机构的合同、章程；

（三）拟设立中外合资、合作医疗机构董事会成员名单及合资、合作各方董事委派书；

（四）工商行政管理部门出具的机构名称预先核准通知书；

（五）法律、法规和外经贸部规定的其他材料。

外经贸部应当自受理申请之日起 45个工作日内，作出批准或者不批准的书面决定；予以批准的，发给《外商投资企业批准证书》。

获得批准设立的中外合资、合作医疗机构，应自收到外经贸部颁发的《外商投资企业批准证书》之日起 1 个月内，凭此证书到国家工商行政管理部门办理注册登记手续。

第十四条 申请在我国中西部地区或老、少、边、穷地区设置中外合资、合作医疗机构或申请设置的中外合资、合作医疗机构所提供的医疗服务范围和内容属于国家鼓励的服务领域，可适当放宽第七条、第八条规定的条件。

第十五条 获准设立的中外合资、合作医疗机构，应当按《医疗机构管理条例》和《医疗机构管理条例实施细则》关于医疗机构执业登记所规定的程序和要求，向所在地省级卫生行政部门规定的卫生行政部门申请执业登记，领取《医疗机构执业许可证》。

省级卫生行政部门根据中外合资、合作医疗机构的类别和规模，确定省级卫生行政部门或设区的市级卫生行政部门受理中外合资、合作医疗机构执业登记申请。

第十六条　中外合资、合作医疗机构命名应当遵循卫生部发布的《医疗机构管理条例实施细则》规定。中外合资、合作医疗机构的名称由所在地地名、识别名和通用名依次组成。

第十七条　中外合资、合作医疗机构不得设置分支机构。

第四章　变更、延期和终止

第十八条　已设立的中外合资、合作医疗机构变更机构规模（床位、牙椅）、诊疗科目、合资、合作期限等，应按本办法第三章规定的审批程序，经原审批机关审批后，到原登记机关办理相应的变更登记手续。

中外合资、合作医疗机构涉及合同、章程有关条款的变更，由所在地外经贸部门转报外经贸部批准。

第十九条　中外合资、合作医疗机构合资、合作期20年届满，因特殊情况确需延长合资、合作期限的，合资、合作双方可以申请延长合资、合作期限，并应当在合资、合作期限届满的90天前申请延期。延期申请经省级卫生行政部门和外经贸行政部门审核同意后，报请卫生部和外经贸部审批。审批机关自接到申请之日起45个工作日内，作出批准或者不予批准的书面决定。

第二十条　经批准设置的中外合资、合作医疗机构，应当在审批机关规定的期限内办理完有关登记注册手续；逾期未能完成的，经审批机关核准后，撤销该合资、合作项目。

第五章　执　　业

第二十一条　中外合资、合作医疗机构作为独立法人实体，自负盈亏，独立核算，独立承担民事责任。

第二十二条　中外合资、合作医疗机构应当执行《医疗机构管理条例》和《医疗机构管理条例实施细则》关于医疗机构执业的规定。

第二十三条　中外合资、合作医疗机构必须执行医疗技术准入规范和临床诊疗技术规范，遵守新技术、新设备及大型医用设备临床应用的有关规定。

第二十四条　中外合资、合作医疗机构发生医疗事故，依照国家有关法律、法规处理。

第二十五条　中外合资、合作医疗机构聘请外籍医师、护士，按照《中华人民共和国执业医师法》和《中华人民共和国护士管理办法》等有关规定办理。

第二十六条　发生重大灾害、事故、疾病流行或者其他意外情况时，中外合资、合作医疗机构及其卫生技术人员要服从卫生行政部门的调遣。

第二十七条　中外合资、合作医疗机构发布本机构医疗广告，按照《中华人民共和国广告法》《医疗广告管理办法》办理。

第二十八条　中外合资、合作医疗机构的医疗收费价格按照国家有关规定执行。

第二十九条　中外合资、合作医疗机构的税收政策按照国家有关规定执行。

第六章　监　督

第三十条　县以上地方各级卫生行政部门负责本行政区域内中外合资、合作医疗机构的日常监督管理工作。

中外合资、合作医疗机构的《医疗机构执业许可证》每年校验一次，《医疗机构执业许可证》的校验由医疗机构执业登记机关办理。

第三十一条　中外合资、合作医疗机构应当按照国家对外商投资企业的有关规定，接受国家有关部门的监督。

第三十二条　中外合资、合作医疗机构违反国家有关法律、法规和规章，由有关主管部门依法查处。对于违反本办法的中外合资、合作医疗机构，县级以上卫生行政部门和外经贸部门可依据相关法律、法规和规章予以处罚。

第三十三条　地方卫生行政部门和地方外经贸行政部门违反本办法规定，擅自批准中外合资、合作医疗机构的设置和变更的，依法追究有关负责人的责任。

中外各方未经卫生部和外经贸部批准，成立中外合资、合作医疗机构并开展医疗活动或以合同方式经营诊疗项目的，视同非法行医，按《医疗机构管理条例》和《医疗机构管理条例实施细则》及有关规定进行处罚。

第七章　附　则

第三十四条　香港特别行政区、澳门特别行政区、台湾地区的投资者在大陆投资举办合资、合作医疗机构的，参照本办法执行。

第三十五条　申请在中国境内设立外商独资医疗机构的，不予以批准。

第三十六条　各省、自治区、直辖市卫生、外经贸行政部门可依据本办法，结合本地实际制订具体规定。

第三十七条　本办法由卫生部和外经贸部负责解释。

第三十八条　本规定自 2000 年 7 月 1 日起实施。

1989 年 2 月 10 日颁布的卫医字〔89〕第 3 号文和 1997 年 4 月 30 日颁布的〔1997〕外经贸发第 292 号文同时废止。

附：

《中外合资、合作医疗机构管理暂行办法》的补充规定

（2007 年 12 月 30 日卫生部、商务部令第 57 号发布，自 2008 年 1 月 1 日起施行）

为促进香港、澳门与内地建立更紧密的经贸关系，根据国务院批准的《〈内地与香港关于建立更紧密经贸关系的安排〉补充协议四》及《〈内地与澳门关于建立更紧密经贸关系的安排〉补充协议四》，现对《中外合资、合作医疗机构管理暂行办法》（卫生部、外经贸部令第 11 号）中有关香港和澳门服务提供者在内地设立合资、合作医疗机构投资总额作如下补充规定：

一、香港、澳门服务提供者在内地设

立的合资、合作医疗机构，其投资总额不得低于1000万元人民币。

二、本规定中香港、澳门服务提供者应分别符合《内地与香港关于建立更紧密经贸关系的安排》及《内地与澳门关于建立更紧密经贸关系的安排》中关于"服务提供者"定义及相关规定的要求。

三、香港、澳门服务提供者在内地设立合资、合作医疗机构的其他规定，仍参照《中外合资、合作医疗机构管理暂行办法》执行。

四、本规定自2008年1月1日起施行。

《中外合资、合作医疗机构管理暂行办法》的补充规定二

（2008年12月7日卫生部、商务部令第61号发布，自2009年1月1日起施行）

为促进香港、澳门与内地建立更紧密经贸关系，鼓励香港、澳门服务提供者在内地设立商业企业，根据国务院批准的《〈内地与香港关于建立更紧密经贸关系的安排〉补充协议五》及《〈内地与澳门关于建立更紧密经贸关系的安排〉补充协议五》，现就《中外合资、合作医疗机构管理暂行办法》（卫生部、商务部令11号）中有关香港和澳门服务提供者投资在广东省境内设立门诊部问题做出如下补充规定：

一、香港、澳门服务提供者在广东省可以独资形式设立门诊部，门诊部投资总额不作限制。

二、对香港、澳门服务提供者在广东省与内地合资、合作设立的门诊部投资总额不作限制，双方投资比例不作限制。

三、香港、澳门服务提供者申请在广东省以独资或合资、合作形式设立门诊部的，由广东省卫生行政部门负责设置审批和执业登记。

四、申请人在获得广东省卫生部门设置许可后，向广东省商务主管部门提出申请，由广东省商务主管部门审批。

五、本规定自2009年1月1日起施行。

医疗事故技术鉴定暂行办法

（2002年7月31日卫生部令第30号发布，自2002年9月1日起施行）

第一章　总　　则

第一条　为规范医疗事故技术鉴定工作，确保医疗事故技术鉴定工作有序进行，依据《医疗事故处理条例》的有关规定制定本办法。

第二条　医疗事故技术鉴定工作应当按照程序进行，坚持实事求是的科学态度，做到事实清楚、定性准确、责任明确。

第三条　医疗事故技术鉴定分为首次鉴定和再次鉴定。

设区的市级和省、自治区、直辖市直接管辖的县（市）级地方医学会负责组织专家鉴定组进行首次医疗事故技术鉴定工作。

省、自治区、直辖市地方医学会负责组织医疗事故争议的再次鉴定工作。

负责组织医疗事故技术鉴定工作的医学会（以下简称医学会）可以设立医疗事故技术鉴定工作办公室，具体负责有关医疗事故技术鉴定的组织和日常工作。

第四条　医学会组织专家鉴定组，依照医疗卫生管理法律、行政法规、部门规章和诊疗护理技术操作规范、常规，运用医学科学原理和专业知识，独立进行医疗事故技术鉴定。

第二章　专家库的建立

第五条　医学会应当建立专家库。专家库应当依据学科专业组名录设置学科专业组。

医学会可以根据本地区医疗工作和医疗事故技术鉴定实际，对本专家库学科专业组设立予以适当增减和调整。

第六条　具备下列条件的医疗卫生专业技术人员可以成为专家库候选人：

（一）有良好的业务素质和执业品德；

（二）受聘于医疗卫生机构或者医学教学、科研机构并担任相应专业高级技术职务3年以上；

（三）健康状况能够胜任医疗事故技术鉴定工作。

符合前款（一）、（三）项规定条件并具备高级技术职务任职资格的法医可以受聘进入专家库。

负责首次医疗事故技术鉴定工作的医学会原则上聘请本行政区域内的专家建立专家库；当本行政区域内的专家不能满足建立专家库需要时，可以聘请本省、自治区、直辖市范围内的专家进入本专家库。

负责再次医疗事故技术鉴定工作的医学会原则上聘请本省、自治区、直辖市范围内的专家建立专家库；当本省、自治区、直辖市范围内的专家不能满足建立专家库需要时，可以聘请其他省、自治区、直辖市的专家进入本专家库。

第七条　医疗卫生机构或医学教学、科研机构、同级的医药卫生专业学会应当按照医学会要求，推荐专家库成员候选人；符合条件的个人经所在单位同意后也可以直接向组建专家库的医学会申请。

医学会对专家库成员候选人进行审核。审核合格的，予以聘任，并发给中华医学会统一格式的聘书。

符合条件的医疗卫生专业技术人员和法医，有义务受聘进入专家库。

第八条　专家库成员聘用期为4年。在聘用期间出现下列情形之一的，应当由专家库成员所在单位及时报告医学会，医学会应根据实际情况及时进行调整：

（一）因健康原因不能胜任医疗事故技术鉴定的；

（二）变更受聘单位或被解聘的；

（三）不具备完全民事行为能力的；

（四）受刑事处罚的；

（五）省级以上卫生行政部门规定的其他情形。

聘用期满需继续聘用的，由医学会重新审核、聘用。

第三章　鉴定的提起

第九条　双方当事人协商解决医疗事故争议，需进行医疗事故技术鉴定的，应共同书面委托医疗机构所在地负责首次医疗事故技术鉴定工作的医学会进行医疗事故技术鉴定。

第十条 县级以上地方人民政府卫生行政部门接到医疗机构关于重大医疗过失行为的报告或者医疗事故争议当事人要求处理医疗事故争议的申请后，对需要进行医疗事故技术鉴定的，应当书面移交负责首次医疗事故技术鉴定工作的医学会组织鉴定。

第十一条 协商解决医疗事故争议涉及多个医疗机构的，应当由涉及的所有医疗机构与患者共同委托其中任何一所医疗机构所在地负责组织首次医疗事故技术鉴定工作的医学会进行医疗事故技术鉴定。

医疗事故争议涉及多个医疗机构，当事人申请卫生行政部门处理的，只可以向其中一所医疗机构所在地卫生行政部门提出处理申请。

第四章　鉴定的受理

第十二条 医学会应当自受理医疗事故技术鉴定之日起 5 日内，通知医疗事故争议双方当事人按照《医疗事故处理条例》第二十八条规定提交医疗事故技术鉴定所需的材料。

当事人应当自收到医学会的通知之日起 10 日内提交有关医疗事故技术鉴定的材料、书面陈述及答辩。

对不符合受理条件的，医学会不予受理。不予受理的，医学会应说明理由。

第十三条 有下列情形之一的，医学会不予受理医疗事故技术鉴定：

（一）当事人一方直接向医学会提出鉴定申请的；

（二）医疗事故争议涉及多个医疗机构，其中一所医疗机构所在地的医学会已经受理的；

（三）医疗事故争议已经人民法院调解达成协议或判决的；

（四）当事人已向人民法院提起民事诉讼的（司法机关委托的除外）；

（五）非法行医造成患者身体健康损害的；

（六）卫生部规定的其他情形。

第十四条 委托医学会进行医疗事故技术鉴定，应当按规定缴纳鉴定费。

第十五条 双方当事人共同委托医疗事故技术鉴定的，由双方当事人协商预先缴纳鉴定费。

卫生行政部门移交进行医疗事故技术鉴定的，由提出医疗事故争议处理的当事人预先缴纳鉴定费。经鉴定属于医疗事故的，鉴定费由医疗机构支付；经鉴定不属于医疗事故的，鉴定费由提出医疗事故争议处理申请的当事人支付。

县级以上地方人民政府卫生行政部门接到医疗机构关于重大医疗过失行为的报告后，对需要移交医学会进行医疗事故技术鉴定的，鉴定费由医疗机构支付。

第十六条 有下列情形之一的，医学会中止组织医疗事故技术鉴定：

（一）当事人未按规定提交有关医疗事故技术鉴定材料的；

（二）提供的材料不真实的；

（三）拒绝缴纳鉴定费的；

（四）卫生部规定的其他情形。

第五章　专家鉴定组的组成

第十七条　医学会应当根据医疗事故争议所涉及的学科专业，确定专家鉴定组的构成和人数。

专家鉴定组组成人数应为 3 人以上单数。

医疗事故争议涉及多学科专业的，其中主要学科专业的专家不得少于专家鉴定组成员的 1/2。

第十八条　医学会应当提前通知双方当事人，在指定时间、指定地点，从专家库相关学科专业组中随机抽取专家鉴定组成员。

第十九条　医学会主持双方当事人抽取专家鉴定组成员前，应当将专家库相关学科专业组中专家姓名、专业、技术职务、工作单位告知双方当事人。

第二十条　当事人要求专家库成员回避的，应当说明理由。符合下列情形之一的，医学会应当将回避的专家名单撤出，并经当事人签字确认后记录在案：

（一）医疗事故争议当事人或者当事人的近亲属的；

（二）与医疗事故争议有利害关系的；

（三）与医疗事故争议当事人有其他关系，可能影响公正鉴定的。

第二十一条　医学会对当事人准备抽取的专家进行随机编号，并主持双方当事人随机抽取相同数量的专家编号，最后一个专家由医学会随机抽取。

双方当事人还应当按照上款规定的方法各自随机抽取一个专家作为候补。

涉及死因、伤残等级鉴定的，应当按照前款规定由双方当事人各自随机抽取一名法医参加鉴定组。

第二十二条　随机抽取结束后，医学会当场向双方当事人公布所抽取的专家鉴定组成员和候补成员的编号并记录在案。

第二十三条　现有专家库成员不能满足鉴定工作需要时，医学会应当向双方当事人说明，并经双方当事人同意，可以从本省、自治区、直辖市其他医学会专家库中抽取相关学科专业组的专家参加专家鉴定组；本省、自治区、直辖市医学会专家库成员不能满足鉴定工作需要时，可以从其他省、自治区、直辖市医学会专家库中抽取相关学科专业组的专家参加专家鉴定组。

第二十四条　从其他医学会建立的专家库中抽取的专家无法到场参加医疗事故技术鉴定，可以以函件的方式提出鉴定意见。

第二十五条　专家鉴定组成员确定后，在双方当事人共同在场的情况下，由医学会对封存的病历资料启封。

第二十六条　专家鉴定组应当认真审查双方当事人提交的材料，妥善保管鉴定材料，保护患者的隐私，保守有关秘密。

第六章　医疗事故技术鉴定

第二十七条　医学会应当自接到双方当事人提交的有关医疗事故技术鉴定的材料、书面陈述及答辩之日起 45 日内组织鉴定并出具医疗事故技术鉴定书。

第二十八条　医学会可以向双方当事人和其他相关组织、个人进行调查取证，进行调查取证时不得少于 2 人。调查取证结束后，调查人员和调查对象应当在有关文书上签字。如调查对象拒绝签字的，应当记录在案。

第二十九条 医学会应当在医疗事故技术鉴定7日前，将鉴定的时间、地点、要求等书面通知双方当事人。双方当事人应当按照通知的时间、地点、要求参加鉴定。

参加医疗事故技术鉴定的双方当事人每一方人数不超过3人。

任何一方当事人无故缺席、自行退席或拒绝参加鉴定的，不影响鉴定的进行。

第三十条 医学会应当在医疗事故技术鉴定7日前书面通知专家鉴定组成员。专家鉴定组成员接到医学会通知后认为自己应当回避的，应当于接到通知时及时提出书面回避申请，并说明理由；因其他原因无法参加医疗事故技术鉴定的，应当于接到通知时及时书面告知医学会。

第三十一条 专家鉴定组成员因回避或因其他原因无法参加医疗事故技术鉴定时，医学会应当通知相关学科专业组候补成员参加医疗事故技术鉴定。

专家鉴定组成员因不可抗力因素未能及时告知医学会不能参加鉴定或虽告知但医学会无法按规定组成专家鉴定组的，医疗事故技术鉴定可以延期进行。

第三十二条 专家鉴定组组长由专家鉴定组成员推选产生，也可以由医疗事故争议所涉及的主要学科专家中具有最高专业技术职务任职资格的专家担任。

第三十三条 鉴定由专家鉴定组组长主持，并按照以下程序进行：

（一）双方当事人在规定的时间内分别陈述意见和理由。陈述顺序先患方，后医疗机构。

（二）专家鉴定组成员根据需要可以提问，当事人应当如实回答。必要时，可以对患者进行现场医学检查。

（三）双方当事人退场。

（四）专家鉴定组对双方当事人提供的书面材料、陈述及答辩等进行讨论。

（五）经合议，根据半数以上专家鉴定组成员的一致意见形成鉴定结论。专家鉴定组成员在鉴定结论上签名。专家鉴定组成员对鉴定结论的不同意见，应当予以注明。

第三十四条 医疗事故技术鉴定书应当根据鉴定结论作出，其文稿由专家鉴定组组长签发。

医疗事故技术鉴定书盖医学会医疗事故技术鉴定专用印章。

医学会应当及时将医疗事故技术鉴定书送达移交鉴定的卫生行政部门，经卫生行政部门审核，对符合规定作出的医疗事故技术鉴定结论，应当及时送达双方当事人；由双方当事人共同委托的，直接送达双方当事人。

第三十五条 医疗事故技术鉴定书应当包括下列主要内容：

（一）双方当事人的基本情况及要求；

（二）当事人提交的材料和医学会的调查材料；

（三）对鉴定过程的说明；

（四）医疗行为是否违反医疗卫生管理法律、行政法规、部门规章和诊疗护理规范、常规；

（五）医疗过失行为与人身损害后果之间是否存在因果关系；

（六）医疗过失行为在医疗事故损害

后果中的责任程度；

（七）医疗事故等级；

（八）对医疗事故患者的医疗护理医学建议。

经鉴定为医疗事故的，鉴定结论应当包括上款（四）至（八）项内容；经鉴定不属于医疗事故的，应当在鉴定结论中说明理由。

医疗事故技术鉴定书格式由中华医学会统一制定。

第三十六条　专家鉴定组应当综合分析医疗过失行为在导致医疗事故损害后果中的作用、患者原有疾病状况等因素，判定医疗过失行为的责任程度。医疗事故中医疗过失行为责任程度分为：

（一）完全责任，指医疗事故损害后果完全由医疗过失行为造成。

（二）主要责任，指医疗事故损害后果主要由医疗过失行为造成，其他因素起次要作用。

（三）次要责任，指医疗事故损害后果主要由其他因素造成，医疗过失行为起次要作用。

（四）轻微责任，指医疗事故损害后果绝大部分由其他因素造成，医疗过失行为起轻微作用。

第三十七条　医学会参加医疗事故技术鉴定会的工作人员，应如实记录鉴定会过程和专家的意见。

第三十八条　因当事人拒绝配合，无法进行医疗事故技术鉴定的，应当终止本次鉴定，由医学会告知移交鉴定的卫生行政部门或共同委托鉴定的双方当事人，说明不能鉴定的原因。

第三十九条　医学会对经卫生行政部门审核认为参加鉴定的人员资格和专业类别或者鉴定程序不符合规定，需要重新鉴定的，应当重新组织鉴定。重新鉴定时不得收取鉴定费。

如参加鉴定的人员资格和专业类别不符合规定的，应当重新抽取专家，组成专家鉴定组进行重新鉴定。

如鉴定的程序不符合规定而参加鉴定的人员资格和专业类别符合规定的，可以由原专家鉴定组进行重新鉴定。

第四十条　任何一方当事人对首次医疗事故技术鉴定结论不服的，可以自收到首次医疗事故技术鉴定书之日起15日内，向原受理医疗事故争议处理申请的卫生行政部门提出再次鉴定的申请，或由双方当事人共同委托省、自治区、直辖市医学会组织再次鉴定。

第四十一条　县级以上地方人民政府卫生行政部门对发生医疗事故的医疗机构和医务人员进行行政处理时，应当以最后的医疗事故技术鉴定结论作为处理依据。

第四十二条　当事人对鉴定结论无异议，负责组织医疗事故技术鉴定的医学会应当及时将收到的鉴定材料中的病历资料原件等退还当事人，并保留有关复印件。

当事人提出再次鉴定申请的，负责组织首次医疗事故技术鉴定的医学会应当及时将收到的鉴定材料移送负责组织再次医疗事故技术鉴定的医学会。

第四十三条　医学会应当将专家鉴定组成员签名的鉴定结论、由专家鉴定组组长签发的医疗事故技术鉴定书文稿和复印或者复制的有关病历资料等存档，保存期限不得少于20年。

第四十四条　在受理医患双方共同委托医疗事故技术鉴定后至专家鉴定组作出鉴定结论前，双方当事人或者一方当事人提出停止鉴定的，医疗事故技术鉴定终止。

第四十五条　医学会应当于每年3月31日前将上一年度医疗事故技术鉴定情况报同级卫生行政部门。

第七章　附　则

第四十六条　必要时，对疑难、复杂并在全国有重大影响的医疗事故争议，省级卫生行政部门可以商请中华医学会组织医疗事故技术鉴定。

第四十七条　本办法由卫生部负责解释。

第四十八条　本办法自2002年9月1日起施行。

医疗机构制剂注册管理办法（试行）

（2005年6月22日国家食品药品监督管理局令第20号发布，自2005年8月1日起施行）

第一章　总　则

第一条　为加强医疗机构制剂的管理，规范医疗机构制剂的申报与审批，根据《中华人民共和国药品管理法》（以下简称《药品管理法》）及《中华人民共和国药品管理法实施条例》（以下简称《药品管理法实施条例》），制定本办法。

第二条　在中华人民共和国境内申请医疗机构制剂的配制、调剂使用，以及进行相关的审批、检验和监督管理，适用本办法。

第三条　医疗机构制剂，是指医疗机构根据本单位临床需要经批准而配制、自用的固定处方制剂。

医疗机构配制的制剂，应当是市场上没有供应的品种。

第四条　国家食品药品监督管理局负责全国医疗机构制剂的监督管理工作。

省、自治区、直辖市（食品）药品监督管理部门负责本辖区医疗机构制剂的审批和监督管理工作。

第五条　医疗机构制剂的申请人，应当是持有《医疗机构执业许可证》并取得《医疗机构制剂许可证》的医疗机构。

未取得《医疗机构制剂许可证》或者《医疗机构制剂许可证》无相应制剂剂型的"医院"类别的医疗机构可以申请医疗机构中药制剂，但是必须同时提出委托配制制剂的申请。接受委托配制的单位应当是取得《医疗机构制剂许可证》的医疗机构或者取得《药品生产质量管理规范》认证证书的药品生产企业。委托配制的制剂剂型应当与受托方持有的《医疗机构制剂许可证》或者《药品生产质量管理规范》认证证书所载明的范围一致。

第六条　医疗机构制剂只能在本医疗机构内凭执业医师或者执业助理医师的处方使用，并与《医疗机构执业许可证》所载明的诊疗范围一致。

第二章　申报与审批

第七条　申请医疗机构制剂，应当进行相应的临床前研究，包括处方筛选、配制工艺、质量指标、药理、毒理学研究等。

第八条　申请医疗机构制剂注册所报送的资料应当真实、完整、规范。

第九条　申请制剂所用的化学原料药及实施批准文号管理的中药材、中药饮片必须具有药品批准文号，并符合法定的药品标准。

第十条　申请人应当对其申请注册的制剂或者使用的处方、工艺、用途等，提供申请人或者他人在中国的专利及其权属状态说明；他人在中国存在专利的，申请人应当提交对他人的专利不构成侵权的声明。

第十一条　医疗机构制剂的名称，应当按照国家食品药品监督管理局颁布的药品命名原则命名，不得使用商品名称。

第十二条　医疗机构配制制剂使用的辅料和直接接触制剂的包装材料、容器等，应当符合国家食品药品监督管理局有关辅料、直接接触药品的包装材料和容器的管理规定。

第十三条　医疗机构制剂的说明书和包装标签由省、自治区、直辖市（食品）药品监督管理部门根据申请人申报的资料，在批准制剂申请时一并予以核准。

医疗机构制剂的说明书和包装标签应当按照国家食品药品监督管理局有关药品说明书和包装标签的管理规定印制，其文字、图案不得超出核准的内容，并需标注"本制剂仅限本医疗机构使用"字样。

第十四条　有下列情形之一的，不得作为医疗机构制剂申报：

（一）市场上已有供应的品种；

（二）含有未经国家食品药品监督管理局批准的活性成分的品种；

（三）除变态反应原外的生物制品；

（四）中药注射剂；

（五）中药、化学药组成的复方制剂；

（六）麻醉药品、精神药品、医疗用毒性药品、放射性药品；

（七）其他不符合国家有关规定的制剂。

第十五条　申请配制医疗机构制剂，申请人应当填写《医疗机构制剂注册申请表》，向所在地省、自治区、直辖市（食品）药品监督管理部门或者其委托的设区的市级（食品）药品监督管理机构提出申请，报送有关资料和制剂实样。

第十六条　收到申请的省、自治区、直辖市（食品）药品监督管理部门或者其委托的设区的市级（食品）药品监督管理机构对申报资料进行形式审查，符合要求的予以受理；不符合要求的，应当自收到申请材料之日起5日内书面通知申请人并说明理由，逾期未通知的自收到材料之日起即为受理。

第十七条　省、自治区、直辖市（食品）药品监督管理部门或者其委托的设区的市级（食品）药品监督管理机构应当在申请受理后10日内组织现场考察，抽取连续3批检验用样品，通知指定的药品检验所进行样品检验和质量标准技术复核。

受委托的设区的市级（食品）药品监督管理机构应当在完成上述工作后将审查意见、考察报告及申报资料报送省、自治区、直辖市（食品）药品监督管理部门，并通知申请人。

第十八条 接到检验通知的药品检验所应当在 40 日内完成样品检验和质量标准技术复核，出具检验报告书及标准复核意见，报送省、自治区、直辖市（食品）药品监督管理部门并抄送通知其检验的（食品）药品监督管理机构和申请人。

第十九条 省、自治区、直辖市（食品）药品监督管理部门应当在收到全部资料后 40 日内组织完成技术审评，符合规定的，发给《医疗机构制剂临床研究批件》。

申请配制的化学制剂已有同品种获得制剂批准文号的，可以免于进行临床研究。

第二十条 临床研究用的制剂，应当按照《医疗机构制剂配制质量管理规范》或者《药品生产质量管理规范》的要求配制，配制的制剂应当符合经省、自治区、直辖市（食品）药品监督管理部门审定的质量标准。

第二十一条 医疗机构制剂的临床研究，应当在获得《医疗机构制剂临床研究批件》后，取得受试者知情同意书以及伦理委员会的同意，按照《药物临床试验质量管理规范》的要求实施。

第二十二条 医疗机构制剂的临床研究，应当在本医疗机构按照临床研究方案进行，受试例数不得少于 60 例。

第二十三条 完成临床研究后，申请人向所在地省、自治区、直辖市（食品）药品监督管理部门或者其委托的设区的市级（食品）药品监督管理机构报送临床研究总结资料。

第二十四条 省、自治区、直辖市（食品）药品监督管理部门收到全部申报资料后 40 日内组织完成技术审评，做出是否准予许可的决定。符合规定的，应当自做出准予许可决定之日起 10 日内向申请人核发《医疗机构制剂注册批件》及制剂批准文号，同时报国家食品药品监督管理局备案；不符合规定的，应当书面通知申请人并说明理由，同时告知申请人享有依法申请行政复议或者提起行政诉讼的权利。

第二十五条 医疗机构制剂批准文号的格式为：

X 药制字 H（Z）＋4 位年号＋4 位流水号。

X：省、自治区、直辖市简称；H：化学制剂；Z：中药制剂。

第三章 调剂使用

第二十六条 医疗机构制剂一般不得调剂使用。发生灾情、疫情、突发事件或者临床急需而市场没有供应时，需要调剂使用的，属省级辖区内医疗机构制剂调剂的，必须经所在地省、自治区、直辖市（食品）药品监督管理部门批准；属国家食品药品监督管理局规定的特殊制剂以及省、自治区、直辖市之间医疗机构制剂调剂的，必须经国家食品药品监督管理局批准。

第二十七条　省级辖区内申请医疗机构制剂调剂使用的，应当由使用单位向所在地省、自治区、直辖市（食品）药品监督管理部门提出申请，说明使用理由、期限、数量和范围，并报送有关资料。

省、自治区、直辖市之间医疗机构制剂的调剂使用以及国家食品药品监督管理局规定的特殊制剂的调剂使用，应当由取得制剂批准文号的医疗机构向所在地省、自治区、直辖市（食品）药品监督管理部门提出申请，说明使用理由、期限、数量和范围，经所在地省、自治区、直辖市（食品）药品监督管理部门审查同意后，由使用单位将审查意见和相关资料一并报送使用单位所在地省、自治区、直辖市（食品）药品监督管理部门审核同意后，报国家食品药品监督管理局审批。

第二十八条　取得制剂批准文号的医疗机构应当对调剂使用的医疗机构制剂的质量负责。接受调剂的医疗机构应当严格按照制剂的说明书使用制剂，并对超范围使用或者使用不当造成的不良后果承担责任。

第二十九条　医疗机构制剂的调剂使用，不得超出规定的期限、数量和范围。

第四章　补充申请与再注册

第三十条　医疗机构配制制剂，应当严格执行经批准的质量标准，并不得擅自变更工艺、处方、配制地点和委托配制单位。需要变更的，申请人应当提出补充申请，报送相关资料，经批准后方可执行。

第三十一条　医疗机构制剂批准文号的有效期为 3 年。有效期届满需要继续配制的，申请人应当在有效期届满前 3 个月按照原申请配制程序提出再注册申请，报送有关资料。

第三十二条　省、自治区、直辖市（食品）药品监督管理部门应当在受理再注册申请后 30 日内，作出是否批准再注册的决定。准予再注册的，应当自决定做出之日起 10 日内通知申请人，予以换发《医疗机构制剂注册批件》，并报国家食品药品监督管理局备案。

决定不予再注册的，应当书面通知申请人并说明理由，同时告知申请人享有依法申请行政复议或者提起行政诉讼的权利。

第三十三条　有下列情形之一的，省、自治区、直辖市（食品）药品监督管理部门不予批准再注册，并注销制剂批准文号：

（一）市场上已有供应的品种；

（二）按照本办法应予撤销批准文号的；

（三）未在规定时间内提出再注册申请的；

（四）其他不符合规定的。

第三十四条　已被注销批准文号的医疗机构制剂，不得配制和使用；已经配制的，由当地（食品）药品监督管理部门监督销毁或者处理。

第五章　监督管理

第三十五条　配制和使用制剂的医疗机构应当注意观察制剂不良反应，并按照国家食品药品监督管理局的有关规定报告和处理。

第三十六条　省、自治区、直辖市（食品）药品监督管理部门对质量不稳定、疗效不确切、不良反应大或者其他原因危害人体健康的医疗机构制剂，应当责令医疗机构停止配制，并撤销其批准文号。

已被撤销批准文号的医疗机构制剂，不得配制和使用；已经配制的，由当地（食品）药品监督管理部门监督销毁或者处理。

第三十七条　医疗机构制剂的抽查检验，按照国家食品药品监督管理局药品抽查检验的有关规定执行。

第三十八条　医疗机构不再具有配制制剂的资格或者条件时，其取得的相应制剂批准文号自行废止，并由省、自治区、直辖市（食品）药品监督管理部门予以注销，但允许委托配制的中药制剂批准文号除外。允许委托配制的中药制剂如需继续配制，可参照本办法第三十条变更委托配制单位的规定提出委托配制的补充申请。

第三十九条　未经批准，医疗机构擅自使用其他医疗机构配制的制剂，依照《药品管理法》第八十条的规定给予处罚。

第四十条　医疗机构配制制剂，违反《药品管理法》第四十八条、第四十九条规定的，分别依照《药品管理法》第七十四条、第七十五条的规定给予处罚。

未按省、自治区、直辖市（食品）药品监督管理部门批准的标准配制制剂的，属于《药品管理法》第四十九条第三款第六项其他不符合药品标准规定的情形，依照《药品管理法》第七十五条的规定给予处罚。

处罚。

第四十一条　提供虚假的证明文件、申报资料、样品或者采取其他欺骗手段申请批准证明文件的，省、自治区、直辖市（食品）药品监督管理部门对该申请不予受理，对申请人给予警告，1 年内不受理其申请；已取得批准证明文件的，撤销其批准证明文件，5 年内不受理其申请，并处 1 万元以上 3 万元以下罚款。

第四十二条　医疗机构配制的制剂不得在市场上销售或者变相销售，不得发布医疗机构制剂广告。

医疗机构将其配制的制剂在市场上销售或者变相销售的，依照《药品管理法》第八十四条的规定给予处罚。

第四十三条　省、自治区、直辖市（食品）药品监督管理部门违反本办法的行政行为，国家食品药品监督管理局应当责令其限期改正；逾期不改正的，由国家食品药品监督管理局予以改变或者撤销。

第六章　附　　则

第四十四条　本办法规定的行政机关实施行政许可的期限以工作日计算，不含法定节假日。

第四十五条　本办法中"固定处方制剂"，是指制剂处方固定不变，配制工艺成熟，并且可在临床上长期使用于某一病症的制剂。

第四十六条　省、自治区、直辖市（食品）药品监督管理部门可以根据本办法，结合本地实际制定实施细则。

第四十七条　本办法自 2005 年 8 月 1

日起施行。

附件：

1. 医疗机构制剂注册申报资料要求（略）

2. 医疗机构制剂调剂使用申报资料项目（略）

3. 医疗机构制剂再注册申报资料项目（略）

4. 医疗机构制剂有关的申请表格及批件格式（略）

医院感染管理办法

（2006 年 7 月 6 日卫生部令第 48 号发布，自 2006 年 9 月 1 日起施行）

第一章　总　则

第一条　为加强医院感染管理，有效预防和控制医院感染，提高医疗质量，保证医疗安全，根据《传染病防治法》《医疗机构管理条例》和《突发公共卫生事件应急条例》等法律、行政法规的规定，制定本办法。

第二条　医院感染管理是各级卫生行政部门、医疗机构及医务人员针对诊疗活动中存在的医院感染、医源性感染及相关的危险因素进行的预防、诊断和控制活动。

第三条　各级各类医疗机构应当严格按照本办法的规定实施医院感染管理工作。

医务人员的职业卫生防护，按照《职业病防治法》及其配套规章和标准的有关规定执行。

第四条　卫生部负责全国医院感染管理的监督管理工作。

县级以上地方人民政府卫生行政部门负责本行政区域内医院感染管理的监督管理工作。

第二章　组织管理

第五条　各级各类医疗机构应当建立医院感染管理责任制，制定并落实医院感染管理的规章制度和工作规范，严格执行有关技术操作规范和工作标准，有效预防和控制医院感染，防止传染病病原体、耐药菌、条件致病菌及其他病原微生物的传播。

第六条　住院床位总数在 100 张以上的医院应当设立医院感染管理委员会和独立的医院感染管理部门。

住院床位总数在 100 张以下的医院应当指定分管医院感染管理工作的部门。

其他医疗机构应当有医院感染管理专（兼）职人员。

第七条　医院感染管理委员会由医院感染管理部门、医务部门、护理部门、临床科室、消毒供应室、手术室、临床检验部门、药事管理部门、设备管理部门、后勤管理部门及其他有关部门的主要负责人组成，主任委员由医院院长或者主管医疗工作的副院长担任。

医院感染管理委员会的职责是：

（一）认真贯彻医院感染管理方面的

法律法规及技术规范、标准，制定本医院预防和控制医院感染的规章制度、医院感染诊断标准并监督实施；

（二）根据预防医院感染和卫生学要求，对本医院的建筑设计、重点科室建设的基本标准、基本设施和工作流程进行审查并提出意见；

（三）研究并确定本医院的医院感染管理工作计划，并对计划的实施进行考核和评价；

（四）研究并确定本医院的医院感染重点部门、重点环节、重点流程、危险因素以及采取的干预措施，明确各有关部门、人员在预防和控制医院感染工作中的责任；

（五）研究并制定本医院发生医院感染暴发及出现不明原因传染性疾病或者特殊病原体感染病例等事件时的控制预案；

（六）建立会议制度，定期研究、协调和解决有关医院感染管理方面的问题；

（七）根据本医院病原体特点和耐药现状，配合药事管理委员会提出合理使用抗菌药物的指导意见；

（八）其他有关医院感染管理的重要事宜。

第八条　医院感染管理部门、分管部门及医院感染管理专（兼）职人员具体负责医院感染预防与控制方面的管理和业务工作。主要职责是：

（一）对有关预防和控制医院感染管理规章制度的落实情况进行检查和指导；

（二）对医院感染及其相关危险因素进行监测、分析和反馈，针对问题提出控制措施并指导实施；

（三）对医院感染发生状况进行调查、统计分析，并向医院感染管理委员会或者医疗机构负责人报告；

（四）对医院的清洁、消毒灭菌与隔离、无菌操作技术、医疗废物管理等工作提供指导；

（五）对传染病的医院感染控制工作提供指导；

（六）对医务人员有关预防医院感染的职业卫生安全防护工作提供指导；

（七）对医院感染暴发事件进行报告和调查分析，提出控制措施并协调、组织有关部门进行处理；

（八）对医务人员进行预防和控制医院感染的培训工作；

（九）参与抗菌药物临床应用的管理工作；

（十）对消毒药械和一次性使用医疗器械、器具的相关证明进行审核；

（十一）组织开展医院感染预防与控制方面的科研工作；

（十二）完成医院感染管理委员会或者医疗机构负责人交办的其他工作。

第九条　卫生部成立医院感染预防与控制专家组，成员由医院感染管理、疾病控制、传染病学、临床检验、流行病学、消毒学、临床药学、护理学等专业的专家组成。主要职责是：

（一）研究起草有关医院感染预防与控制、医院感染诊断的技术性标准和规范；

（二）对全国医院感染预防与控制工作进行业务指导；

（三）对全国医院感染发生状况及危

险因素进行调查、分析；

（四）对全国重大医院感染事件进行调查和业务指导；

（五）完成卫生部交办的其他工作。

第十条　省级人民政府卫生行政部门成立医院感染预防与控制专家组，负责指导本地区医院感染预防与控制的技术性工作。

第三章　预防与控制

第十一条　医疗机构应当按照有关医院感染管理的规章制度和技术规范，加强医院感染的预防与控制工作。

第十二条　医疗机构应当按照《消毒管理办法》，严格执行医疗器械、器具的消毒工作技术规范，并达到以下要求：

（一）进入人体组织、无菌器官的医疗器械、器具和物品必须达到灭菌水平；

（二）接触皮肤、黏膜的医疗器械、器具和物品必须达到消毒水平；

（三）各种用于注射、穿刺、采血等有创操作的医疗器具必须一用一灭菌。

医疗机构使用的消毒药械、一次性医疗器械和器具应当符合国家有关规定。一次性使用的医疗器械、器具不得重复使用。

第十三条　医疗机构应当制定具体措施，保证医务人员的手卫生、诊疗环境条件、无菌操作技术和职业卫生防护工作符合规定要求，对医院感染的危险因素进行控制。

第十四条　医疗机构应当严格执行隔离技术规范，根据病原体传播途径，采取相应的隔离措施。

第十五条　医疗机构应当制定医务人员职业卫生防护工作的具体措施，提供必要的防护物品，保障医务人员的职业健康。

第十六条　医疗机构应当严格按照《抗菌药物临床应用指导原则》，加强抗菌药物临床使用和耐药菌监测管理。

第十七条　医疗机构应当按照医院感染诊断标准及时诊断医院感染病例，建立有效的医院感染监测制度，分析医院感染的危险因素，并针对导致医院感染的危险因素，实施预防与控制措施。

医疗机构应当及时发现医院感染病例和医院感染的暴发，分析感染源、感染途径，采取有效的处理和控制措施，积极救治患者。

第十八条　医疗机构经调查证实发生以下情形时，应当于 12 小时内向所在地的县级地方人民政府卫生行政部门报告，并同时向所在地疾病预防控制机构报告。所在地的县级地方人民政府卫生行政部门确认后，应当于 24 小时内逐级上报至省级人民政府卫生行政部门。省级人民政府卫生行政部门审核后，应当在 24 小时内上报至卫生部：

（一）5 例以上医院感染暴发；

（二）由于医院感染暴发直接导致患者死亡；

（三）由于医院感染暴发导致 3 人以上人身损害后果。

第十九条　医疗机构发生以下情形时，应当按照《国家突发公共卫生事件相关信息报告管理工作规范（试行）》的要求进行报告：

（一）10 例以上的医院感染暴发事件；

（二）发生特殊病原体或者新发病原体的医院感染；

（三）可能造成重大公共影响或者严重后果的医院感染。

第二十条 医疗机构发生的医院感染属于法定传染病的，应当按照《中华人民共和国传染病防治法》和《国家突发公共卫生事件应急预案》的规定进行报告和处理。

第二十一条 医疗机构发生医院感染暴发时，所在地的疾病预防控制机构应当及时进行流行病学调查，查找感染源、感染途径、感染因素，采取控制措施，防止感染源的传播和感染范围的扩大。

第二十二条 卫生行政部门接到报告，应当根据情况指导医疗机构进行医院感染的调查和控制工作，并可以组织提供相应的技术支持。

第四章 人员培训

第二十三条 各级卫生行政部门和医疗机构应当重视医院感染管理的学科建设，建立专业人才培养制度，充分发挥医院感染专业技术人员在预防和控制医院感染工作中的作用。

第二十四条 省级人民政府卫生行政部门应当建立医院感染专业人员岗位规范化培训和考核制度，加强继续教育，提高医院感染专业人员的业务技术水平。

第二十五条 医疗机构应当制定对本机构工作人员的培训计划，对全体工作人员进行医院感染相关法律法规、医院感染管理相关工作规范和标准、专业技术知识的培训。

第二十六条 医院感染专业人员应当具备医院感染预防与控制工作的专业知识，并能够承担医院感染管理和业务技术工作。

第二十七条 医务人员应当掌握与本职工作相关的医院感染预防与控制方面的知识，落实医院感染管理规章制度、工作规范和要求。工勤人员应当掌握有关预防和控制医院感染的基础卫生学和消毒隔离知识，并在工作中正确运用。

第五章 监督管理

第二十八条 县级以上地方人民政府卫生行政部门应当按照有关法律法规和本办法的规定，对所辖区域的医疗机构进行监督检查。

第二十九条 对医疗机构监督检查的主要内容是：

（一）医院感染管理的规章制度及落实情况；

（二）针对医院感染危险因素的各项工作和控制措施；

（三）消毒灭菌与隔离、医疗废物管理及医务人员职业卫生防护工作状况；

（四）医院感染病例和医院感染暴发的监测工作情况；

（五）现场检查。

第三十条 卫生行政部门在检查中发现医疗机构存在医院感染隐患时，应当责令限期整改或者暂时关闭相关科室或者暂停相关诊疗科目。

第三十一条　医疗机构对卫生行政部门的检查、调查取证等工作，应当予以配合，不得拒绝和阻碍，不得提供虚假材料。

第六章　罚　则

第三十二条　县级以上地方人民政府卫生行政部门未按照本办法的规定履行监督管理和对医院感染暴发事件的报告、调查处理职责，造成严重后果的，对卫生行政主管部门主要负责人、直接责任人和相关责任人予以降级或者撤职的行政处分。

第三十三条　医疗机构违反本办法，有下列行为之一的，由县级以上地方人民政府卫生行政部门责令改正，逾期不改的，给予警告并通报批评；情节严重的，对主要负责人和直接责任人给予降级或者撤职的行政处分：

（一）未建立或者未落实医院感染管理的规章制度、工作规范；

（二）未设立医院感染管理部门、分管部门以及指定专（兼）职人员负责医院感染预防与控制工作；

（三）违反对医疗器械、器具的消毒工作技术规范；

（四）违反无菌操作技术规范和隔离技术规范；

（五）未对消毒药械和一次性医疗器械、器具的相关证明进行审核；

（六）未对医务人员职业暴露提供职业卫生防护。

第三十四条　医疗机构违反本办法规定，未采取预防和控制措施或者发生医院感染未及时采取控制措施，造成医院感染暴发、传染病传播或者其他严重后果的，对负有责任的主管人员和直接责任人员给予降级、撤职、开除的行政处分；情节严重的，依照《传染病防治法》第六十九条规定，可以依法吊销有关责任人员的执业证书；构成犯罪的，依法追究刑事责任。

第三十五条　医疗机构发生医院感染暴发事件未按本办法规定报告的，由县级以上地方人民政府卫生行政部门通报批评；造成严重后果的，对负有责任的主管人员和其他直接责任人员给予降级、撤职、开除的处分。

第七章　附　则

第三十六条　本办法中下列用语的含义：

（一）医院感染：指住院病人在医院内获得的感染，包括在住院期间发生的感染和在医院内获得出院后发生的感染，但不包括入院前已开始或者入院时已处于潜伏期的感染。医院工作人员在医院内获得的感染也属医院感染。

（二）医源性感染：指在医学服务中，因病原体传播引起的感染。

（三）医院感染暴发：是指在医疗机构或其科室的患者中，短时间内发生 3 例以上同种同源感染病例的现象。

（四）消毒：指用化学、物理、生物的方法杀灭或者消除环境中的病原微生物。

（五）灭菌：杀灭或者消除传播媒介上的一切微生物，包括致病微生物和非致病微生物，也包括细菌芽孢和真菌孢子。

第三十七条　中国人民解放军医疗机构的医院感染管理工作，由中国人民解放军卫生部门归口管理。

第三十八条　采供血机构与疾病预防控制机构的医源性感染预防与控制管理参照本办法。

第三十九条　本办法自 2006 年 9 月 1 日起施行，原 2000 年 11 月 30 日颁布的《医院感染管理规范（试行）》同时废止。

医疗广告管理办法

（2006 年 11 月 10 日国家工商行政管理总局、卫生部令第 26 号发布，自 2007 年 1 月 1 日起施行）

第一条　为加强医疗广告管理，保障人民身体健康，根据《广告法》《医疗机构管理条例》《中医药条例》等法律法规的规定，制定本办法。

第二条　本办法所称医疗广告，是指利用各种媒介或者形式直接或间接介绍医疗机构或医疗服务的广告。

第三条　医疗机构发布医疗广告，应当在发布前申请医疗广告审查。未取得《医疗广告审查证明》，不得发布医疗广告。

第四条　工商行政管理机关负责医疗广告的监督管理。

卫生行政部门、中医药管理部门负责医疗广告的审查，并对医疗机构进行监督管理。

第五条　非医疗机构不得发布医疗广告，医疗机构不得以内部科室名义发布医疗广告。

第六条　医疗广告内容仅限于以下项目：

（一）医疗机构第一名称；

（二）医疗机构地址；

（三）所有制形式；

（四）医疗机构类别；

（五）诊疗科目；

（六）床位数；

（七）接诊时间；

（八）联系电话。

（一）至（六）项发布的内容必须与卫生行政部门、中医药管理部门核发的《医疗机构执业许可证》或其副本载明的内容一致。

第七条　医疗广告的表现形式不得含有以下情形：

（一）涉及医疗技术、诊疗方法、疾病名称、药物的；

（二）保证治愈或者隐含保证治愈的；

（三）宣传治愈率、有效率等诊疗效果的；

（四）淫秽、迷信、荒诞的；

（五）贬低他人的；

（六）利用患者、卫生技术人员、医学教育科研机构及人员及其他社会社团、组织的名义、形象作证明的；

（七）使用解放军和武警部队名义的；

（八）法律、行政法规规定禁止的其他情形。

第八条　医疗机构发布医疗广告，应当向其所在地省级卫生行政部门申请，并提交以下材料：

（一）《医疗广告审查申请表》；

（二）《医疗机构执业许可证》副本原件和复印件，复印件应当加盖核发其《医疗机构执业许可证》的卫生行政部门公章；

（三）医疗广告成品样件。电视、广播广告可以先提交镜头脚本和广播文稿。

中医、中西医结合、民族医疗机构发布医疗广告，应当向其所在地省级中医药管理部门申请。

第九条　省级卫生行政部门、中医药管理部门应当自受理之日起20日内对医疗广告成品样件内容进行审查。卫生行政部门、中医药管理部门需要请有关专家进行审查的，可延长10日。

对审查合格的医疗广告，省级卫生行政部门、中医药管理部门发给《医疗广告审查证明》，并将通过审查的医疗广告样件和核发的《医疗广告审查证明》予以公示；对审查不合格的医疗广告，应当书面通知医疗机构并告知理由。

第十条　省级卫生行政部门、中医药管理部门应对已审查的医疗广告成品样件和审查意见予以备案保存，保存时间自《医疗广告审查证明》生效之日起至少两年。

第十一条　《医疗广告审查申请表》《医疗广告审查证明》的格式由卫生部、国家中医药管理局规定。

第十二条　省级卫生行政部门、中医药管理部门应在核发《医疗广告审查证明》之日起5个工作日内，将《医疗广告审查证明》抄送本地同级工商行政管理机关。

第十三条　《医疗广告审查证明》的有效期为1年。到期后仍需继续发布医疗广告的，应重新提出审查申请。

第十四条　发布医疗广告应当标注医疗机构第一名称和《医疗广告审查证明》文号。

第十五条　医疗机构发布户外医疗广告，应在取得《医疗广告审查证明》后，按照《户外广告登记管理规定》办理登记。

医疗机构在其法定控制地带标示仅含有医疗机构名称的户外广告，无需申请医疗广告审查和户外广告登记。

第十六条　禁止利用新闻形式、医疗资讯服务类专题节（栏）目发布或变相发布医疗广告。

有关医疗机构的人物专访、专题报道等宣传内容，可以出现医疗机构名称，但不得出现有关医疗机构的地址、联系方式等医疗广告内容；不得在同一媒介的同一时间段或者版面发布该医疗机构的广告。

第十七条　医疗机构应当按照《医疗广告审查证明》核准的广告成品样件内容与媒体类别发布医疗广告。

医疗广告内容需要改动或者医疗机构的执业情况发生变化，与经审查的医疗广告成品样件内容不符的，医疗机构应当重新提出审查申请。

第十八条　广告经营者、广告发布者发布医疗广告，应当由其广告审查员查验《医疗广告审查证明》，核实广告内容。

第十九条　有下列情况之一的，省级卫生行政部门、中医药管理部门应当收回《医疗广告审查证明》，并告知有关医疗机构：

（一）医疗机构受到停业整顿、吊销《医疗机构执业许可证》的；

（二）医疗机构停业、歇业或被注销的；

（三）其他应当收回《医疗广告审查证明》的情形。

第二十条　医疗机构违反本办法规定发布医疗广告，县级以上地方卫生行政部门、中医药管理部门应责令其限期改正，给予警告；情节严重的，核发《医疗机构执业许可证》的卫生行政部门、中医药管理部门可以责令其停业整顿、吊销有关诊疗科目，直至吊销《医疗机构执业许可证》。

未取得《医疗机构执业许可证》发布医疗广告的，按非法行医处罚。

第二十一条　医疗机构篡改《医疗广告审查证明》内容发布医疗广告的，省级卫生行政部门、中医药管理部门应当撤销《医疗广告审查证明》，并在一年内不受理该医疗机构的广告审查申请。

省级卫生行政部门、中医药管理部门撤销《医疗广告审查证明》后，应当自作出行政处理决定之日起5个工作日内通知同级工商行政管理机关，工商行政管理机关应当依法予以查处。

第二十二条　工商行政管理机关对违反本办法规定的广告主、广告经营者、广告发布者依据《广告法》《反不正当竞争法》予以处罚，对情节严重、造成严重后果的，可以并处1～6个月暂停发布医疗广告、直至取消广告经营者、广告发布者的医疗广告经营和发布资格的处罚。法律法规没有规定的，工商行政管理机关应当对负有责任的广告主、广告经营者、广告发布者给予警告或者处以1万元以上3万元以下的罚款；医疗广告内容涉嫌虚假的，工商行政管理机关可根据需要会同卫生行政部门、中医药管理部门作出认定。

第二十三条　本办法自2007年1月1日起施行。

传统医学师承和确有专长人员医师资格考核考试办法

（2006年12月21日卫生部令第52号发布，自2007年2月1日起施行）

第一章　总　　则

第一条　为规范传统医学师承和确有专长人员医师资格考核考试，根据《中华人民共和国执业医师法》第十一条的规定和医师资格考试的有关规定，制定本办法。

第二条　以师承方式学习传统医学或者经多年传统医学临床实践医术确有专长、不具备医学专业学历的人员，参加医师资格考试，适用本办法。

第三条　考核是对传统医学师承和确有专长人员申请参加医师资格考试的资格评价和认定，分为传统医学师承出师考核

（以下简称出师考核）和传统医学医术确有专长考核（以下简称确有专长考核）。

第四条　国家中医药管理局负责全国传统医学师承人员和确有专长人员医师资格考核考试的监督管理工作。

第五条　本办法所称"传统医学"是指中医学和少数民族医学。

第二章　出师考核

第六条　出师考核由省级中医药管理部门具体组织实施。

第七条　师承人员应当具有高中以上文化程度或者具有同等学力，并连续跟师学习满3年。

第八条　师承人员的指导老师应当同时具备下列条件：

（一）具有中医类别中医或者民族医专业执业医师资格；

（二）从事中医或者民族医临床工作15年以上，或者具有中医或者民族医副主任医师以上专业技术职务任职资格；

（三）有丰富的临床经验和独特的技术专长；

（四）遵纪守法，恪守职业道德，信誉良好；

（五）在医疗机构中坚持临床实践，能够完成教学任务。

第九条　师承人员应当与指导老师签订由国家中医药管理局统一式样的师承关系合同。

师承关系合同应当经县级以上公证机构公证，跟师学习时间自公证之日起计算。

第十条　指导老师同时带教师承人员不得超过两名。

第十一条　师承人员跟师学习的形式、内容，由省级中医药管理部门制定。

第十二条　出师考核内容应当包括职业道德和业务水平，重点是传统医学专业基础知识与基本技能，学术经验、技术专长继承情况；方式包括综合笔试和临床实践技能考核。

具体考核内容、标准及办法由国家中医药管理局制定。

第十三条　申请参加出师考核的师承人员，填写由国家中医药管理局统一式样的《传统医学师承出师考核申请表》，并经核准其指导老师执业的卫生行政部门、中医药管理部门审核同意后，向省级中医药管理部门提出申请。

第十四条　申请出师考核的应当提交下列材料：

（一）传统医学师承出师考核申请表；

（二）本人身份证明；

（三）二寸免冠正面半身照片2张；

（四）学历或学力证明；

（五）指导老师医师资格证书、医师执业证书、专业技术职务任职资格证书，或者核准其执业的卫生行政部门、中医药管理部门出具的从事中医、民族医临床工作15年以上证明；

（六）经公证的师承关系合同；

（七）省级以上中医药管理部门要求提供的其他材料。

第十五条　省级中医药管理部门对申请出师考核者提交的材料进行审查，符合考核条件的，发放准考证；不符合考核条件的，在受理申请后 15 个工作日内向申请出师考核者说明理由。

第十六条　出师考核每年进行一次，具体时间由省级中医药管理部门确定，考核工作开始前 3 个月在辖区内进行公告。

第十七条　出师考核合格者由省级中医药管理部门颁发由国家中医药管理局统一式样的传统医学师承出师证书。

第三章　确有专长考核

第十八条　确有专长考核由设区的市级卫生行政部门、中医药管理部门组织实施。

第十九条　申请确有专长考核的，应当同时具备以下条件：

（一）依法从事传统医学临床实践 5 年以上；

（二）掌握独具特色、安全有效的传统医学诊疗技术。

第二十条　确有专长考核内容应当包括职业道德和业务水平，重点是传统医学专业基础知识及掌握的独特诊疗技术和临床基本操作；方式包括综合笔试和临床实际本领考核。

具体考核内容、标准及办法由国家中医药管理局制定。

第二十一条　申请确有专长考核的人员，填写由国家中医药管理局统一式样的《传统医学医术确有专长考核申请表》，并经所在地县级卫生行政部门审核同意后，向设区的市级卫生行政部门、中医药管理部门提出申请。

第二十二条　申请确有专长考核的应当提交下列材料：

（一）传统医学医术确有专长考核申请表；

（二）本人身份证明；

（三）二寸免冠正面半身照片 2 张；

（四）申请人所在地县级卫生行政部门出具的证明其从事传统医学临床实践年限的材料；

（五）两名以上执业医师出具的证明其掌握独具特色、安全有效的传统医学诊疗技术的材料；

（六）设区的市级以上卫生行政部门、中医药管理部门要求提供的其他材料。

第二十三条　确有专长考核每年进行一次，具体时间由设区的市级卫生行政部门、中医药管理部门确定，考核工作开始前 3 个月在辖区内进行公告。

第二十四条　考核合格者由负责组织考核的卫生行政部门、中医药管理部门发给由国家中医药管理局统一式样的传统医学医术确有专长证书，并报省级中医药管理部门备案。

第四章　医师资格考试

第二十五条　师承和确有专长人员医师资格考试是评价申请医师资格者是否具备执业所需的专业知识与技能的考试，是国家医师资格考试的组成部分。

第二十六条　师承和确有专长人员医师资格考试方式分为实践技能考试和医学综合笔试，实践技能考试合格的方可参加医学综合笔试。

考试的具体内容和方案由卫生部医师

资格考试委员会制定。

第二十七条　师承和确有专长人员取得传统医学师承出师证书或传统医学医术确有专长证书后，在执业医师指导下，在授予传统医学师承出师证书或传统医学医术确有专长证书的省（自治区、直辖市）内的医疗机构中试用期满 1 年并考核合格，可以申请参加执业助理医师资格考试。

第二十八条　师承和确有专长人员取得执业助理医师执业证书后，在医疗机构中从事传统医学医疗工作满 5 年，可以申请参加执业医师资格考试。

第二十九条　师承和确有专长人员申请参加医师资格考试应当到规定的考点办公室报名，并提交下列材料：

（一）二寸免冠正面半身照片 2 张；

（二）本人身份证明；

（三）传统医学师承出师证书或传统医学医术确有专长证书；

（四）试用机构出具的试用期考核合格证明；

（五）执业助理医师申报执业医师资格考试的，还需同时提交执业助理医师资格证书和医师执业证书复印件；

（六）报考所需的其他材料。

其他报考程序按医师资格考试的有关规定执行。

第三十条　师承和确有专长人员医师资格考试的组织管理与实施，按照医师资格考试有关规定执行。

第三十一条　师承和确有专长人员医师资格考试合格线由卫生部医师资格考试委员会确定。

考试成绩合格的，获得卫生部统一印制的医师资格证书。

第五章　处　罚

第三十二条　申请出师考核和确有专长考核人员在申请或者参加考核中，有下列情形的，取消当年参加考核的资格，构成犯罪的，依法追究刑事责任：

（一）假报姓名、年龄、学历、工龄、民族、户籍、学籍和伪造证件、证明、档案以取得申请考核资格的；

（二）在考核中扰乱考核秩序的；

（三）向考核人员行贿的；

（四）威胁或公然侮辱、诽谤考核人员的；

（五）有其他严重舞弊行为的。

第三十三条　卫生行政部门、中医药管理部门工作人员违反本办法有关规定，出具假证明，提供假档案，在考核中弄虚作假、玩忽职守、滥用职权、徇私舞弊，尚不构成犯罪的，依法给予行政处分；构成犯罪的，依法追究刑事责任。

第三十四条　在医师资格考试过程中发生违规、违纪行为的，根据医师资格考试违规处理有关规定进行处罚。

第六章　附　则

第三十五条　本办法所指传统医学临床实践是指取得有效行医资格人员从事的传统医学医疗活动，或者未取得有效行医资格人员但在中医、民族医执业医师指导下从事的传统医学医疗实习活动。

第三十六条 本办法由国家中医药管理局负责解释。

第三十七条 本办法自2007年2月1日起施行。1999年7月23日发布的《传统医学师承和确有专长人员医师资格考核考试暂行办法》同时废止。

处方管理办法

（2007年2月14日卫生部令第53号发布，自2007年5月1日起施行）

第一章 总 则

第一条 为规范处方管理，提高处方质量，促进合理用药，保障医疗安全，根据《执业医师法》《药品管理法》《医疗机构管理条例》《麻醉药品和精神药品管理条例》等有关法律、法规，制定本办法。

第二条 本办法所称处方，是指由注册的执业医师和执业助理医师（以下简称医师）在诊疗活动中为患者开具的、由取得药学专业技术职务任职资格的药学专业技术人员（以下简称药师）审核、调配、核对，并作为患者用药凭证的医疗文书。处方包括医疗机构病区用药医嘱单。

本办法适用于与处方开具、调剂、保管相关的医疗机构及其人员。

第三条 卫生部负责全国处方开具、调剂、保管相关工作的监督管理。

县级以上地方卫生行政部门负责本行政区域内处方开具、调剂、保管相关工作的监督管理。

第四条 医师开具处方和药师调剂处方应当遵循安全、有效、经济的原则。

处方药应当凭医师处方销售、调剂和使用。

第二章 处方管理的一般规定

第五条 处方标准（附件1）由卫生部统一规定，处方格式由省、自治区、直辖市卫生行政部门（以下简称省级卫生行政部门）统一制定，处方由医疗机构按照规定的标准和格式印制。

第六条 处方书写应当符合下列规则：

（一）患者一般情况、临床诊断填写清晰、完整，并与病历记载相一致。

（二）每张处方限于一名患者的用药。

（三）字迹清楚，不得涂改；如需修改，应当在修改处签名并注明修改日期。

（四）药品名称应当使用规范的中文名称书写，没有中文名称的可以使用规范的英文名称书写；医疗机构或者医师、药师不得自行编制药品缩写名称或者使用代号；书写药品名称、剂量、规格、用法、用量要准确规范，药品用法可用规范的中文、英文、拉丁文或者缩写体书写，但不得使用"遵医嘱""自用"等含糊不清字句。

（五）患者年龄应当填写实足年龄，新生儿、婴幼儿写日、月龄，必要时要注明体重。

（六）西药和中成药可以分别开具处方，也可以开具一张处方，中药饮片应当单独开具处方。

（七）开具西药、中成药处方，每一种药品应当另起一行，每张处方不得超过5种药品。

（八）中药饮片处方的书写，一般应当按照"君、臣、佐、使"的顺序排列；调剂、煎煮的特殊要求注明在药品右上方，并加括号，如布包、先煎、后下等；对饮片的产地、炮制有特殊要求的，应当在药品名称之前写明。

（九）药品用法用量应当按照药品说明书规定的常规用法用量使用，特殊情况需要超剂量使用时，应当注明原因并再次签名。

（十）除特殊情况外，应当注明临床诊断。

（十一）开具处方后的空白处画一斜线以示处方完毕。

（十二）处方医师的签名式样和专用签章应当与院内药学部门留样备查的式样相一致，不得任意改动，否则应当重新登记留样备案。

第七条　药品剂量与数量用阿拉伯数字书写。剂量应当使用法定剂量单位：重量以克（g）、毫克（mg）、微克（μg）、纳克（ng）为单位；容量以升（L）、毫升（mL）为单位；国际单位（IU）、单位（U）；中药饮片以克（g）为单位。

片剂、丸剂、胶囊剂、颗粒剂分别以片、丸、粒、袋为单位；溶液剂以支、瓶为单位；软膏及乳膏剂以支、盒为单位；注射剂以支、瓶为单位，应当注明含量；中药饮片以剂为单位。

第三章　处方权的获得

第八条　经注册的执业医师在执业地点取得相应的处方权。

经注册的执业助理医师在医疗机构开具的处方，应当经所在执业地点执业医师签名或加盖专用签章后方有效。

第九条　经注册的执业助理医师在乡、民族乡、镇、村的医疗机构独立从事一般的执业活动，可以在注册的执业地点取得相应的处方权。

第十条　医师应当在注册的医疗机构签名留样或者专用签章备案后，方可开具处方。

第十一条　医疗机构应当按照有关规定，对本机构执业医师和药师进行麻醉药品和精神药品使用知识和规范化管理的培训。执业医师经考核合格后取得麻醉药品和第一类精神药品的处方权，药师经考核合格后取得麻醉药品和第一类精神药品调剂资格。

医师取得麻醉药品和第一类精神药品处方权后，方可在本机构开具麻醉药品和第一类精神药品处方，但不得为自己开具该类药品处方。药师取得麻醉药品和第一类精神药品调剂资格后，方可在本机构调剂麻醉药品和第一类精神药品。

第十二条　试用期人员开具处方，应当经所在医疗机构有处方权的执业医师审核、并签名或加盖专用签章后方有效。

第十三条　进修医师由接收进修的医疗机构对其胜任本专业工作的实际情况进行认定后授予相应的处方权。

第四章 处方的开具

第十四条 医师应当根据医疗、预防、保健需要，按照诊疗规范、药品说明书中的药品适应证、药理作用、用法、用量、禁忌、不良反应和注意事项等开具处方。

开具医疗用毒性药品、放射性药品的处方应当严格遵守有关法律、法规和规章的规定。

第十五条 医疗机构应当根据本机构性质、功能、任务，制定药品处方集。

第十六条 医疗机构应当按照经药品监督管理部门批准并公布的药品通用名称购进药品。同一通用名称药品的品种，注射剂型和口服剂型各不得超过2种，处方组成类同的复方制剂1~2种。因特殊诊疗需要使用其他剂型和剂量规格药品的情况除外。

第十七条 医师开具处方应当使用经药品监督管理部门批准并公布的药品通用名称、新活性化合物的专利药品名称和复方制剂药品名称。

医师开具院内制剂处方时应当使用经省级卫生行政部门审核、药品监督管理部门批准的名称。

医师可以使用由卫生部公布的药品习惯名称开具处方。

第十八条 处方开具当日有效。特殊情况下需延长有效期的，由开具处方的医师注明有效期限，但有效期最长不得超过3天。

第十九条 处方一般不得超过7日用量；急诊处方一般不得超过3日用量；对于某些慢性病、老年病或特殊情况，处方用量可适当延长，但医师应当注明理由。

医疗用毒性药品、放射性药品的处方用量应当严格按照国家有关规定执行。

第二十条 医师应当按照卫生部制定的麻醉药品和精神药品临床应用指导原则，开具麻醉药品、第一类精神药品处方。

第二十一条 门（急）诊癌症疼痛患者和中、重度慢性疼痛患者需长期使用麻醉药品和第一类精神药品的，首诊医师应当亲自诊查患者，建立相应的病历，要求其签署《知情同意书》。

病历中应当留存下列材料复印件：

（一）二级以上医院开具的诊断证明；

（二）患者户籍簿、身份证或者其他相关有效身份证明文件；

（三）为患者代办人员身份证明文件。

第二十二条 除需长期使用麻醉药品和第一类精神药品的门（急）诊癌症疼痛患者和中、重度慢性疼痛患者外，麻醉药品注射剂仅限于医疗机构内使用。

第二十三条 为门（急）诊患者开具的麻醉药品注射剂，每张处方为一次常用量；控缓释制剂，每张处方不得超过7日常用量；其他剂型，每张处方不得超过3日常用量。

第一类精神药品注射剂，每张处方为一次常用量；控缓释制剂，每张处方不得超过7日常用量；其他剂型，每张处方不得超过3日常用量。哌醋甲酯用于治疗儿童多动症时，每张处方不得超过15日常用量。

第二类精神药品一般每张处方不得超过7日常用量；对于慢性病或某些特殊情况的患者，处方用量可以适当延长，医师应当注明理由。

第二十四条 为门（急）诊癌症疼痛患者和中、重度慢性疼痛患者开具的麻醉药品、第一类精神药品注射剂，每张处方不得超过 3 日常用量；控缓释制剂，每张处方不得超过 15 日常用量；其他剂型，每张处方不得超过 7 日常用量。

第二十五条 为住院患者开具的麻醉药品和第一类精神药品处方应当逐日开具，每张处方为 1 日常用量。

第二十六条 对于需要特别加强管制的麻醉药品，盐酸二氢埃托啡处方为一次常用量，仅限于二级以上医院内使用；盐酸哌替啶处方为一次常用量，仅限于医疗机构内使用。

第二十七条 医疗机构应当要求长期使用麻醉药品和第一类精神药品的门（急）诊癌症患者和中、重度慢性疼痛患者，每 3 个月复诊或者随诊一次。

第二十八条 医师利用计算机开具、传递普通处方时，应当同时打印出纸质处方，其格式与手写处方一致；打印的纸质处方经签名或者加盖签章后有效。药师核发药品时，应当核对打印的纸质处方，无误后发给药品，并将打印的纸质处方与计算机传递处方同时收存备查。

第五章　处方的调剂

第二十九条 取得药学专业技术职务任职资格的人员方可从事处方调剂工作。

第三十条 药师在执业的医疗机构取得处方调剂资格。药师签名或者专用签章式样应当在本机构留样备查。

第三十一条 具有药师以上专业技术职务任职资格的人员负责处方审核、评估、核对、发药以及安全用药指导；药士从事处方调配工作。

第三十二条 药师应当凭医师处方调剂处方药品，非经医师处方不得调剂。

第三十三条 药师应当按照操作规程调剂处方药品：认真审核处方，准确调配药品，正确书写药袋或粘贴标签，注明患者姓名和药品名称、用法、用量、包装；向患者交付药品时，按照药品说明书或者处方用法，进行用药交代与指导，包括每种药品的用法、用量、注意事项等。

第三十四条 药师应当认真逐项检查处方前记、正文和后记书写是否清晰、完整，并确认处方的合法性。

第三十五条 药师应当对处方用药适宜性进行审核，审核内容包括：

（一）规定必须做皮试的药品，处方医师是否注明过敏试验及结果的判定；

（二）处方用药与临床诊断的相符性；

（三）剂量、用法的正确性；

（四）选用剂型与给药途径的合理性；

（五）是否有重复给药现象；

（六）是否有潜在临床意义的药物相互作用和配伍禁忌；

（七）其他用药不适宜情况。

第三十六条 药师经处方审核后，认为存在用药不适宜时，应当告知处方医师，请其确认或者重新开具处方。

药师发现严重不合理用药或者用药错误，应当拒绝调剂，及时告知处方医师，并应当记录，按照有关规定报告。

第三十七条 药师调剂处方时必须做

到"四查十对"：查处方，对科别、姓名、年龄；查药品，对药名、剂型、规格、数量；查配伍禁忌，对药品性状、用法用量；查用药合理性，对临床诊断。

第三十八条 药师在完成处方调剂后，应当在处方上签名或者加盖专用签章。

第三十九条 药师应当对麻醉药品和第一类精神药品处方，按年月日逐日编制顺序号。

第四十条 药师对于不规范处方或者不能判定其合法性的处方，不得调剂。

第四十一条 医疗机构应当将本机构基本用药供应目录内同类药品相关信息告知患者。

第四十二条 除麻醉药品、精神药品、医疗用毒性药品和儿科处方外，医疗机构不得限制门诊就诊人员持处方到药品零售企业购药。

第六章 监督管理

第四十三条 医疗机构应当加强对本机构处方开具、调剂和保管的管理。

第四十四条 医疗机构应当建立处方点评制度，填写处方评价表（附件2），对处方实施动态监测及超常预警，登记并通报不合理处方，对不合理用药及时予以干预。

第四十五条 医疗机构应当对出现超常处方3次以上且无正当理由的医师提出警告，限制其处方权；限制处方权后，仍连续2次以上出现超常处方且无正当理由的，取消其处方权。

第四十六条 医师出现下列情形之一的，处方权由其所在医疗机构予以取消：

（一）被责令暂停执业；

（二）考核不合格离岗培训期间；

（三）被注销、吊销执业证书；

（四）不按照规定开具处方，造成严重后果的；

（五）不按照规定使用药品，造成严重后果的；

（六）因开具处方牟取私利。

第四十七条 未取得处方权的人员及被取消处方权的医师不得开具处方。未取得麻醉药品和第一类精神药品处方资格的医师不得开具麻醉药品和第一类精神药品处方。

第四十八条 除治疗需要外，医师不得开具麻醉药品、精神药品、医疗用毒性药品和放射性药品处方。

第四十九条 未取得药学专业技术职务任职资格的人员不得从事处方调剂工作。

第五十条 处方由调剂处方药品的医疗机构妥善保存。普通处方、急诊处方、儿科处方保存期限为1年，医疗用毒性药品、第二类精神药品处方保存期限为2年，麻醉药品和第一类精神药品处方保存期限为3年。

处方保存期满后，经医疗机构主要负责人批准、登记备案，方可销毁。

第五十一条 医疗机构应当根据麻醉药品和精神药品处方开具情况，按照麻醉药品和精神药品品种、规格对其消耗量进行专册登记，登记内容包括发药日期、患者姓名、用药数量。专册保存期限为3年。

第五十二条 县级以上地方卫生行政部门应当定期对本行政区域内医疗机构处

方管理情况进行监督检查。

县级以上卫生行政部门在对医疗机构实施监督管理过程中，发现医师出现本办法第四十六条规定情形的，应当责令医疗机构取消医师处方权。

第五十三条　卫生行政部门的工作人员依法对医疗机构处方管理情况进行监督检查时，应当出示证件；被检查的医疗机构应当予以配合，如实反映情况，提供必要的资料，不得拒绝、阻碍、隐瞒。

第七章　法律责任

第五十四条　医疗机构有下列情形之一的，由县级以上卫生行政部门按照《医疗机构管理条例》第四十八条的规定，责令限期改正，并可处以 5000 元以下的罚款；情节严重的，吊销其《医疗机构执业许可证》：

（一）使用未取得处方权的人员、被取消处方权的医师开具处方的；

（二）使用未取得麻醉药品和第一类精神药品处方资格的医师开具麻醉药品和第一类精神药品处方的；

（三）使用未取得药学专业技术职务任职资格的人员从事处方调剂工作的。

第五十五条　医疗机构未按照规定保管麻醉药品和精神药品处方，或者未依照规定进行专册登记的，按照《麻醉药品和精神药品管理条例》第七十二条的规定，由设区的市级卫生行政部门责令限期改正，给予警告；逾期不改正，处 5000 元以上 1 万元以下的罚款；情节严重的，吊销其印鉴卡；对直接负责的主管人员和其

他直接责任人员，依法给予降级、撤职、开除的处分。

第五十六条　医师和药师出现下列情形之一的，由县级以上卫生行政部门按照《麻醉药品和精神药品管理条例》第七十三条的规定予以处罚：

（一）未取得麻醉药品和第一类精神药品处方资格的医师擅自开具麻醉药品和第一类精神药品处方的；

（二）具有麻醉药品和第一类精神药品处方医师未按照规定开具麻醉药品和第一类精神药品处方，或者未按照卫生部制定的麻醉药品和精神药品临床应用指导原则使用麻醉药品和第一类精神药品的；

（三）药师未按照规定调剂麻醉药品、精神药品处方的。

第五十七条　医师出现下列情形之一的，按照《执业医师法》第三十七条的规定，由县级以上卫生行政部门给予警告或者责令暂停 6 个月以上 1 年以下执业活动；情节严重的，吊销其执业证书：

（一）未取得处方权或者被取消处方权后开具药品处方的；

（二）未按照本办法规定开具药品处方的；

（三）违反本办法其他规定的。

第五十八条　药师未按照规定调剂处方药品，情节严重的，由县级以上卫生行政部门责令改正、通报批评，给予警告；并由所在医疗机构或者其上级单位给予纪律处分。

第五十九条　县级以上地方卫生行政部门未按照本办法规定履行监管职责的，由上级卫生行政部门责令改正。

253

第八章　附　则

第六十条　乡村医生按照《乡村医生从业管理条例》的规定，在省级卫生行政部门制定的乡村医生基本用药目录范围内开具药品处方。

第六十一条　本办法所称药学专业技术人员，是指按照卫生部《卫生技术人员职务试行条例》规定，取得药学专业技术职务任职资格人员，包括主任药师、副主任药师、主管药师、药师、药士。

第六十二条　本办法所称医疗机构，是指按照《医疗机构管理条例》批准登记的从事疾病诊断、治疗活动的医院、社区卫生服务中心（站）、妇幼保健院、卫生院、疗养院、门诊部、诊所、卫生室（所）、急救中心（站）、专科疾病防治院（所、站）以及护理院（站）等医疗机构。

第六十三条　本办法自2007年5月1日起施行。《处方管理办法（试行）》（卫医发〔2004〕269号）和《麻醉药品、精神药品处方管理规定》（卫医法〔2005〕436号）同时废止。

护士执业注册管理办法

（2008年5月6日卫生部令第59号发布，自2008年5月12日起施行）

第一条　为了规范护士执业注册管理，根据《护士条例》，制定本办法。

第二条　护士经执业注册取得护士执业证书后，方可按照注册的执业地点从事护理工作。

未经执业注册取得护士执业证书者，不得从事诊疗技术规范规定的护理活动。

第三条　卫生部负责全国护士执业注册监督管理工作。

省、自治区、直辖市人民政府卫生行政部门是护士执业注册的主管部门，负责本行政区域的护士执业注册管理工作。

第四条　省、自治区、直辖市人民政府卫生行政部门结合本行政区域的实际情况，制定护士执业注册工作的具体办法，并报卫生部备案。

第五条　申请护士执业注册，应当具备下列条件：

（一）具有完全民事行为能力；

（二）在中等职业学校、高等学校完成教育部和卫生部规定的普通全日制3年以上的护理、助产专业课程学习，包括在教学、综合医院完成8个月以上护理临床实习，并取得相应学历证书；

（三）通过卫生部组织的护士执业资格考试；

（四）符合本办法第六条规定的健康标准。

第六条　申请护士执业注册，应当符合下列健康标准：

（一）无精神病史；

（二）无色盲、色弱、双耳听力障碍；

（三）无影响履行护理职责的疾病、残疾或者功能障碍。

第七条　申请护士执业注册，应当提交下列材料：

（一）护士执业注册申请审核表；

（二）申请人身份证明；

（三）申请人学历证书及专业学习中的临床实习证明；

（四）护士执业资格考试成绩合格证明；

（五）省、自治区、直辖市人民政府卫生行政部门指定的医疗机构出具的申请人 6 个月内健康体检证明；

（六）医疗卫生机构拟聘用的相关材料。

第八条　卫生行政部门应当自受理申请之日起 20 个工作日内，对申请人提交的材料进行审核。审核合格的，准予注册，发给护士执业证书；对不符合规定条件的，不予注册，并书面说明理由。

护士执业证书上应当注明护士的姓名、性别、出生日期等个人信息及证书编号、注册日期和执业地点。

护士执业证书由卫生部统一印制。

第九条　护士执业注册申请，应当自通过护士执业资格考试之日起 3 年内提出；逾期提出申请的，除本办法第七条规定的材料外，还应当提交在省、自治区、直辖市人民政府卫生行政部门规定的教学、综合医院接受 3 个月临床护理培训并考核合格的证明。

第十条　护士执业注册有效期为 5 年。护士执业注册有效期届满需要继续执业的，应当在有效期届满前 30 日，向原注册部门申请延续注册。

第十一条　护士申请延续注册，应当提交下列材料：

（一）护士延续注册申请审核表；

（二）申请人的护士执业证书；

（三）省、自治区、直辖市人民政府卫生行政部门指定的医疗机构出具的申请人 6 个月内健康体检证明。

第十二条　注册部门自受理延续注册申请之日起 20 日内进行审核。审核合格的，予以延续注册。

第十三条　有下列情形之一的，不予延续注册：

（一）不符合本办法第六条规定的健康标准的；

（二）被处暂停执业活动处罚期限未满的。

第十四条　医疗卫生机构可以为本机构聘用的护士集体申请办理护士执业注册和延续注册。

第十五条　有下列情形之一的，拟在医疗卫生机构执业时，应当重新申请注册：

（一）注册有效期届满未延续注册的；

（二）受吊销护士执业证书处罚，自吊销之日起满 2 年的。

重新申请注册的，按照本办法第七条的规定提交材料；中断护理执业活动超过 3 年的，还应当提交在省、自治区、直辖市人民政府卫生行政部门规定的教学、综合医院接受 3 个月临床护理培训并考核合格的证明。

第十六条　护士在其执业注册有效期内变更执业地点等注册项目，应当办理变更注册。

但承担卫生行政部门交办或者批准的任务以及履行医疗卫生机构职责的护理活动，包括经医疗卫生机构批准的进修、学术交流等除外。

第十七条　护士在其执业注册有效期内变更执业地点的，应当向拟执业地注册主管部门报告，并提交下列材料：

（一）护士变更注册申请审核表；

（二）申请人的护士执业证书。

注册部门应当自受理之日起7个工作日内为其办理变更手续。

护士跨省、自治区、直辖市变更执业地点的，收到报告的注册部门还应当向其原执业地注册部门通报。

省、自治区、直辖市人民政府卫生行政部门应当通过护士执业注册信息系统，为护士变更注册提供便利。

第十八条　护士执业注册后有下列情形之一的，原注册部门办理注销执业注册：

（一）注册有效期届满未延续注册；

（二）受吊销护士执业证书处罚；

（三）护士死亡或者丧失民事行为能力。

第十九条　卫生行政部门实施护士执业注册，有下列情形之一的，由其上级卫生行政部门或者监察机关责令改正，对直接负责的主管人员或者其他直接责任人员依法给予行政处分：

（一）对不符合护士执业注册条件者准予护士执业注册的；

（二）对符合护士执业注册条件者不予护士执业注册的。

第二十条　护士执业注册申请人隐瞒有关情况或者提供虚假材料申请护士执业注册的，卫生行政部门不予受理或者不予护士执业注册，并给予警告；已经注册的，应当撤销注册。

第二十一条　在内地完成护理、助产专业学习的香港、澳门特别行政区及台湾地区人员，符合本办法第五条、第六条、第七条规定的，可以申请护士执业注册。

第二十二条　计划生育技术服务机构护士的执业注册管理适用本办法的规定。

第二十三条　本办法下列用语的含义：

教学医院，是指与中等职业学校、高等学校有承担护理临床实习任务的合同关系，并能够按照护理临床实习教学计划完成教学任务的医院。

综合医院，是指依照《医疗机构管理条例》、《医疗机构基本标准》的规定，符合综合医院基本标准的医院。

第二十四条　本办法自2008年5月12日起施行。

互联网医疗保健信息服务管理办法

（2009年5月1日卫生部令第66号发布，自2009年7月1日起施行）

第一章　总　　则

第一条　为规范互联网医疗保健信息服务活动，保证互联网医疗保健信息科学、准确，促进互联网医疗保健信息服务健康有序发展，根据《互联网信息服务管理办法》，制定本办法。

第二条　在中华人民共和国境内从事互联网医疗保健信息服务活动，适用本办法。

本办法所称互联网医疗保健信息服务是指通过开办医疗卫生机构网站、预防保健知识网站或者在综合网站设立预防保健类频道向上网用户提供医疗保健信息的服务活动。

开展远程医疗会诊咨询、视频医学教育等互联网信息服务的，按照卫生部相关规定执行。

第三条　互联网医疗保健信息服务分为经营性和非经营性两类。

经营性互联网医疗保健信息服务，是指向上网用户有偿提供医疗保健信息等服务的活动。

非经营性互联网医疗保健信息服务，是指向上网用户无偿提供公开、共享性医疗保健信息等服务的活动。

第四条　从事互联网医疗保健信息服务，在向通信管理部门申请经营许可或者履行备案手续前，应当经省、自治区、直辖市人民政府卫生行政部门、中医药管理部门审核同意。

第二章　设　　立

第五条　申请提供互联网医疗保健信息服务，应当具备下列条件：

（一）主办单位为依法设立的医疗卫生机构、从事预防保健服务的企事业单位或者其他社会组织；

（二）具有与提供的互联网医疗保健信息服务活动相适应的专业人员、设施及相关制度；

（三）网站或者频道有 2 名以上熟悉医疗卫生管理法律、法规和医疗卫生专业知识的技术人员；提供性知识宣传的，应当有 1 名副高级以上卫生专业技术职务任职资格的医师。

第六条　申请提供的互联网医疗保健信息服务中含有性心理、性伦理、性医学、性治疗等性科学研究内容的，除具备第五条规定条件外，还应当同时具备下列条件：

（一）主办单位必须是医疗卫生机构；

（二）具有仅向从事相关临床和科研工作的专业人员开放的相关网络技术措施。

第七条　申请提供互联网医疗保健信息服务的，应当按照属地管理原则，向主办单位所在地省、自治区、直辖市人民政府卫生行政部门、中医药管理部门提出申请，并提交下列材料：

（一）申请书和申请表。申请表内容主要包括：网站类别、服务性质（经营性或者非经营性）、内容分类（普通、性知识、性科研）、网站设置地点、预定开始提供服务日期、主办单位名称、机构性质、通信地址、邮政编码、负责人及其身份证号码、联系人、联系电话等；

（二）主办单位基本情况，包括机构法人证书或者企业法人营业执照；

（三）医疗卫生专业人员学历证明及资格证书、执业证书复印件，网站负责人身份证及简历；

（四）网站域名注册的相关证书证明文件；

（五）网站栏目设置说明；

（六）网站对历史发布信息进行备份

和查阅的相关管理制度及执行情况说明；

（七）卫生行政部门、中医药管理部门在线浏览网站上所有栏目、内容的方法及操作说明；

（八）健全的网络与信息安全保障措施，包括网站安全保障措施、信息安全保密管理制度、用户信息安全管理制度；

（九）保证医疗保健信息来源科学、准确的管理措施、情况说明及相关证明。

第八条 从事互联网医疗卫生信息服务网站的中文名称，除与主办单位名称相同的以外，不得以"中国""中华""全国"等冠名。

第九条 省、自治区、直辖市人民政府卫生行政部门、中医药管理部门自受理之日起 20 日内，对申请提供互联网医疗保健信息服务的材料进行审核，并作出予以同意或不予同意的审核意见。予以同意的，核发《互联网医疗保健信息服务审核同意书》，发布公告，并向卫生部、国家中医药管理局备案；不予同意的，应当书面通知申请人并说明理由。

《互联网医疗保健信息服务审核同意书》格式由卫生部统一制定。

第十条 互联网医疗保健信息服务提供者变更下列事项之一的，应当向原发证机关申请办理变更手续，填写《互联网医疗保健信息服务项目变更申请表》，同时提供相关证明文件：

（一）《互联网医疗保健信息服务审核同意书》中审核同意的项目；

（二）互联网医疗保健信息服务主办单位的基本项目；

（三）提供互联网医疗保健信息服务的基本情况。

第十一条 《互联网医疗保健信息服务审核同意书》有效期 2 年。需要继续提供互联网医疗保健信息服务的，应当在有效期届满前 2 个月内，向原审核机关申请复核。通过复核的，核发《互联网医疗保健信息服务复核同意书》。

第三章　医疗保健信息服务

第十二条 互联网医疗保健信息服务内容必须科学、准确，必须符合国家有关法律、法规和医疗保健信息管理的相关规定。

提供互联网医疗保健信息服务的网站应当对发布的全部信息包括所链接的信息负全部责任。

不得发布含有封建迷信、淫秽内容的信息；不得发布虚假信息；不得发布未经审批的医疗广告；不得从事网上诊断和治疗活动。

非医疗机构不得在互联网上储存和处理电子病历和健康档案信息。

第十三条 发布医疗广告，必须符合《医疗广告管理办法》的有关规定。应当注明医疗广告审查证明文号，并按照核准的广告成品样件内容登载。

不得夸大宣传，严禁刊登违法广告。

第十四条 开展性知识宣传，必须提供信息内容的来源，并在明显位置标明。信息内容要由医疗卫生专业人员审核把关，确保其科学、准确。

不得转载、摘编非法出版物的内容；不得以宣传性知识为名渲染性心理、性伦理、性医学、性治疗等性科学研究的内容；严禁传播淫秽内容。

第十五条　开展性科学研究的医疗保健网站，只能向从事相关临床和科研工作的专业人员开放。

严禁以开展性科学研究为名传播淫秽内容。综合性网站的预防保健类频道不得开展性科学研究内容服务。

第十六条　提供医疗保健信息服务的网站登载的新闻信息，应当符合《互联网新闻信息服务管理办法》的相关规定；登载的药品信息应当符合《互联网药品信息服务管理办法》的相关规定。

第十七条　提供互联网医疗保健信息服务，应当在其网站主页底部的显著位置标明卫生行政部门、中医药管理部门《互联网医疗保健信息服务审核同意书》或者《互联网医疗保健信息服务复核同意书》的编号。

第四章　监督管理

第十八条　卫生部、国家中医药管理局对各省、自治区、直辖市人民政府卫生行政部门、中医药管理部门的审核和日常监管工作进行指导和管理。

省、自治区、直辖市人民政府卫生行政部门、中医药管理部门依法负责对本行政区域内主办单位提供的医疗保健信息服务开展审核工作，对本行政区域的互联网医疗保健信息服务活动进行监督管理。

第十九条　各级卫生行政部门、中医药管理部门对下列内容进行日常监管：

（一）开办医疗机构类网站的，其医疗机构的真实性和合法性；

（二）提供性知识宣传和普通医疗保健信息服务的，是否取得互联网医疗保健信息服务资格，是否超范围提供服务；

（三）提供性科学研究信息服务的，其主办单位是否具备相应资质，是否违规向非专业人士开放；

（四）是否利用性知识宣传和性科学研究的名义传播淫秽内容，是否刊载违法广告和禁载广告。

第二十条　卫生行政部门、中医药管理部门设立投诉举报电话和电子信箱，接受上网用户对互联网医疗保健信息服务的投诉举报。

第二十一条　卫生行政部门、中医药管理部门对上网用户投诉举报和日常监督管理中发现的问题，要及时通知互联网医疗保健信息服务提供者予以改正；对超范围提供互联网医疗保健信息服务的，应责令其停止提供。

第二十二条　互联网医疗保健信息服务审核和监督管理情况应当向社会公告。

第五章　法律责任

第二十三条　未经过卫生行政部门、中医药管理部门审核同意从事互联网医疗保健信息服务的，由省级以上人民政府卫生行政部门、中医药管理部门通报同级通信管理部门，依法予以查处；情节严重的，依照有关法律法规给予处罚。

第二十四条　已通过卫生行政部门、中医药管理部门审核或者复核同意从事互联网医疗保健信息服务的，违反本办法，有下列情形之一的，由省、自治区、直辖市人民政府卫生行政部门、中医药管理部门给予警告，责令其限期改正；情节严重的，对非经营性互联网医疗保健信息服务提供者处以3000元以上1万元以下罚款，对经营性互联网医疗保健信息服务提供者处以1万元以上3万元以下罚款；拒不改正的，提出监管处理意见，并移交通信管理部门依法处理；构成犯罪的，移交司法部门追究刑事责任：

（一）超出审核同意范围提供互联网医疗保健信息服务的；

（二）超出有效期使用《互联网医疗保健信息服务审核同意书》的；

（三）未在网站主页规定位置标明卫生行政部门、中医药管理部门审核或者复核同意书编号的；

（四）提供不科学、不准确医疗保健信息服务，并造成不良社会影响的；

（五）借开展性知识宣传和性科学研究为名传播淫秽内容的。

第二十五条 省、自治区、直辖市人民政府卫生行政部门、中医药管理部门违规对互联网医疗保健信息服务申请作出审核意见的，原审核机关应当撤销原批准的《互联网医疗保健信息服务审核同意书》；对主管人员和其他直接责任人员，由其所在单位上级机关依法给予处分。

第六章 附 则

第二十六条 本办法自2009年7月1日起施行。2001年1月3日卫生部发布的《卫生部关于印发〈互联网医疗卫生信息服务办法〉的通知》（卫办发〔2001〕3号）同时废止。

护士执业资格考试办法

（2010年5月10日卫生部、人力资源社会保障部令第74号发布，自2010年7月1日起施行）

第一条 为规范全国护士执业资格考试工作，加强护理专业队伍建设，根据《护士条例》第七条规定，制定本办法。

第二条 卫生部负责组织实施护士执业资格考试。国家护士执业资格考试是评价申请护士执业资格者是否具备执业所必须的护理专业知识与工作能力的考试。

考试成绩合格者，可申请护士执业注册。

具有护理、助产专业中专和大专学历的人员，参加护士执业资格考试并成绩合格，可取得护理初级（士）专业技术资格证书；护理初级（师）专业技术资格按照有关规定通过参加全国卫生专业技术资格考试取得。

具有护理、助产专业本科以上学历的人员，参加护士执业资格考试并成绩合格，可以取得护理初级（士）专业技术资格证书；在达到《卫生技术人员职务试行条例》规定的护师专业技术职务任职资格年限后，可直接聘任护师专业技术职务。

第三条 护士执业资格考试实行国家统一考试制度。统一考试大纲，统一命题，统一合格标准。

护士执业资格考试原则上每年举行一次，具体考试日期在举行考试3个月前向社会公布。

第四条　护士执业资格考试包括专业实务和实践能力两个科目。一次考试通过两个科目为考试成绩合格。

为加强对考生实践能力的考核，原则上采用"人机对话"考试方式进行。

第五条　护士执业资格考试遵循公平、公开、公正的原则。

第六条　卫生部和人力资源社会保障部成立全国护士执业资格考试委员会。主要职责是：

（一）对涉及护士执业资格考试的重大事项进行协调、决策；

（二）审定护士执业资格考试大纲、考试内容和方案；

（三）确定并公布护士执业资格考试成绩合格线；

（四）指导全国护士执业资格考试工作。

全国护士执业资格考试委员会下设办公室，办公室设在卫生部，负责具体工作。

第七条　护士执业资格考试考务管理实行承办考试机构、考区、考点三级责任制。

第八条　承办考试机构具体组织实施护士执业资格考试考务工作。主要职责是：

（一）组织制定护士执业资格考试考务管理规定，负责全国护士执业资格考试考务管理；

（二）组织专家拟定护士执业资格考

试大纲和命题审卷的有关规定并承担具体工作；

（三）负责护士执业资格考试考生信息处理；

（四）组织评定考试成绩，提供考生成绩单和护士执业资格考试成绩合格证明；

（五）负责考试结果的统计分析和考试工作总结，并向护士执业资格考试委员会提交工作报告；

（六）负责建立护士执业资格考试命题专家库和考试题库；

（七）指导考区有关考试的业务工作。

第九条　各省、自治区、直辖市及新疆生产建设兵团设立考区。省、自治区、直辖市人民政府卫生行政部门及新疆生产建设兵团卫生局负责本辖区的考试工作。其主要职责是：

（一）负责本考区护士执业资格考试的考务管理；

（二）制定本考区护士执业资格考试考务管理具体措施；

（三）负责审定考生报名资格；

（四）负责指导考区内各考点的业务工作；

（五）负责处理、上报考试期间本考区发生的重大问题。

省、自治区、直辖市人民政府卫生行政部门及新疆生产建设兵团卫生局可根据实际情况，会同人力资源社会保障部门成立护士执业资格考试领导小组。

第十条　考区根据考生情况设置考点，报全国护士执业资格考试委员会备案。考点设在设区的市。考点的主要职责是：

（一）负责本考点护士执业资格考试的考务工作；

（二）执行本考点护士执业资格考试考务管理具体措施；

（三）受理考生报名，核实报名材料，初审考生报名资格；

（四）负责为不能自行上网打印准考证的考生打印准考证；

（五）处理、上报本考点考试期间发生的问题；

（六）发给考生成绩单和护士执业资格考试成绩合格证明。

第十一条 各级考试管理机构要有计划地培训考务工作人员和监考人员，提高考试管理水平。

第十二条 在中等职业学校、高等学校完成国务院教育主管部门和国务院卫生主管部门规定的普通全日制3年以上的护理、助产专业课程学习，包括在教学、综合医院完成8个月以上护理临床实习，并取得相应学历证书的，可以申请参加护士执业资格考试。

第十三条 申请参加护士执业资格考试的人员，应当在公告规定的期限内报名，并提交以下材料：

（一）护士执业资格考试报名申请表；

（二）本人身份证明；

（三）近6个月二寸免冠正面半身照片3张；

（四）本人毕业证书；

（五）报考所需的其他材料。

申请人为在校应届毕业生的，应当持有所在学校出具的应届毕业生毕业证明，到学校所在地的考点报名。学校可以为本校应届毕业生办理集体报名手续。

申请人为非应届毕业生的，可以选择到人事档案所在地报名。

第十四条 申请参加护士执业资格考试者，应当按国家价格主管部门确定的收费标准缴纳考试费。

第十五条 护士执业资格考试成绩于考试结束后45个工作日内公布。考生成绩单由报名考点发给考生。

第十六条 考试成绩合格者，取得考试成绩合格证明，作为申请护士执业注册的有效证明。

第十七条 考试考务管理工作要严格执行有关规章和纪律，切实做好试卷命制、印刷、发送和保管过程中的保密工作，严防泄密。

第十八条 护士执业资格考试实行回避制度。考试工作人员有下列情形之一的，应当回避：

（一）是考生近亲属的；

（二）与考生有其他利害关系，可能影响考试公正的。

第十九条 对违反考试纪律和有关规定的，按照《专业技术人员资格考试违纪违规行为处理规定》处理。

第二十条 军队有关部门负责军队人员参加全国护士执业资格考试的报名、成绩发布等工作。

第二十一条 香港特别行政区、澳门特别行政区和台湾地区居民符合本办法规定和《内地与香港关于建立更紧密经贸关系的安排》、《内地与澳门关于建立更紧密经贸关系的安排》或者内地有关主管部门规定的，可以申请参加护士执业资格考试。

第二十二条　本办法自 2010 年 7 月 1 日起施行。

医疗卫生服务单位信息公开管理办法（试行）

（2010 年 6 月 3 日卫生部令第 75 号发布，自 2010 年 8 月 1 日起施行）

第一章　总　则

第一条　为保障公民、法人和其他组织依法获取医疗卫生服务单位信息，提高医疗卫生服务工作的透明度，促进医疗卫生服务单位依法执业，诚信服务，根据《中华人民共和国政府信息公开条例》和有关卫生法律法规，制定本办法。

第二条　本办法所称信息是指医疗卫生服务单位在提供医疗卫生服务过程中产生的，以一定形式记录、保存的信息以及其他与医疗卫生服务有关的信息。

本办法所称医疗卫生服务单位是指从事疾病诊断治疗、疾病预防控制、健康教育、妇幼保健、精神卫生、采供血和卫生技术服务等医疗卫生服务活动的单位。

承担卫生行政部门卫生监督执法任务的卫生监督机构信息公开工作，按照《中华人民共和国政府信息公开条例》执行。

第三条　卫生部、国家中医药管理局负责统筹指导全国医疗卫生服务单位信息公开工作。

县级以上地方人民政府卫生、中医药行政管理部门负责推进、指导、协调、监督本行政区域内医疗卫生服务单位信息公开工作。

第四条　医疗卫生服务单位公开信息，应当按照规定权限和程序，遵循公正、公平、便民的原则，做到公开内容真实，公开程序规范。

医疗卫生服务单位若发现与自身相关的、可能扰乱社会管理秩序的虚假或者不完整信息，应当及时发布准确的信息予以澄清。

第五条　医疗卫生服务单位应当建立健全信息发布保密审查机制，明确审查的责任和程序。信息公开前，应当依照国家保密法律法规和有关规定对拟公开的信息进行保密审查。

第六条　医疗卫生服务单位应当将开展信息公开工作所需经费纳入年度预算，保障有关工作正常进行。

第二章　公开范围和内容

第七条　医疗卫生服务单位对符合下列基本要求之一的信息，应当主动向社会公开：

（一）需要社会公众广泛知晓或者参与的；

（二）反映医疗卫生服务单位设置、职能、工作规则、办事程序等情况的；

（三）其他依照法律、法规和国家有关规定应当主动公开的。

第八条　从事疾病预防控制、健康教育、妇幼保健、精神卫生和卫生技术服务等活动的医疗卫生服务单位，应当公开下列信息：

（一）辖区内居民相关领域健康状况，主要公共卫生问题及其影响因素和解决问题所需的主要技术措施；

（二）承担的基本公共卫生服务（含中医药）项目、内容、服务人群及实施情况；

（三）承担的其他公共卫生服务（含疾病预防控制技术服务）项目、内容、价格、收费依据及实施情况；

（四）传染病、地方病、慢性非传染性疾病、职业病、精神疾病等疾病的预防控制措施及实施情况；

（五）营养和食品安全、职业卫生、放射卫生、环境卫生、学校卫生的技术服务工作内容、进展及实施效果；

（六）健康教育和健康促进工作内容、进展及实施效果；

（七）职业卫生技术服务机构、职业健康检查和职业病诊断机构、健康相关产品检验机构等卫生技术服务机构的资质和服务项目；

（八）职责范围内确定的主动公开的其他信息。

第九条 从事疾病诊断、治疗和采供血等活动的医疗卫生服务单位应当公开下列信息：

（一）卫生行政部门核发的执业许可证、卫生技术人员依法执业注册基本情况和卫生技术人员提供医疗服务时的身份标识；

（二）经卫生行政部门批准开展的诊疗科目、准予登记的医疗技术及医疗技术

临床应用情况；

（三）经卫生行政部门批准使用的大型医用设备名称、从业人员资质及其使用管理情况；

（四）提供的医疗服务项目、内容、流程情况；

（五）提供的预约诊疗服务方式及门诊出诊医师信息；

（六）医疗服务、常用药品和主要医用耗材的价格及其在医疗保险和新型农村合作医疗中的报销比例；

（七）纳入医疗保险和新型农村合作医疗定点医疗机构的情况，医疗保险和新型农村合作医疗报销政策和补偿流程；

（八）接受捐赠资助的情况和受赠受助财产的使用管理情况；

（九）医疗纠纷处理程序、医疗服务投诉信箱和投诉咨询电话；

（十）医疗服务中的便民服务措施；

（十一）职责范围内确定的主动公开的其他信息。

第十条 同时提供基本公共卫生服务和基本医疗服务的城市社区卫生机构、乡镇卫生院等基层医疗卫生服务单位，除第八条、第九条的相关内容外，还应当公开下列信息：

（一）配备的国家基本药物名称、价格，配备血液的种类、规格、价格；

（二）与本机构建立双向转诊关系的综合、中医（中西医结合、民族医）或者专科医院名称，支援本单位的专家姓名、专长和服务时间。

第十一条 医疗服务中患者使用的药品、血液及其制品、医用耗材和接受医

服务的名称、数量、单价、金额及医疗总费用等情况，以提供查询服务或提供费用清单的形式告知患者。

第十二条　医疗服务中的下列信息应当事先告知患者按照规定需要签署知情同意书的，应当及时、规范签署相应的知情同意书：

（一）患者接受的重症监护（ICU）、介入诊疗、手术治疗、血液净化、器官移植、人工关节置换、高值（千元以上）费用项目等诊疗服务及其收费标准；

（二）患者接受的超声、造影、电子计算机X射线断层扫描技术（CT）、磁共振成像（MRI）等主要辅助检查项目及其收费标准；

（三）医保患者使用的自费比例较高的药品和诊疗项目；新型农村合作医疗患者使用新型农村合作医疗基本药物目录和诊疗项目之外的药品和诊疗项目；

（四）法律法规和临床诊疗规范规定的其他知情同意事项。

第十三条　除本办法第七条、第八条、第九条、第十条规定的应当向社会主动公开的信息外，公民、法人或者其他组织还可以依法向医疗卫生服务单位申请获取涉及其自身利益的相关信息。

第十四条　医疗卫生服务单位的下列信息，不得公开：

（一）属于国家秘密的；

（二）属于商业秘密或者公开后可能导致商业秘密被泄露的；

（三）属于知识产权保护内容的；

（四）属于可用于识别个人身份的或者公开后可能导致对个人隐私造成不当侵害的；

（五）不属于医疗卫生服务单位法定权限内的信息；

（六）法律、法规、规章等规定不予公开的信息。

医疗卫生服务单位的工作人员因卫生行政部门等安排，参加评审、调查、鉴定等活动的，除法律、法规、规章规定外，本人不同意公开其相关信息的，可以不予公开。

第三章　公开方式和程序

第十五条　医疗卫生服务单位应当建立健全本单位信息公开工作制度，指定机构（以下统称信息公开工作机构）负责本单位信息公开日常工作，并向社会公开本单位信息公开工作机构的名称、办公地址、办公时间、联系电话、传真号码、电子邮箱等。

信息公开工作机构具体职责包括：

（一）承办本单位信息公开事宜，并对公开的信息向公众进行必要的解释；

（二）受理和处理向本单位提出的信息公开申请；

（三）采集、维护和更新本单位的信息；

（四）对本单位拟公开的信息进行保密审查；

（五）法律、法规、规章规定的其他职责。

第十六条　医疗卫生服务单位主动公开的信息，应当通过便于公众知晓的方式公开。具备条件的应当在单位网站主动公开，同时可采取符合该信息特点的以下一种或者几种方式予以公开：

（一）公告或者公开发行的信息专刊；

（二）广播、电视、报刊等新闻媒体；

（三）信息公开服务、监督热线电话；

（四）本单位的公共查阅室、资料索取点、信息公开栏、信息亭、电子屏幕、电子触摸屏等场所或设施；

（五）其他便于公众及时、准确获得信息的方式。

第十七条　医疗卫生服务单位向特定服务对象提供的信息，可以通过当面交谈、书面通知、提供查询等形式告知。

第十八条　属于主动公开范围的信息，医疗卫生服务单位应当自该信息形成或者变更之日起 20 个工作日内予以公开。法律、法规对信息公开的期限另有规定的，从其规定。

第十九条　公民、法人和其他组织申请获取信息的，应当采用书面形式向拥有该信息的医疗卫生服务单位提出申请。采用电子邮件等数据电文形式提交申请的，应当通过电话形式加以确认。

获取信息的申请应当包括申请人姓名或名称、身份证明、地址、联系方式、所需信息内容描述及用途等。

第二十条　医疗卫生服务单位在收到申请后应当及时登记，并根据下列情形给予答复或者提供信息：

（一）申请信息属于公开范围的，应当告知申请人获取该信息的方式和途径；

（二）申请信息属于不予公开范围的，应当告知申请人并说明理由；

（三）不属于本单位掌握的信息或者

该信息不存在的，应当告知申请人；能够确定该信息拥有单位的，应当告知申请人该单位的名称或联系方式；

（四）申请内容不明确的，应当告知申请人在合理期限内更改或者补正，申请人逾期未更改或者补正的，视为放弃本次申请；

（五）对于同一申请人重复向同一医疗卫生服务单位申请获取同一信息，医疗卫生服务单位已经作出答复且该信息未发生变化的，应当告知申请人，不再重复处理；

（六）医疗卫生服务单位对申请人申请获取与其自身利益无关的信息，可以不予提供。

第二十一条　医疗卫生服务单位收到信息获取申请，能够当场答复的，应当当场予以答复。

不能当场答复的，应当自收到申请之日起 15 个工作日内予以答复；如需延长答复期限的，应当经本单位信息公开工作负责人同意，并告知申请人，延长答复的期限最长不得超过 15 个工作日。

申请获取的信息涉及第三方权益的，应当征求第三方意见。征求第三方意见所需时间不计算在前款规定的期限内。

第二十二条　医疗卫生服务单位向申请人提供信息，应当按照申请人要求的形式予以提供；无法按照申请人要求的形式提供的，可以通过安排申请人查阅相关资料、提供复制件或者其他适当形式提供；依法不能提供的，应当告知无法提供的理由。

第二十三条　医疗卫生服务单位向申

请人提供信息，除可以收取实际发生的检索、复制、邮寄等成本费用外，不得收取其他费用。

收费标准按照有关规定执行。

第四章　监督管理和处罚

第二十四条　县级以上地方人民政府卫生、中医药行政管理部门应当加强对本行政区域内医疗卫生服务单位信息公开工作的日常监督检查，建立健全医疗卫生服务单位信息公开工作考核制度，将信息公开工作纳入干部政绩考核和干部岗位责任考核体系，定期对医疗卫生服务单位信息公开工作进行考核、评议。

第二十五条　公民、法人或其他组织认为医疗卫生服务单位未依法履行信息公开义务的，可以向医疗卫生服务单位相关部门或者上级主管部门投诉举报。收到投诉举报的部门应当予以调查处理，并书面向投诉举报人告知处理结果。

第二十六条　县级以上地方人民政府卫生、中医药行政管理部门应当建立健全医疗卫生服务单位信息公开工作责任追究制度。违反本办法，有下列情形之一的，由县级以上地方人民政府卫生、中医药行政管理部门责令改正，给予警告；对医疗卫生服务单位直接负责的主管领导和其他直接责任人员依法给予处分：

（一）不按规定履行信息公开义务的；

（二）公开内容不真实、弄虚作假，欺骗服务对象的；

（三）公开不应当公开的信息，或者故意泄露服务对象身份识别信息和个人隐私的；

（四）违反规定收取费用的；

（五）违反本办法规定的其他行为。

第五章　附　　则

第二十七条　省级人民政府卫生行政部门可以根据本办法，并结合本地区实际情况，制定实施细则。

第二十八条　医疗卫生服务单位向本单位职工公开信息工作按照政务公开相关规定执行。

第二十九条　本办法自 2010 年 8 月 1 日起施行。

药品不良反应报告和监测管理办法

（2011 年 5 月 4 日卫生部令第 81 号发布，自 2011 年 7 月 1 日起施行）

第一章　总　　则

第一条　为加强药品的上市后监管，规范药品不良反应报告和监测，及时、有效控制药品风险，保障公众用药安全，依据《中华人民共和国药品管理法》等有关法律法规，制定本办法。

第二条　在中华人民共和国境内开展药品不良反应报告、监测以及监督管理，适用本办法。

第三条　国家实行药品不良反应报告制度。药品生产企业（包括进口药品的境外制药厂商)、药品经营企业、医疗机构应当按照规定报告所发现的药品不良反应。

第四条 国家食品药品监督管理局主管全国药品不良反应报告和监测工作,地方各级药品监督管理部门主管本行政区域内的药品不良反应报告和监测工作。各级卫生行政部门负责本行政区域内医疗机构与实施药品不良反应报告制度有关的管理工作。

地方各级药品监督管理部门应当建立健全药品不良反应监测机构,负责本行政区域内药品不良反应报告和监测的技术工作。

第五条 国家鼓励公民、法人和其他组织报告药品不良反应。

第二章 职 责

第六条 国家食品药品监督管理局负责全国药品不良反应报告和监测的管理工作,并履行以下主要职责:

(一)与卫生部共同制定药品不良反应报告和监测的管理规定和政策,并监督实施;

(二)与卫生部联合组织开展全国范围内影响较大并造成严重后果的药品群体不良事件的调查和处理,并发布相关信息;

(三)对已确认发生严重药品不良反应或者药品群体不良事件的药品依法采取紧急控制措施,作出行政处理决定,并向社会公布;

(四)通报全国药品不良反应报告和监测情况;

(五)组织检查药品生产、经营企业的药品不良反应报告和监测工作的开展情况,并与卫生部联合组织检查医疗机构的药品不良反应报告和监测工作的开展情况。

第七条 省、自治区、直辖市药品监督管理部门负责本行政区域内药品不良反应报告和监测的管理工作,并履行以下主要职责:

(一)根据本办法与同级卫生行政部门共同制定本行政区域内药品不良反应报告和监测的管理规定,并监督实施;

(二)与同级卫生行政部门联合组织开展本行政区域内发生的影响较大的药品群体不良事件的调查和处理,并发布相关信息;

(三)对已确认发生严重药品不良反应或者药品群体不良事件的药品依法采取紧急控制措施,作出行政处理决定,并向社会公布;

(四)通报本行政区域内药品不良反应报告和监测情况;

(五)组织检查本行政区域内药品生产、经营企业的药品不良反应报告和监测工作的开展情况,并与同级卫生行政部门联合组织检查本行政区域内医疗机构的药品不良反应报告和监测工作的开展情况;

(六)组织开展本行政区域内药品不良反应报告和监测的宣传、培训工作。

第八条 设区的市级、县级药品监督管理部门负责本行政区域内药品不良反应报告和监测的管理工作;与同级卫生行政部门联合组织开展本行政区域内发生的药品群体不良事件的调查，并采取必要控制措施；组织开展本行政区域内药品不良反应报告和监测的宣传、培训工作。

第九条　县级以上卫生行政部门应当加强对医疗机构临床用药的监督管理，在职责范围内依法对已确认的严重药品不良反应或者药品群体不良事件采取相关的紧急控制措施。

第十条　国家药品不良反应监测中心负责全国药品不良反应报告和监测的技术工作，并履行以下主要职责：

（一）承担国家药品不良反应报告和监测资料的收集、评价、反馈和上报，以及全国药品不良反应监测信息网络的建设和维护；

（二）制定药品不良反应报告和监测的技术标准和规范，对地方各级药品不良反应监测机构进行技术指导；

（三）组织开展严重药品不良反应的调查和评价，协助有关部门开展药品群体不良事件的调查；

（四）发布药品不良反应警示信息；

（五）承担药品不良反应报告和监测的宣传、培训、研究和国际交流工作。

第十一条　省级药品不良反应监测机构负责本行政区域内的药品不良反应报告和监测的技术工作，并履行以下主要职责：

（一）承担本行政区域内药品不良反应报告和监测资料的收集、评价、反馈和上报，以及药品不良反应监测信息网络的维护和管理；

（二）对设区的市级、县级药品不良反应监测机构进行技术指导；

（三）组织开展本行政区域内严重药品不良反应的调查和评价，协助有关部门开展药品群体不良事件的调查；

（四）组织开展本行政区域内药品不良反应报告和监测的宣传、培训工作。

第十二条　设区的市级、县级药品不良反应监测机构负责本行政区域内药品不良反应报告和监测资料的收集、核实、评价、反馈和上报；开展本行政区域内严重药品不良反应的调查和评价；协助有关部门开展药品群体不良事件的调查；承担药品不良反应报告和监测的宣传、培训等工作。

第十三条　药品生产、经营企业和医疗机构应当建立药品不良反应报告和监测管理制度。药品生产企业应当设立专门机构并配备专职人员，药品经营企业和医疗机构应当设立或者指定机构并配备专（兼）职人员，承担本单位的药品不良反应报告和监测工作。

第十四条　从事药品不良反应报告和监测的工作人员应当具有医学、药学、流行病学或者统计学等相关专业知识，具备科学分析评价药品不良反应的能力。

第三章　报告与处置

第一节　基本要求

第十五条　药品生产、经营企业和医疗机构获知或者发现可能与用药有关的不良反应，应当通过国家药品不良反应监测信息网络报告；不具备在线报告条件的，应当通过纸质报表报所在地药品不良反应监测机构，由所在地药品不良反应监测机构代为在线报告。

报告内容应当真实、完整、准确。

第十六条 各级药品不良反应监测机构应当对本行政区域内的药品不良反应报告和监测资料进行评价和管理。

第十七条 药品生产、经营企业和医疗机构应当配合药品监督管理部门、卫生行政部门和药品不良反应监测机构对药品不良反应或者群体不良事件的调查，并提供调查所需的资料。

第十八条 药品生产、经营企业和医疗机构应当建立并保存药品不良反应报告和监测档案。

第二节　个例药品不良反应

第十九条 药品生产、经营企业和医疗机构应当主动收集药品不良反应，获知或者发现药品不良反应后应当详细记录、分析和处理，填写《药品不良反应／事件报告表》（见附表1）并报告。

第二十条 新药监测期内的国产药品应当报告该药品的所有不良反应；其他国产药品，报告新的和严重的不良反应。

进口药品自首次获准进口之日起5年内，报告该进口药品的所有不良反应；满5年的，报告新的和严重的不良反应。

第二十一条 药品生产、经营企业和医疗机构发现或者获知新的、严重的药品不良反应应当在15日内报告，其中死亡病例须立即报告；其他药品不良反应应当在30日内报告。有随访信息的，应当及时报告。

第二十二条 药品生产企业应当对获

知的死亡病例进行调查，详细了解死亡病例的基本信息、药品使用情况、不良反应发生及诊治情况等，并在15日内完成调查报告，报药品生产企业所在地的省级药品不良反应监测机构。

第二十三条 个人发现新的或者严重的药品不良反应，可以向经治医师报告，也可以向药品生产、经营企业或者当地的药品不良反应监测机构报告，必要时提供相关的病历资料。

第二十四条 设区的市级、县级药品不良反应监测机构应当对收到的药品不良反应报告的真实性、完整性和准确性进行审核。严重药品不良反应报告的审核和评价应当自收到报告之日起3个工作日内完成，其他报告的审核和评价应当在15个工作日内完成。

设区的市级、县级药品不良反应监测机构应当对死亡病例进行调查，详细了解死亡病例的基本信息、药品使用情况、不良反应发生及诊治情况等，自收到报告之日起15个工作日内完成调查报告，报同级药品监督管理部门和卫生行政部门，以及上一级药品不良反应监测机构。

第二十五条 省级药品不良反应监测机构应当在收到下一级药品不良反应监测机构提交的严重药品不良反应评价意见之日起7个工作日内完成评价工作。

对死亡病例，事件发生地和药品生产企业所在地的省级药品不良反应监测机构均应当及时根据调查报告进行分析、评价，必要时进行现场调查，并将评价结果报省级药品监督管理部门和卫生行政部门，以及国家药品不良反应监测中心。

第二十六条　国家药品不良反应监测中心应当及时对死亡病例进行分析、评价，并将评价结果报国家食品药品监督管理局和卫生部。

第三节　药品群体不良事件

第二十七条　药品生产、经营企业和医疗机构获知或者发现药品群体不良事件后，应当立即通过电话或者传真等方式报所在地的县级药品监督管理部门、卫生行政部门和药品不良反应监测机构，必要时可以越级报告；同时填写《药品群体不良事件基本信息表》（见附表2），对每一病例还应当及时填写《药品不良反应／事件报告表》，通过国家药品不良反应监测信息网络报告。

第二十八条　设区的市级、县级药品监督管理部门获知药品群体不良事件后，应当立即与同级卫生行政部门联合组织开展现场调查，并及时将调查结果逐级报至省级药品监督管理部门和卫生行政部门。

省级药品监督管理部门与同级卫生行政部门联合对设区的市级、县级的调查进行督促、指导，对药品群体不良事件进行分析、评价，对本行政区域内发生的影响较大的药品群体不良事件，还应当组织现场调查，评价和调查结果应当及时报国家食品药品监督管理局和卫生部。

对全国范围内影响较大并造成严重后果的药品群体不良事件，国家食品药品监督管理局应当与卫生部联合开展相关调查工作。

第二十九条　药品生产企业获知药品群体不良事件后应当立即开展调查，详细了解药品群体不良事件的发生、药品使用、患者诊治以及药品生产、储存、流通、既往类似不良事件等情况，在7日内完成调查报告，报所在地省级药品监督管理部门和药品不良反应监测机构；同时迅速开展自查，分析事件发生的原因，必要时应当暂停生产、销售、使用和召回相关药品，并报所在地省级药品监督管理部门。

第三十条　药品经营企业发现药品群体不良事件应当立即告知药品生产企业，同时迅速开展自查，必要时应当暂停药品的销售，并协助药品生产企业采取相关控制措施。

第三十一条　医疗机构发现药品群体不良事件后应当积极救治患者，迅速开展临床调查，分析事件发生的原因，必要时可采取暂停药品的使用等紧急措施。

第三十二条　药品监督管理部门可以采取暂停生产、销售、使用或者召回药品等控制措施。卫生行政部门应当采取措施积极组织救治患者。

第四节　境外发生的严重药品不良反应

第三十三条　进口药品和国产药品在境外发生的严重药品不良反应（包括自发报告系统收集的、上市后临床研究发现的、文献报道的），药品生产企业应当填写《境外发生的药品不良反应／事件报告表》（见附表3），自获知之日起30日内报送国家药品不良反应监测中心。国家药品不良反应监测中心要求提供原始报表及相关信息的，药品生产企业应当在5日内提交。

第三十四条　国家药品不良反应监测中心应当对收到的药品不良反应报告进行分析、评价，每半年向国家食品药品监督管理局和卫生部报告，发现提示药品可能存在安全隐患的信息应当及时报告。

第三十五条　进口药品和国产药品在境外因药品不良反应被暂停销售、使用或者撤市的，药品生产企业应当在获知后24小时内书面报国家食品药品监督管理局和国家药品不良反应监测中心。

第五节　定期安全性更新报告

第三十六条　药品生产企业应当对本企业生产药品的不良反应报告和监测资料进行定期汇总分析，汇总国内外安全性信息，进行风险和效益评估，撰写定期安全性更新报告。定期安全性更新报告的撰写规范由国家药品不良反应监测中心负责制定。

第三十七条　设立新药监测期的国产药品，应当自取得批准证明文件之日起每满1年提交一次定期安全性更新报告，直至首次再注册，之后每5年报告一次；其他国产药品，每5年报告一次。

首次进口的药品，自取得进口药品批准证明文件之日起每满一年提交一次定期安全性更新报告，直至首次再注册，之后每5年报告一次。

定期安全性更新报告的汇总时间以取得药品批准证明文件的日期为起点计，上报日期应当在汇总数据截止日期后60日内。

第三十八条　国产药品的定期安全性更新报告向药品生产企业所在地省级药品不良反应监测机构提交。进口药品（包括进口分包装药品）的定期安全性更新报告向国家药品不良反应监测中心提交。

第三十九条　省级药品不良反应监测机构应当对收到的定期安全性更新报告进行汇总、分析和评价，于每年4月1日前将上一年度定期安全性更新报告统计情况和分析评价结果报省级药品监督管理部门和国家药品不良反应监测中心。

第四十条　国家药品不良反应监测中心应当对收到的定期安全性更新报告进行汇总、分析和评价，于每年7月1日前将上一年度国产药品和进口药品的定期安全性更新报告统计情况和分析评价结果报国家食品药品监督管理局和卫生部。

第四章　药品重点监测

第四十一条　药品生产企业应当经常考察本企业生产药品的安全性，对新药监测期内的药品和首次进口5年内的药品，应当开展重点监测，并按要求对监测数据进行汇总、分析、评价和报告；对本企业生产的其他药品，应当根据安全性情况主动开展重点监测。

第四十二条　省级以上药品监督管理部门根据药品临床使用和不良反应监测情况，可以要求药品生产企业对特定药品进行重点监测；必要时，也可以直接组织药品不良反应监测机构、医疗机构和科研单位开展药品重点监测。

第四十三条　省级以上药品不良反应监测机构负责对药品生产企业开展的重点

监测进行监督、检查，并对监测报告进行技术评价。

第四十四条　省级以上药品监督管理部门可以联合同级卫生行政部门指定医疗机构作为监测点，承担药品重点监测工作。

第五章　评价与控制

第四十五条　药品生产企业应当对收集到的药品不良反应报告和监测资料进行分析、评价，并主动开展药品安全性研究。

药品生产企业对已确认发生严重不良反应的药品，应当通过各种有效途径将药品不良反应、合理用药信息及时告知医务人员、患者和公众；采取修改标签和说明书，暂停生产、销售、使用和召回等措施，减少和防止药品不良反应的重复发生。对不良反应大的药品，应当主动申请注销其批准证明文件。

药品生产企业应当将药品安全性信息及采取的措施报所在地省级药品监督管理部门和国家食品药品监督管理局。

第四十六条　药品经营企业和医疗机构应当对收集到的药品不良反应报告和监测资料进行分析和评价，并采取有效措施减少和防止药品不良反应的重复发生。

第四十七条　省级药品不良反应监测机构应当每季度对收到的药品不良反应报告进行综合分析，提取需要关注的安全性信息，并进行评价，提出风险管理建议，及时报省级药品监督管理部门、卫生行政部门和国家药品不良反应监测中心。

省级药品监督管理部门根据分析评价结果，可以采取暂停生产、销售、使用和召回药品等措施，并监督检查，同时将采取的措施通报同级卫生行政部门。

第四十八条　国家药品不良反应监测中心应当每季度对收到的严重药品不良反应报告进行综合分析，提取需要关注的安全性信息，并进行评价，提出风险管理建议，及时报国家食品药品监督管理局和卫生部。

第四十九条　国家食品药品监督管理局根据药品分析评价结果，可以要求企业开展药品安全性、有效性相关研究。必要时，应当采取责令修改药品说明书，暂停生产、销售、使用和召回药品等措施，对不良反应大的药品，应当撤销药品批准证明文件，并将有关措施及时通报卫生部。

第五十条　省级以上药品不良反应监测机构根据分析评价工作需要，可以要求药品生产、经营企业和医疗机构提供相关资料，相关单位应当积极配合。

第六章　信息管理

第五十一条　各级药品不良反应监测机构应当对收到的药品不良反应报告和监测资料进行统计和分析，并以适当形式反馈。

第五十二条　国家药品不良反应监测中心应当根据对药品不良反应报告和监测资料的综合分析和评价结果，及时发布药品不良反应警示信息。

第五十三条　省级以上药品监督管理部门应当定期发布药品不良反应报告和监

测情况。

第五十四条 下列信息由国家食品药品监督管理局和卫生部统一发布：

（一）影响较大并造成严重后果的药品群体不良事件；

（二）其他重要的药品不良反应信息和认为需要统一发布的信息。

前款规定统一发布的信息，国家食品药品监督管理局和卫生部也可以授权省级药品监督管理部门和卫生行政部门发布。

第五十五条 在药品不良反应报告和监测过程中获取的商业秘密、个人隐私、患者和报告者信息应当予以保密。

第五十六条 鼓励医疗机构、药品生产企业、药品经营企业之间共享药品不良反应信息。

第五十七条 药品不良反应报告的内容和统计资料是加强药品监督管理、指导合理用药的依据。

第七章 法律责任

第五十八条 药品生产企业有下列情形之一的，由所在地药品监督管理部门给予警告，责令限期改正，可以并处5000元以上3万元以下的罚款：

（一）未按照规定建立药品不良反应报告和监测管理制度，或者无专门机构、专职人员负责本单位药品不良反应报告和监测工作的；

（二）未建立和保存药品不良反应监测档案的；

（三）未按照要求开展药品不良反应或者群体不良事件报告、调查、评价和处

理的；

（四）未按照要求提交定期安全性更新报告的；

（五）未按照要求开展重点监测的；

（六）不配合严重药品不良反应或者群体不良事件相关调查工作的；

（七）其他违反本办法规定的。

药品生产企业有前款规定第（四）项、第（五）项情形之一的，按照《药品注册管理办法》的规定对相应药品不予再注册。

第五十九条 药品经营企业有下列情形之一的，由所在地药品监督管理部门给予警告，责令限期改正；逾期不改的，处3万元以下的罚款：

（一）无专职或者兼职人员负责本单位药品不良反应监测工作的；

（二）未按照要求开展药品不良反应或者群体不良事件报告、调查、评价和处理的；

（三）不配合严重药品不良反应或者群体不良事件相关调查工作的。

第六十条 医疗机构有下列情形之一的，由所在地卫生行政部门给予警告，责令限期改正；逾期不改的，处3万元以下的罚款。情节严重并造成严重后果的，由所在地卫生行政部门对相关责任人给予行政处分：

（一）无专职或者兼职人员负责本单位药品不良反应监测工作的；

（二）未按照要求开展药品不良反应或者群体不良事件报告、调查、评价和处理的；

（三）不配合严重药品不良反应和群

体不良事件相关调查工作的。

药品监督管理部门发现医疗机构有前款规定行为之一的，应当移交同级卫生行政部门处理。

卫生行政部门对医疗机构作出行政处罚决定的，应当及时通报同级药品监督管理部门。

第六十一条 各级药品监督管理部门、卫生行政部门和药品不良反应监测机构及其有关工作人员在药品不良反应报告和监测管理工作中违反本办法，造成严重后果的，依照有关规定给予行政处分。

第六十二条 药品生产、经营企业和医疗机构违反相关规定，给药品使用者造成损害的，依法承担赔偿责任。

第八章　附　则

第六十三条 本办法下列用语的含义：

（一）药品不良反应，是指合格药品在正常用法用量下出现的与用药目的无关的有害反应。

（二）药品不良反应报告和监测，是指药品不良反应的发现、报告、评价和控制的过程。

（三）严重药品不良反应，是指因使用药品引起以下损害情形之一的反应：

1. 导致死亡；

2. 危及生命；

3. 致癌、致畸、致出生缺陷；

4. 导致显著的或者永久的人体伤残或者器官功能的损伤；

5. 致住院或者住院时间延长；

6. 导致其他重要医学事件，如不进行治疗可能出现上述所列情况的。

（四）新的药品不良反应，是指药品说明书中未载明的不良反应。说明书中已有描述，但不良反应发生的性质、程度、后果或者频率与说明书描述不一致或者更严重的，按照新的药品不良反应处理。

（五）药品群体不良事件，是指同一药品在使用过程中，在相对集中的时间、区域内，对一定数量人群的身体健康或者生命安全造成损害或者威胁，需要予以紧急处置的事件。

同一药品：指同一生产企业生产的同一药品名称、同一剂型、同一规格的药品。

（六）药品重点监测，是指为进一步了解药品的临床使用和不良反应发生情况，研究不良反应的发生特征、严重程度、发生率等，开展的药品安全性监测活动。

第六十四条 进口药品的境外制药厂商可以委托其驻中国境内的办事机构或者中国境内代理机构，按照本办法对药品生产企业的规定，履行药品不良反应报告和监测义务。

第六十五条 卫生部和国家食品药品监督管理局对疫苗不良反应报告和监测另有规定的，从其规定。

第六十六条 医疗机构制剂的不良反应报告和监测管理办法由各省、自治区、直辖市药品监督管理部门会同同级卫生行政部门制定。

第六十七条 本办法自2011年7月1日起施行。国家食品药品监督管理局和卫生部于 2004 年 3 月 4 日公布的《药品不良反应报告和监测管理办法》（国家食品药品监督管理局令第 7 号）同时废止。

附表：

1. 药品不良反应／事件报告表（略）
2. 群体不良事件基本信息表（略）
3. 境外发生的药品不良反应／事件报告表（略）

抗菌药物临床应用管理办法

（2012 年 4 月 24 日卫生部令第 84 号发布，自 2012 年 8 月 1 日起施行）

第一章 总 则

第一条 为加强医疗机构抗菌药物临床应用管理，规范抗菌药物临床应用行为，提高抗菌药物临床应用水平，促进临床合理应用抗菌药物，控制细菌耐药，保障医疗质量和医疗安全，根据相关卫生法律法规，制定本办法。

第二条 本办法所称抗菌药物是指治疗细菌、支原体、衣原体、立克次体、螺旋体、真菌等病原微生物所致感染性疾病病原的药物，不包括治疗结核病、寄生虫病和各种病毒所致感染性疾病的药物以及具有抗菌作用的中药制剂。

第三条 卫生部负责全国医疗机构抗菌药物临床应用的监督管理。县级以上地方卫生行政部门负责本行政区域内医疗机构抗菌药物临床应用的监督管理。

第四条 本办法适用于各级各类医疗机构抗菌药物临床应用管理工作。

第五条 抗菌药物临床应用应当遵循安全、有效、经济的原则。

第六条 抗菌药物临床应用实行分级管理。根据安全性、疗效、细菌耐药性、价格等因素，将抗菌药物分为三级：非限制使用级、限制使用级与特殊使用级。具体划分标准如下：

（一）非限制使用级抗菌药物是指经长期临床应用证明安全、有效，对细菌耐药性影响较小，价格相对较低的抗菌药物；

（二）限制使用级抗菌药物是指经长期临床应用证明安全、有效，对细菌耐药性影响较大，或者价格相对较高的抗菌药物；

（三）特殊使用级抗菌药物是指具有以下情形之一的抗菌药物：

1. 具有明显或者严重不良反应，不宜随意使用的抗菌药物；

2. 需要严格控制使用，避免细菌过快产生耐药的抗菌药物；

3. 疗效、安全性方面的临床资料较少的抗菌药物；

4. 价格昂贵的抗菌药物。

抗菌药物分级管理目录由各省级卫生行政部门制定，报卫生部备案。

第二章 组织机构和职责

第七条 医疗机构主要负责人是本机构抗菌药物临床应用管理的第一责任人。

第八条 医疗机构应当建立本机构抗

菌药物管理工作制度。

第九条　医疗机构应当设立抗菌药物管理工作机构或者配备专（兼）职人员负责本机构的抗菌药物管理工作。

二级以上的医院、妇幼保健院及专科疾病防治机构（以下简称二级以上医院）应当在药事管理与药物治疗学委员会下设立抗菌药物管理工作组。抗菌药物管理工作组由医务、药学、感染性疾病、临床微生物、护理、医院感染管理等部门负责人和具有相关专业高级技术职务任职资格的人员组成，医务、药学等部门共同负责日常管理工作。

其他医疗机构设立抗菌药物管理工作小组或者指定专（兼）职人员，负责具体管理工作。

第十条　医疗机构抗菌药物管理工作机构或者专（兼）职人员的主要职责是：

（一）贯彻执行抗菌药物管理相关的法律、法规、规章，制定本机构抗菌药物管理制度并组织实施；

（二）审议本机构抗菌药物供应目录，制定抗菌药物临床应用相关技术性文件，并组织实施；

（三）对本机构抗菌药物临床应用与细菌耐药情况进行监测，定期分析、评估、上报监测数据并发布相关信息，提出干预和改进措施；

（四）对医务人员进行抗菌药物管理相关法律、法规、规章制度和技术规范培训，组织对患者合理使用抗菌药物的宣传教育。

第十一条　二级以上医院应当设置感染性疾病科，配备感染性疾病专业医师。

感染性疾病科和感染性疾病专业医师负责对本机构各临床科室抗菌药物临床应用进行技术指导，参与抗菌药物临床应用管理工作。

第十二条　二级以上医院应当配备抗菌药物等相关专业的临床药师。

临床药师负责对本机构抗菌药物临床应用提供技术支持，指导患者合理使用抗菌药物，参与抗菌药物临床应用管理工作。

第十三条　二级以上医院应当根据实际需要，建立符合实验室生物安全要求的临床微生物室。

临床微生物室开展微生物培养、分离、鉴定和药物敏感试验等工作，提供病原学诊断和细菌耐药技术支持，参与抗菌药物临床应用管理工作。

第十四条　卫生行政部门和医疗机构加强涉及抗菌药物临床应用管理的相关学科建设，建立专业人才培养和考核制度，充分发挥相关专业技术人员在抗菌药物临床应用管理工作中的作用。

第三章　抗菌药物临床应用管理

第十五条　医疗机构应当严格执行《处方管理办法》、《医疗机构药事管理规定》、《抗菌药物临床应用指导原则》、《国家处方集》等相关规定及技术规范，加强对抗菌药物遴选、采购、处方、调剂、临床应用和药物评价的管理。

第十六条　医疗机构应当按照省级卫生行政部门制定的抗菌药物分级管理目录，制定本机构抗菌药物供应目录，并向核发其《医疗机构执业许可证》的卫生行政部门备案。医疗机构抗菌药物供应目录包括采购抗菌药物的品种、品规。未经备案的抗菌药物品种、品规，医疗机构不得采购。

第十七条　医疗机构应当严格控制本机构抗菌药物供应目录的品种数量。同一通用名称抗菌药物品种，注射剂型和口服剂型各不得超过2种。具有相似或者相同药理学特征的抗菌药物不得重复列入供应目录。

第十八条　医疗机构确因临床工作需要，抗菌药物品种和品规数量超过规定的，应当向核发其《医疗机构执业许可证》的卫生行政部门详细说明原因和理由；说明不充分或者理由不成立的，卫生行政部门不得接受其抗菌药物品种和品规数量的备案。

第十九条　医疗机构应当定期调整抗菌药物供应目录品种结构，并于每次调整后15个工作日内向核发其《医疗机构执业许可证》的卫生行政部门备案。调整周期原则上为2年，最短不得少于1年。

第二十条　医疗机构应当按照国家药品监督管理部门批准并公布的药品通用名称购进抗菌药物，优先选用《国家基本药物目录》《国家处方集》和《国家基本医疗保险、工伤保险和生育保险药品目录》收录的抗菌药物品种。

基层医疗卫生机构只能选用基本药物（包括各省区市增补品种）中的抗菌药物品种。

第二十一条　医疗机构抗菌药物应当由药学部门统一采购供应，其他科室或者部门不得从事抗菌药物的采购、调剂活动。临床上不得使用非药学部门采购供应的抗菌药物。

第二十二条　因特殊治疗需要，医疗机构需使用本机构抗菌药物供应目录以外抗菌药物的，可以启动临时采购程序。临时采购应当由临床科室提出申请，说明申请购入抗菌药物名称、剂型、规格、数量、使用对象和使用理由，经本机构抗菌药物管理工作组审核同意后，由药学部门临时一次性购入使用。

医疗机构应当严格控制临时采购抗菌药物品种和数量，同一通用名抗菌药物品种启动临时采购程序原则上每年不得超过5例次。如果超过5例次，应当讨论是否列入本机构抗菌药物供应目录。调整后的抗菌药物供应目录总品种数不得增加。

医疗机构应当每半年将抗菌药物临时采购情况向核发其《医疗机构执业许可证》的卫生行政部门备案。

第二十三条　医疗机构应当建立抗菌药物遴选和定期评估制度。

医疗机构遴选和新引进抗菌药物品种，应当由临床科室提交申请报告，经药学部门提出意见后，由抗菌药物管理工作组审议。

抗菌药物管理工作组2/3以上成员审议同意，并经药事管理与药物治疗学委员会2/3以上委员审核同意后方可列入采购供应目录。

抗菌药物品种或者品规存在安全隐患、疗效不确定、耐药率高、性价比差或者违规使用等情况的，临床科室、药学部门、抗菌药物管理工作组可以提出清退或者更换意见。清退意见经抗菌药物管理工作组 1/2 以上成员同意后执行，并报药事管理与药物治疗学委员会备案；更换意见经药事管理与药物治疗学委员会讨论通过后执行。

清退或者更换的抗菌药物品种或者品规原则上 12 个月内不得重新进入本机构抗菌药物供应目录。

第二十四条　具有高级专业技术职务任职资格的医师，可授予特殊使用级抗菌药物处方权；具有中级以上专业技术职务任职资格的医师，可授予限制使用级抗菌药物处方权；具有初级专业技术职务任职资格的医师，在乡、民族乡、镇、村的医疗机构独立从事一般执业活动的执业助理医师以及乡村医生，可授予非限制使用级抗菌药物处方权。药师经培训并考核合格后，方可获得抗菌药物调剂资格。

二级以上医院应当定期对医师和药师进行抗菌药物临床应用知识和规范化管理的培训。医师经本机构培训并考核合格后，方可获得相应的处方权。

其他医疗机构依法享有处方权的医师、乡村医生和从事处方调剂工作的药师，由县级以上地方卫生行政部门组织相关培训、考核。经考核合格的，授予相应的抗菌药物处方权或者抗菌药物调剂资格。

第二十五条　抗菌药物临床应用知识和规范化管理培训和考核内容应当包括：

（一）《药品管理法》《执业医师法》《抗菌药物临床应用管理办法》《处方管理办法》《医疗机构药事管理规定》《抗菌药物临床应用指导原则》《国家基本药物处方集》《国家处方集》和《医院处方点评管理规范（试行）》等相关法律、法规、规章和规范性文件；

（二）抗菌药物临床应用及管理制度；

（三）常用抗菌药物的药理学特点与注意事项；

（四）常见细菌的耐药趋势与控制方法；

（五）抗菌药物不良反应的防治。

第二十六条　医疗机构和医务人员应当严格掌握使用抗菌药物预防感染的指证。预防感染、治疗轻度或者局部感染应当首选非限制使用级抗菌药物；严重感染、免疫功能低下合并感染或者病原菌只对限制使用级抗菌药物敏感时，方可选用限制使用级抗菌药物。

第二十七条　严格控制特殊使用级抗菌药物使用。特殊使用级抗菌药物不得在门诊使用。

临床应用特殊使用级抗菌药物应当严格掌握用药指证，经抗菌药物管理工作组指定的专业技术人员会诊同意后，由具有相应处方权医师开具处方。

特殊使用级抗菌药物会诊人员由具有抗菌药物临床应用经验的感染性疾病科、呼吸科、重症医学科、微生物检验科、药学部门等具有高级专业技术职务任职资格的医师、药师或具有高级专业技术职务任职资格的抗菌药物专业临床药师担任。

第二十八条　因抢救生命垂危的患者等紧急情况，医师可以越级使用抗菌药物。越级使用抗菌药物应当详细记录用药指证，并应当于 24 小时内补办越级使用抗菌药物的必要手续。

第二十九条 医疗机构应当制定并严格控制门诊者静脉输注使用抗菌药物比例。

村卫生室、诊所和社区卫生服务站使用抗菌药物开展静脉输注活动，应当经县级卫生行政部门核准。

第三十条 医疗机构应当开展抗菌药物临床应用监测工作，分析本机构及临床各专业科室抗菌药物使用情况，评估抗菌药物使用适宜性；对抗菌药物使用趋势进行分析，对抗菌药物不合理使用情况应当及时采取有效干预措施。

第三十一条 医疗机构应当根据临床微生物标本检测结果合理选用抗菌药物。临床微生物标本检测结果未出具前，医疗机构可以根据当地和本机构细菌耐药监测情况经验选用抗菌药物，临床微生物标本检测结果出具后根据检测结果进行相应调整。

第三十二条 医疗机构应当开展细菌耐药监测工作，建立细菌耐药预警机制，并采取下列相应措施：

（一）主要目标细菌耐药率超过30%的抗菌药物，应当及时将预警信息通报本机构医务人员；

（二）主要目标细菌耐药率超过40%的抗菌药物，应当慎重经验用药；

（三）主要目标细菌耐药率超过50%的抗菌药物，应当参照药敏试验结果选用；

（四）主要目标细菌耐药率超过75%的抗菌药物，应当暂停针对此目标细菌的临床应用，根据追踪细菌耐药监测结果，再决定是否恢复临床应用。

第三十三条 医疗机构应当建立本机构抗菌药物临床应用情况排名、内部公示和报告制度。

医疗机构应当对临床科室和医务人员抗菌药物使用量、使用率和使用强度等情况进行排名并予以内部公示；对排名后位或者发现严重问题的医师进行批评教育，情况严重的予以通报。

医疗机构应当按照要求对临床科室和医务人员抗菌药物临床应用情况进行汇总，并向核发其《医疗机构执业许可证》的卫生行政部门报告。非限制使用级抗菌药物临床应用情况，每年报告一次；限制使用级和特殊使用级抗菌药物临床应用情况，每半年报告一次。

第三十四条 医疗机构应当充分利用信息化手段促进抗菌药物合理应用。

第三十五条 医疗机构应当对以下抗菌药物临床应用异常情况开展调查，并根据不同情况作出处理：

（一）使用量异常增长的抗菌药物；

（二）半年内使用量始终居于前列的抗菌药物；

（三）经常超适应证、超剂量使用的抗菌药物；

（四）企业违规销售的抗菌药物；

（五）频繁发生严重不良事件的抗菌药物。

第三十六条 医疗机构应当加强对抗菌药物生产、经营企业在本机构销售行为的管理，对存在不正当销售行为的企业，应当及时采取暂停进药、清退等措施。

第四章 监督管理

第三十七条 县级以上卫生行政部门应当加强对本行政区域内医疗机构抗菌药物临床应用情况的监督检查。

第三十八条 卫生行政部门工作人员依法对医疗机构抗菌药物临床应用情况进行监督检查时，应当出示证件，被检查医疗机构应当予以配合，提供必要的资料，不得拒绝、阻碍和隐瞒。

第三十九条 县级以上地方卫生行政部门应当建立医疗机构抗菌药物临床应用管理评估制度。

第四十条 县级以上地方卫生行政部门应当建立抗菌药物临床应用情况排名、公布和诫勉谈话制度。对本行政区域内医疗机构抗菌药物使用量、使用率和使用强度等情况进行排名，将排名情况向本行政区域内医疗机构公布，并报上级卫生行政部门备案；对发生重大、特大医疗质量安全事件或者存在严重医疗质量安全隐患的各级各类医疗机构的负责人进行诫勉谈话，情况严重的予以通报。

第四十一条 县级卫生行政部门负责对辖区内乡镇卫生院、社区卫生服务中心（站）抗菌药物使用量、使用率等情况进行排名并予以公示。

受县级卫生行政部门委托，乡镇卫生院负责对辖区内村卫生室抗菌药物使用量、使用率等情况进行排名并予以公示，并向县级卫生行政部门报告。

第四十二条 卫生部建立全国抗菌药物临床应用监测网和全国细菌耐药监测网，对全国抗菌药物临床应用和细菌耐药情况进行监测；根据监测情况定期公布抗菌药物临床应用控制指标，开展抗菌药物临床应用质量管理与控制工作。

省级卫生行政部门应当建立本行政区域的抗菌药物临床应用监测网和细菌耐药监测网，对医疗机构抗菌药物临床应用和细菌耐药情况进行监测，开展抗菌药物临床应用质量管理与控制工作。

抗菌药物临床应用和细菌耐药监测技术方案由卫生部另行制定。

第四十三条 卫生行政部门应当将医疗机构抗菌药物临床应用情况纳入医疗机构考核指标体系；将抗菌药物临床应用情况作为医疗机构定级、评审、评价重要指标，考核不合格的，视情况对医疗机构作出降级、降等、评价不合格处理。

第四十四条 医疗机构抗菌药物管理机构应当定期组织相关专业技术人员对抗菌药物处方、医嘱实施点评，并将点评结果作为医师定期考核、临床科室和医务人员绩效考核依据。

第四十五条 医疗机构应当对出现抗菌药物超常处方 3 次以上且无正当理由的医师提出警告，限制其特殊使用级和限制使用级抗菌药物处方权。

第四十六条 医师出现下列情形之一的，医疗机构应当取消其处方权：

（一）抗菌药物考核不合格的；

（二）限制处方权后，仍出现超常处方且无正当理由的；

（三）未按照规定开具抗菌药物处方，造成严重后果的；

（四）未按照规定使用抗菌药物，造

成严重后果的;

(五)开具抗菌药物处方牟取不正当利益的。

第四十七条 药师未按照规定审核抗菌药物处方与用药医嘱,造成严重后果的,或者发现处方不适宜、超常处方等情况未进行干预且无正当理由的,医疗机构应当取消其药物调剂资格。

第四十八条 医师处方权和药师药物调剂资格取消后,在 6 个月内不得恢复其处方权和药物调剂资格。

第五章 法律责任

第四十九条 医疗机构有下列情形之一的,由县级以上卫生行政部门责令限期改正;逾期不改的,进行通报批评,并给予警告;造成严重后果的,对负有责任的主管人员和其他直接责任人员,给予处分:

(一)未建立抗菌药物管理组织机构或者未指定专(兼)职技术人员负责具体管理工作的;

(二)未建立抗菌药物管理规章制度的;

(三)抗菌药物临床应用管理混乱的;

(四)未按照本办法规定执行抗菌药物分级管理、医师抗菌药物处方权限管理、药师抗菌药物调剂资格管理或者未配备相关专业技术人员的;

(五)其他违反本办法规定行为的。

第五十条 医疗机构有下列情形之一的,由县级以上卫生行政部门责令限期改正,给予警告,并可根据情节轻重处以 3

万元以下罚款;对负有责任的主管人员和其他直接责任人员,可根据情节给予处分:

(一)使用未取得抗菌药物处方权的医师或者使用被取消抗菌药物处方权的医师开具抗菌药物处方的;

(二)未对抗菌药物处方、医嘱实施适宜性审核,情节严重的;

(三)非药学部门从事抗菌药物购销、调剂活动的;

(四)将抗菌药物购销、临床应用情况与个人或者科室经济利益挂钩的;

(五)在抗菌药物购销、临床应用中牟取不正当利益的。

第五十一条 医疗机构的负责人、药品采购人员、医师等有关人员索取、收受药品生产企业、药品经营企业或者其代理人给予的财物或者通过开具抗菌药物牟取不正当利益的,由县级以上地方卫生行政部门依据国家有关法律法规进行处理。

第五十二条 医师有下列情形之一的,由县级以上卫生行政部门按照《执业医师法》第三十七条的有关规定,给予警告或者责令暂停 6 个月以上 1 年以下执业活动;情节严重的,吊销其执业证书;构成犯罪的,依法追究刑事责任:

(一)未按照本办法规定开具抗菌药物处方,造成严重后果的;

(二)使用未经国家药品监督管理部门批准的抗菌药物的;

(三)使用本机构抗菌药物供应目录以外的品种、品规,造成严重后果的;

(四)违反本办法其他规定,造成严重后果的。

乡村医生有前款规定情形之一的，由县级卫生行政部门按照《乡村医师从业管理条例》第三十八条有关规定处理。

第五十三条　药师有下列情形之一的，由县级以上卫生行政部门责令限期改正，给予警告；构成犯罪的，依法追究刑事责任：

（一）未按照规定审核、调剂抗菌药物处方，情节严重的；

（二）未按照规定私自增加抗菌药物品种或者品规的；

（三）违反本办法其他规定的。

第五十四条　未经县级卫生行政部门核准，村卫生室、诊所、社区卫生服务站擅自使用抗菌药物开展静脉输注活动的，由县级以上地方卫生行政部门责令限期改正，给予警告；逾期不改的，可根据情节轻重处以 1 万元以下罚款。

第五十五条　县级以上地方卫生行政部门未按照本办法规定履行监管职责，造成严重后果的，对直接负责的主管人员和其他直接责任人员依法给予记大过、降级、撤职、开除等行政处分。

第五十六条　医疗机构及其医务人员违反《药品管理法》的，依照《药品管理法》的有关规定处理。

第六章　附　　则

第五十七条　国家中医药管理部门在职责范围内负责中医医疗机构抗菌药物临床应用的监督管理。

第五十八条　各省级卫生行政部门应当于本办法发布之日起 3 个月内，制定本行政区域抗菌药物分级管理目录。

第五十九条　本办法自 2012 年 8 月 1 日起施行。

医疗机构临床用血管理办法

（2012 年 6 月 7 日卫生部令第 85 号发布，自 2012 年 8 月 1 日起施行）

第一章　总　　则

第一条　为加强医疗机构临床用血管理，推进临床科学合理用血，保护血液资源，保障临床用血安全和医疗质量，根据《中华人民共和国献血法》，制定本办法。

第二条　卫生部负责全国医疗机构临床用血的监督管理。县级以上地方人民政府卫生行政部门负责本行政区域医疗机构临床用血的监督管理。

第三条　医疗机构应当加强临床用血管理，将其作为医疗质量管理的重要内容，完善组织建设，建立健全岗位责任制，制定并落实相关规章制度和技术操作规程。

第四条　本办法适用于各级各类医疗机构的临床用血管理工作。

第二章　组织与职责

第五条　卫生部成立临床用血专家委员会，其主要职责是：

（一）协助制订国家临床用血相关制度、技术规范和标准；

（二）协助指导全国临床用血管理和质量评价工作，促进提高临床合理用血水平；

（三）协助临床用血重大安全事件的调查分析，提出处理意见；

（四）承担卫生部交办的有关临床用血管理的其他任务。

卫生部建立协调机制，做好临床用血管理工作，提高临床合理用血水平，保证输血治疗质量。

第六条 各省、自治区、直辖市人民政府卫生行政部门成立省级临床用血质量控制中心，负责辖区内医疗机构临床用血管理的指导、评价和培训等工作。

第七条 医疗机构应当加强组织管理，明确岗位职责，健全管理制度。

医疗机构法定代表人为临床用血管理第一责任人。

第八条 二级以上医院和妇幼保健院应当设立临床用血管理委员会，负责本机构临床合理用血管理工作。主任委员由院长或者分管医疗的副院长担任，成员由医务部门、输血科、麻醉科、开展输血治疗的主要临床科室、护理部门、手术室等部门负责人组成。医务、输血部门共同负责临床合理用血日常管理工作。

其他医疗机构应当设立临床用血管理工作组，并指定专（兼）职人员负责日常管理工作。

第九条 临床用血管理委员会或者临床用血管理工作组应当履行以下职责：

（一）认真贯彻临床用血管理相关法律、法规、规章、技术规范和标准，制订本机构临床用血管理的规章制度并监督实施；

（二）评估确定临床用血的重点科室、关键环节和流程；

（三）定期监测、分析和评估临床用血情况，开展临床用血质量评价工作，提高临床合理用血水平；

（四）分析临床用血不良事件，提出处理和改进措施；

（五）指导并推动开展自体输血等血液保护及输血新技术；

（六）承担医疗机构交办的有关临床用血的其他任务。

第十条 医疗机构应当根据有关规定和临床用血需求设置输血科或者血库，并根据自身功能、任务、规模，配备与输血工作相适应的专业技术人员、设施、设备。

不具备条件设置输血科或者血库的医疗机构，应当安排专（兼）职人员负责临床用血工作。

第十一条 输血科及血库的主要职责是：

（一）建立临床用血质量管理体系，推动临床合理用血；

（二）负责制订临床用血储备计划，根据血站供血的预警信息和医院的血液库存情况协调临床用血；

（三）负责血液预订、入库、储存、发放工作；

（四）负责输血相关免疫血液学检测；

（五）参与推动自体输血等血液保护及输血新技术；

（六）参与特殊输血治疗病例的会诊，为临床合理用血提供咨询；

（七）参与临床用血不良事件的调查；

（八）根据临床治疗需要，参与开展血液治疗相关技术；

（九）承担医疗机构交办的有关临床用血的其他任务。

第三章　临床用血管理

第十二条　医疗机构应当加强临床用血管理，建立并完善管理制度和工作规范，并保证落实。

第十三条　医疗机构应当使用卫生行政部门指定血站提供的血液。

医疗机构科研用血由所在地省级卫生行政部门负责核准。

医疗机构应当配合血站建立血液库存动态预警机制，保障临床用血需求和正常医疗秩序。

第十四条　医疗机构应当科学制订临床用血计划，建立临床合理用血的评价制度，提高临床合理用血水平。

第十五条　医疗机构应当对血液预订、接收、入库、储存、出库及库存预警等进行管理，保证血液储存、运送符合国家有关标准和要求。

第十六条　医疗机构接收血站发送的血液后，应当对血袋标签进行核对。符合国家有关标准和要求的血液入库，做好登记；并按不同品种、血型和采血日期（或有效期），分别有序存放于专用储藏设施内。

血袋标签核对的主要内容是：

（一）血站的名称；

（二）献血编号或者条形码、血型；

（三）血液品种；

（四）采血日期及时间或者制备日期及时间；

（五）有效期及时间；

（六）储存条件。

禁止将血袋标签不合格的血液入库。

第十七条　医疗机构应当在血液发放和输血时进行核对，并指定医务人员负责血液的收领、发放工作。

第十八条　医疗机构的储血设施应当保证运行有效，全血、红细胞的储藏温度应当控制在2℃～6℃，血小板的储藏温度应当控制在20℃～24℃。储血保管人员应当做好血液储藏温度的24小时监测记录。储血环境应当符合卫生标准和要求。

第十九条　医务人员应当认真执行临床输血技术规范，严格掌握临床输血适应证，根据患者病情和实验室检测指标，对输血指证进行综合评估，制订输血治疗方案。

第二十条　医疗机构应当建立临床用血申请管理制度。

同一患者一天申请备血量少于800mL的，由具有中级以上专业技术职务任职资格的医师提出申请，上级医师核准签发后，方可备血。

同一患者一天申请备血量在800mL至1600mL的，由具有中级以上专业技术职务任职资格的医师提出申请，经上级医师审核，科室主任核准签发后，方可备血。

同一患者一天申请备血量达到或超过1600mL的，由具有中级以上专业技术职务任职资格的医师提出申请，科室主任核准签发后，报医务部门批准，方可备血。

以上第二款、第三款和第四款规定不适用于急救用血。

第二十一条　在输血治疗前，医师应当向患者或者其近亲属说明输血目的、方式和风险，并签署临床输血治疗知情同意书。

因抢救生命垂危的患者需要紧急输血，且不能取得患者或者其近亲属意见的，经医疗机构负责人或者授权的负责人批准后，可以立即实施输血治疗。

第二十二条　医疗机构应当积极推行节约用血的新型医疗技术。

三级医院、有条件的二级医院和妇幼保健院应当开展自体输血技术，建立并完善管理制度和技术规范，提高合理用血水平，保证医疗质量和安全。

医疗机构应当动员符合条件的患者接受自体输血技术，提高输血治疗效果和安全性。

第二十三条　医疗机构应当积极推行成分输血，保证医疗质量和安全。

第二十四条　医疗机构应当加强无偿献血知识的宣传教育工作，规范开展互助献血工作。

血站负责互助献血血液的采集、检测及用血者血液调配等工作。

第二十五条　医疗机构应当根据国家有关法律法规和规范建立临床用血不良事件监测报告制度。临床发现输血不良反应后，应当积极救治患者，及时向有关部门报告，并做好观察和记录。

第二十六条　各省、自治区、直辖市人民政府卫生行政部门应当制订临床用血保障措施和应急预案，保证自然灾害、突发事件等大量伤员和特殊病例、稀缺血型等应急用血的供应和安全。

因应急用血或者避免血液浪费，在保证血液安全的前提下，经省、自治区、直辖市人民政府卫生行政部门核准，医疗机构之间可以调剂血液。具体方案由省级卫生行政部门制订。

第二十七条　省、自治区、直辖市人民政府卫生行政部门应当加强边远地区医疗机构临床用血保障工作，科学规划和建设中心血库与储血点。

医疗机构应当制订应急用血工作预案。为保证应急用血，医疗机构可以临时采集血液，但必须同时符合以下条件：

（一）危及患者生命，急需输血；

（二）所在地血站无法及时提供血液，且无法及时从其他医疗机构调剂血液，而其他医疗措施不能替代输血治疗；

（三）具备开展交叉配血及乙型肝炎病毒表面抗原、丙型肝炎病毒抗体、艾滋病病毒抗体和梅毒螺旋体抗体的检测能力；

（四）遵守采供血相关操作规程和技术标准。

医疗机构应当在临时采集血液后10日内将情况报告县级以上人民政府卫生行政部门。

第二十八条　医疗机构应当建立临床用血医学文书管理制度，确保临床用血信息客观真实、完整、可追溯。医师应当将患者输血适应证的评估、输血过程和输血后疗效评价情况记入病历；临床输血治疗知情同意书、输血记录单等随病历保存。

第二十九条　医疗机构应当建立培训制度，加强对医务人员临床用血和无偿献血知识的培训，将临床用血相关知识培训纳入继续教育内容。新上岗医务人员应当接受岗前临床用血相关知识培训及考核。

第三十条 医疗机构应当建立科室和医师临床用血评价及公示制度。将临床用血情况纳入科室和医务人员工作考核指标体系。

禁止将用血量和经济收入作为输血科或者血库工作的考核指标。

第四章 监督管理

第三十一条 县级以上地方人民政府卫生行政部门应当加强对本行政区域内医疗机构临床用血情况的督导检查。

第三十二条 县级以上地方人民政府卫生行政部门应当建立医疗机构临床用血评价制度，定期对医疗机构临床用血工作进行评价。

第三十三条 县级以上地方人民政府卫生行政部门应当建立临床合理用血情况排名、公布制度。对本行政区域内医疗机构临床用血量和不合理使用等情况进行排名，将排名情况向本行政区域内的医疗机构公布，并报上级卫生行政部门。

第三十四条 县级以上地方人民政府卫生行政部门应当将医疗机构临床用血情况纳入医疗机构考核指标体系；将临床用血情况作为医疗机构评审、评价重要指标。

第五章 法律责任

第三十五条 医疗机构有下列情形之一的，由县级以上人民政府卫生行政部门责令限期改正；逾期不改的，进行通报批评，并予以警告；情节严重或者造成严重后果的，可处 3 万元以下的罚款，对负有责任的主管人员和其他直接责任人员依法给予处分：

（一）未设立临床用血管理委员会或者工作组的；

（二）未拟定临床用血计划或者一年内未对计划实施情况进行评估和考核的；

（三）未建立血液发放和输血核对制度的；

（四）未建立临床用血申请管理制度的；

（五）未建立医务人员临床用血和无偿献血知识培训制度的；

（六）未建立科室和医师临床用血评价及公示制度的；

（七）将经济收入作为对输血科或者血库工作的考核指标的；

（八）违反本办法的其他行为。

第三十六条 医疗机构使用未经卫生行政部门指定的血站供应的血液的，由县级以上地方人民政府卫生行政部门给予警告，并处 3 万元以下罚款；情节严重或者造成严重后果的，对负有责任的主管人员和其他直接责任人员依法给予处分。

第三十七条 医疗机构违反本办法关于应急用血采血规定的，由县级以上人民政府卫生行政部门责令限期改正，给予警告；情节严重或者造成严重后果的，处 3 万元以下罚款，对负有责任的主管人员和其他直接责任人员依法给予处分。

第三十八条 医疗机构及其医务人员违反本法规定，将不符合国家规定标准的血液用于患者的，由县级以上地方人民政府卫生行政部门责令改正；给患者健康造成损害的，应当依据国家有关法律法规进行处理，并对负有责任的主管人员和其他直接责任人员依法给予处分。

第三十九条 县级以上地方卫生行政部门未按照本办法规定履行监督职责，造成严重后果的，对直接负责的主管人员和其他直接责任人员依法给予记大过、降级、撤职、开除等行政处分。

第四十条 医疗机构及其医务人员违反临床用血管理规定，构成犯罪的，依法追究刑事责任。

第六章 附 则

第四十一条 本办法自 2012 年 8 月 1 日起施行。卫生部于 1999 年 1 月 5 日公布的《医疗机构临床用血管理办法（试行）》同时废止。

医疗器械注册管理办法

（2014 年 7 月 30 日国家食品药品监督管理总局令第 4 号发布，自 2014 年 10 月 1 日起施行）

第一章 总 则

第一条 为规范医疗器械的注册与备案管理，保证医疗器械的安全、有效，根据《医疗器械监督管理条例》，制定本办法。

第二条 在中华人民共和国境内销售、使用的医疗器械，应当按照本办法的规定申请注册或者办理备案。

第三条 医疗器械注册是食品药品监督管理部门根据医疗器械注册申请人的申请，依照法定程序，对其拟上市医疗器械的安全性、有效性研究及其结果进行系统评价，以决定是否同意其申请的过程。

医疗器械备案是医疗器械备案人向食品药品监督管理部门提交备案资料，食品药品监督管理部门对提交的备案资料存档备查。

第四条 医疗器械注册与备案应当遵循公开、公平、公正的原则。

第五条 第一类医疗器械实行备案管理。第二类、第三类医疗器械实行注册管理。

境内第一类医疗器械备案，备案人向设区的市级食品药品监督管理部门提交备案资料。

境内第二类医疗器械由省、自治区、直辖市食品药品监督管理部门审查，批准后发给医疗器械注册证。

境内第三类医疗器械由国家食品药品监督管理总局审查，批准后发给医疗器械注册证。

进口第一类医疗器械备案，备案人向国家食品药品监督管理总局提交备案资料。

进口第二类、第三类医疗器械由国家食品药品监督管理总局审查，批准后发给医疗器械注册证。

香港、澳门、台湾地区医疗器械的注册、备案，参照进口医疗器械办理。

第六条　医疗器械注册人、备案人以自己名义把产品推向市场，对产品负法律责任。

第七条　食品药品监督管理部门依法及时公布医疗器械注册、备案相关信息。申请人可以查询审批进度和结果，公众可以查阅审批结果。

第八条　国家鼓励医疗器械的研究与创新，对创新医疗器械实行特别审批，促进医疗器械新技术的推广与应用，推动医疗器械产业的发展。

第二章　基本要求

第九条　医疗器械注册申请人和备案人应当建立与产品研制、生产有关的质量管理体系，并保持有效运行。

按照创新医疗器械特别审批程序审批的境内医疗器械申请注册时，样品委托其他企业生产的，应当委托具有相应生产范围的医疗器械生产企业；不属于按照创新医疗器械特别审批程序审批的境内医疗器械申请注册时，样品不得委托其他企业生产。

第十条　办理医疗器械注册或者备案事务的人员应当具有相应的专业知识，熟悉医疗器械注册或者备案管理的法律、法规、规章和技术要求。

第十一条　申请人或者备案人申请注册或者办理备案，应当遵循医疗器械安全有效基本要求，保证研制过程规范，所有数据真实、完整和可溯源。

第十二条　申请注册或者办理备案的资料应当使用中文。根据外文资料翻译的，应当同时提供原文。引用未公开发表的文献资料时，应当提供资料所有者许可使用的证明文件。

申请人、备案人对资料的真实性负责。

第十三条　申请注册或者办理备案的进口医疗器械，应当在申请人或者备案人注册地或者生产地址所在国家（地区）已获准上市销售。

申请人或者备案人注册地或者生产地址所在国家（地区）未将该产品作为医疗器械管理的，申请人或者备案人需提供相关证明文件，包括注册地或者生产地址所在国家（地区）准许该产品上市销售的证明文件。

第十四条　境外申请人或者备案人应当通过其在中国境内设立的代表机构或者指定中国境内的企业法人作为代理人，配合境外申请人或者备案人开展相关工作。

代理人除办理医疗器械注册或者备案事宜外，还应当承担以下责任：

（一）与相应食品药品监督管理部门、境外申请人或者备案人的联络；

（二）向申请人或者备案人如实、准确传达相关的法规和技术要求；

（三）收集上市后医疗器械不良事件信息并反馈境外注册人或者备案人，同时向相应的食品药品监督管理部门报告；

（四）协调医疗器械上市后的产品召回工作，并向相应的食品药品监督管理部门报告；

（五）其他涉及产品质量和售后服务的连带责任。

第三章　产品技术要求和注册检验

第十五条　申请人或者备案人应当编制拟注册或者备案医疗器械的产品技术要求。第一类医疗器械的产品技术要求由备案人办理备案时提交食品药品监督管理部门。第二类、第三类医疗器械的产品技术要求由食品药品监督管理部门在批准注册时予以核准。

产品技术要求主要包括医疗器械成品的性能指标和检验方法，其中性能指标是指可进行客观判定的成品的功能性、安全性指标以及与质量控制相关的其他指标。

在中国上市的医疗器械应当符合经注册核准或者备案的产品技术要求。

第十六条　申请第二类、第三类医疗器械注册，应当进行注册检验。医疗器械检验机构应当依据产品技术要求对相关产品进行注册检验。

注册检验样品的生产应当符合医疗器械质量管理体系的相关要求，注册检验合格的方可进行临床试验或者申请注册。

办理第一类医疗器械备案的，备案人可以提交产品自检报告。

第十七条　申请注册检验，申请人应当向检验机构提供注册检验所需要的有关技术资料、注册检验用样品及产品技术要求。

第十八条　医疗器械检验机构应当具有医疗器械检验资质、在其承检范围内进行检验，并对申请人提交的产品技术要求进行预评价。预评价意见随注册检验报告

一同出具给申请人。

尚未列入医疗器械检验机构承检范围的医疗器械，由相应的注册审批部门指定有能力的检验机构进行检验。

第十九条　同一注册单元内所检验的产品应当能够代表本注册单元内其他产品的安全性和有效性。

第四章　临床评价

第二十条　医疗器械临床评价是指申请人或者备案人通过临床文献资料、临床经验数据、临床试验等信息对产品是否满足使用要求或者适用范围进行确认的过程。

第二十一条　临床评价资料是指申请人或者备案人进行临床评价所形成的文件。

需要进行临床试验的，提交的临床评价资料应当包括临床试验方案和临床试验报告。

第二十二条　办理第一类医疗器械备案，不需进行临床试验。申请第二类、第三类医疗器械注册，应当进行临床试验。

有下列情形之一的，可以免于进行临床试验：

（一）工作机理明确、设计定型，生产工艺成熟，已上市的同品种医疗器械临床应用多年且无严重不良事件记录，不改变常规用途的；

（二）通过非临床评价能够证明该医疗器械安全、有效的；

（三）通过对同品种医疗器械临床试验或者临床使用获得的数据进行分析评

价，能够证明该医疗器械安全、有效的。

免于进行临床试验的医疗器械目录由国家食品药品监督管理总局制定、调整并公布。未列入免于进行临床试验的医疗器械目录的产品，通过对同品种医疗器械临床试验或者临床使用获得的数据进行分析评价，能够证明该医疗器械安全、有效的，申请人可以在申报注册时予以说明，并提交相关证明资料。

第二十三条　开展医疗器械临床试验，应当按照医疗器械临床试验质量管理规范的要求，在取得资质的临床试验机构内进行。临床试验样品的生产应当符合医疗器械质量管理体系的相关要求。

第二十四条　第三类医疗器械进行临床试验对人体具有较高风险的，应当经国家食品药品监督管理总局批准。需进行临床试验审批的第三类医疗器械目录由国家食品药品监督管理总局制定、调整并公布。

第二十五条　临床试验审批是指国家食品药品监督管理总局根据申请人的申请，对拟开展临床试验的医疗器械的风险程度、临床试验方案、临床受益与风险对比分析报告等进行综合分析，以决定是否同意开展临床试验的过程。

第二十六条　需进行医疗器械临床试验审批的，申请人应当按照相关要求向国家食品药品监督管理总局报送申报资料。

第二十七条　国家食品药品监督管理总局受理医疗器械临床试验审批申请后，应当自受理申请之日起 3 个工作日内将申报资料转交医疗器械技术审评机构。

技术审评机构应当在 40 个工作日内完成技术审评。国家食品药品监督管理总局应当在技术审评结束后 20 个工作日内作出决定。准予开展临床试验的，发给医疗器械临床试验批件；不予批准的，应当书面说明理由。

第二十八条　技术审评过程中需要申请人补正资料的，技术审评机构应当一次告知需要补正的全部内容。申请人应当在 1 年内按照补正通知的要求一次提供补充资料。技术审评机构应当自收到补充资料之日起 40 个工作日内完成技术审评。申请人补充资料的时间不计算在审评时限内。

申请人逾期未提交补充资料的，由技术审评机构终止技术审评，提出不予批准的建议，国家食品药品监督管理总局核准后作出不予批准的决定。

第二十九条　有下列情形之一的，国家食品药品监督管理总局应当撤销已获得的医疗器械临床试验批准文件：

（一）临床试验申报资料虚假的；

（二）已有最新研究证实原批准的临床试验伦理性和科学性存在问题的；

（三）其他应当撤销的情形。

第三十条　医疗器械临床试验应当在批准后 3 年内实施；逾期未实施的，原批准文件自行废止，仍需进行临床试验的，应当重新申请。

第五章　产品注册

第三十一条　申请医疗器械注册，申请人应当按照相关要求向食品药品监督管理部门报送申报资料。

第三十二条 食品药品监督管理部门收到申请后对申报资料进行形式审查,并根据下列情况分别作出处理:

(一)申请事项属于本部门职权范围,申报资料齐全、符合形式审查要求的,予以受理;

(二)申报资料存在可以当场更正的错误的,应当允许申请人当场更正;

(三)申报资料不齐全或者不符合形式审查要求的,应当在5个工作日内一次告知申请人需要补正的全部内容,逾期不告知的,自收到申报资料之日起即为受理;

(四)申请事项不属于本部门职权范围的,应当即时告知申请人不予受理。

食品药品监督管理部门受理或者不予受理医疗器械注册申请,应当出具加盖本部门专用印章并注明日期的受理或者不予受理的通知书。

第三十三条 受理注册申请的食品药品监督管理部门应当自受理之日起3个工作日内将申报资料转交技术审评机构。

技术审评机构应当在60个工作日内完成第二类医疗器械注册的技术审评工作,在90个工作日内完成第三类医疗器械注册的技术审评工作。

需要外聘专家审评、药械组合产品需与药品审评机构联合审评的,所需时间不计算在内,技术审评机构应当将所需时间书面告知申请人。

第三十四条 食品药品监督管理部门在组织产品技术审评时可以调阅原始研究资料,并组织对申请人进行与产品研制、生产有关的质量管理体系核查。

境内第二类、第三类医疗器械注册质量管理体系核查,由省、自治区、直辖市食品药品监督管理部门开展,其中境内第三类医疗器械注册质量管理体系核查,由国家食品药品监督管理总局技术审评机构通知相应省、自治区、直辖市食品药品监督管理部门开展核查,必要时参与核查。省、自治区、直辖市食品药品监督管理部门应当在30个工作日内根据相关要求完成体系核查。

国家食品药品监督管理总局技术审评机构在对进口第二类、第三类医疗器械开展技术审评时,认为有必要进行质量管理体系核查的,通知国家食品药品监督管理总局质量管理体系检查技术机构根据相关要求开展核查,必要时技术审评机构参与核查。

质量管理体系核查的时间不计算在审评时限内。

第三十五条 技术审评过程中需要申请人补正资料的,技术审评机构应当一次告知需要补正的全部内容。申请人应当在1年内按照补正通知的要求一次提供补充资料;技术审评机构应当自收到补充资料之日起60个工作日内完成技术审评。申请人补充资料的时间不计算在审评时限内。

申请人对补正资料通知内容有异议的,可以向相应的技术审评机构提出书面意见,说明理由并提供相应的技术支持资料。

申请人逾期未提交补充资料的,由技术审评机构终止技术审评,提出不予注册的建议,由食品药品监督管理部门核准后作出不予注册的决定。

第三十六条　受理注册申请的食品药品监督管理部门应当在技术审评结束后20个工作日内作出决定。对符合安全、有效要求的，准予注册，自作出审批决定之日起10个工作日内发给医疗器械注册证，经过核准的产品技术要求以附件形式发给申请人。对不予注册的，应当书面说明理由，并同时告知申请人享有申请复审和依法申请行政复议或者提起行政诉讼的权利。

医疗器械注册证有效期为5年。

第三十七条　医疗器械注册事项包括许可事项和登记事项。许可事项包括产品名称、型号、规格、结构及组成、适用范围、产品技术要求、进口医疗器械的生产地址等；登记事项包括注册人名称和住所、代理人名称和住所、境内医疗器械的生产地址等。

第三十八条　对用于治疗罕见疾病以及应对突发公共卫生事件急需的医疗器械，食品药品监督管理部门可以在批准该医疗器械注册时要求申请人在产品上市后进一步完成相关工作，并将要求载明于医疗器械注册证中。

第三十九条　对于已受理的注册申请，有下列情形之一的，食品药品监督管理部门作出不予注册的决定，并告知申请人：

（一）申请人对拟上市销售医疗器械的安全性、有效性进行的研究及其结果无法证明产品安全、有效的；

（二）注册申报资料虚假的；

（三）注册申报资料内容混乱、矛盾的；

（四）注册申报资料的内容与申报项目明显不符的；

（五）不予注册的其他情形。

第四十条　对于已受理的注册申请，申请人可以在行政许可决定作出前，向受理该申请的食品药品监督管理部门申请撤回注册申请及相关资料，并说明理由。

第四十一条　对于已受理的注册申请，有证据表明注册申报资料可能虚假的，食品药品监督管理部门可以中止审批。经核实后，根据核实结论继续审查或者作出不予注册的决定。

第四十二条　申请人对食品药品监督管理部门作出的不予注册决定有异议的，可以自收到不予注册决定通知之日起20个工作日内，向作出审批决定的食品药品监督管理部门提出复审申请。复审申请的内容仅限于原申请事项和原申报资料。

第四十三条　食品药品监督管理部门应当自受理复审申请之日起30个工作日内作出复审决定，并书面通知申请人。维持原决定的，食品药品监督管理部门不再受理申请人再次提出的复审申请。

第四十四条　申请人对食品药品监督管理部门作出的不予注册的决定有异议，且已申请行政复议或者提起行政诉讼的，食品药品监督管理部门不受理其复审申请。

第四十五条　医疗器械注册证遗失的，注册人应当立即在原发证机关指定的媒体上登载遗失声明。自登载遗失声明之日起满1个月后，向原发证机关申请补发，原发证机关在20个工作日内予以补发。

第四十六条 医疗器械注册申请直接涉及申请人与他人之间重大利益关系的，食品药品监督管理部门应当告知申请人、利害关系人可以依照法律、法规以及国家食品药品监督管理总局的其他规定享有申请听证的权利；对医疗器械注册申请进行审查时，食品药品监督管理部门认为属于涉及公共利益的重大许可事项，应当向社会公告，并举行听证。

第四十七条 对新研制的尚未列入分类目录的医疗器械，申请人可以直接申请第三类医疗器械产品注册，也可以依据分类规则判断产品类别并向国家食品药品监督管理总局申请类别确认后，申请产品注册或者办理产品备案。

直接申请第三类医疗器械注册的，国家食品药品监督管理总局按照风险程度确定类别。境内医疗器械确定为第二类的，国家食品药品监督管理总局将申报资料转申请人所在地省、自治区、直辖市食品药品监督管理部门审评审批；境内医疗器械确定为第一类的，国家食品药品监督管理总局将申报资料转申请人所在地设区的市级食品药品监督管理部门备案。

第四十八条 注册申请审查过程中及批准后发生专利权纠纷的，应当按照有关法律、法规的规定处理。

第六章 注册变更

第四十九条 已注册的第二类、第三类医疗器械，医疗器械注册证及其附件载明的内容发生变化，注册人应当向原注册部门申请注册变更，并按照相关要求提交申报资料。

产品名称、型号、规格、结构及组成、适用范围、产品技术要求、进口医疗器械生产地址等发生变化的，注册人应当向原注册部门申请许可事项变更。

注册人名称和住所、代理人名称和住所发生变化的，注册人应当向原注册部门申请登记事项变更；境内医疗器械生产地址变更的，注册人应当在相应的生产许可变更后办理注册登记事项变更。

第五十条 登记事项变更资料符合要求的，食品药品监督管理部门应当在10个工作日内发给医疗器械注册变更文件。登记事项变更资料不齐全或者不符合形式审查要求的，食品药品监督管理部门应当一次告知需要补正的全部内容。

第五十一条 对于许可事项变更，技术审评机构应当重点针对变化部分进行审评，对变化后产品是否安全、有效作出评价。

受理许可事项变更申请的食品药品监督管理部门应当按照本办法第五章规定的时限组织技术审评。

第五十二条 医疗器械注册变更文件与原医疗器械注册证合并使用，其有效期与该注册证相同。取得注册变更文件后，注册人应当根据变更内容自行修改产品技术要求、说明书和标签。

第五十三条 许可事项变更申请的受理与审批程序，本章未作规定的，适用本办法第五章的相关规定。

第七章　延续注册

第五十四条　医疗器械注册证有效期届满需要延续注册的，注册人应当在医疗器械注册证有效期届满 6 个月前，向食品药品监督管理部门申请延续注册，并按照相关要求提交申报资料。

除有本办法第五十五条规定情形外，接到延续注册申请的食品药品监督管理部门应当在医疗器械注册证有效期届满前作出准予延续的决定。逾期未作决定的，视为准予延续。

第五十五条　有下列情形之一的，不予延续注册：

（一）注册人未在规定期限内提出延续注册申请的；

（二）医疗器械强制性标准已经修订，该医疗器械不能达到新要求的；

（三）对用于治疗罕见疾病以及应对突发公共卫生事件急需的医疗器械，批准注册部门在批准上市时提出要求，注册人未在规定期限内完成医疗器械注册证载明事项的。

第五十六条　医疗器械延续注册申请的受理与审批程序，本章未作规定的，适用本办法第五章的相关规定。

第八章　产品备案

第五十七条　第一类医疗器械生产前，应当办理产品备案。

第五十八条　办理医疗器械备案，备案人应当按照《医疗器械监督管理条例》第九条的规定提交备案资料。

备案资料符合要求的，食品药品监督管理部门应当当场备案；备案资料不齐全或者不符合规定形式的，应当一次告知需要补正的全部内容，由备案人补正后备案。

对备案的医疗器械，食品药品监督管理部门应当按照相关要求的格式制作备案凭证，并将备案信息表中登载的信息在其网站上予以公布。

第五十九条　已备案的医疗器械，备案信息表中登载内容及备案的产品技术要求发生变化的，备案人应当提交变化情况的说明及相关证明文件，向原备案部门提出变更备案信息。备案资料符合形式要求的，食品药品监督管理部门应当将变更情况登载于变更信息中，将备案资料存档。

第六十条　已备案的医疗器械管理类别调整的，备案人应当主动向食品药品监督管理部门提出取消原备案；管理类别调整为第二类或者第三类医疗器械的，按照本办法规定申请注册。

第九章　监督管理

第六十一条　国家食品药品监督管理总局负责全国医疗器械注册与备案的监督管理工作，对地方食品药品监督管理部门医疗器械注册与备案工作进行监督和指导。

第六十二条　省、自治区、直辖市食品药品监督管理部门负责本行政区域的医疗器械注册与备案的监督管理工作，组织开展监督检查，并将有关情况及时报送国家食品药品监督管理总局。

第六十三条　省、自治区、直辖市食品药品监督管理部门按照属地管理原则，对进口医疗器械代理人注册与备案相关工作实施日常监督管理。

第六十四条　设区的市级食品药品监督管理部门应当定期对备案工作开展检查，并及时向省、自治区、直辖市食品药品监督管理部门报送相关信息。

第六十五条　已注册的医疗器械有法律、法规规定应当注销的情形，或者注册证有效期未满但注册人主动提出注销的，食品药品监督管理部门应当依法注销，并向社会公布。

第六十六条　已注册的医疗器械，其管理类别由高类别调整为低类别的，在有效期内的医疗器械注册证继续有效。如需延续的，注册人应当在医疗器械注册证有效期届满6个月前，按照改变后的类别向食品药品监督管理部门申请延续注册或者办理备案。

医疗器械管理类别由低类别调整为高类别的，注册人应当依照本办法第五章的规定，按照改变后的类别向食品药品监督管理部门申请注册。国家食品药品监督管理总局在管理类别调整通知中应当对完成调整的时限作出规定。

第六十七条　省、自治区、直辖市食品药品监督管理部门违反本办法规定实施医疗器械注册的，由国家食品药品监督管理总局责令限期改正；逾期不改正的，国家食品药品监督管理总局可以直接公告撤销该医疗器械注册证。

第六十八条　食品药品监督管理部门、相关技术机构及其工作人员，对申请人或者备案人提交的试验数据和技术秘密负有保密义务。

第十章　法律责任

第六十九条　提供虚假资料或者采取其他欺骗手段取得医疗器械注册证的，按照《医疗器械监督管理条例》第六十四条第一款的规定予以处罚。

备案时提供虚假资料的，按照《医疗器械监督管理条例》第六十五条第二款的规定予以处罚。

第七十条　伪造、变造、买卖、出租、出借医疗器械注册证的，按照《医疗器械监督管理条例》第六十四条第二款的规定予以处罚。

第七十一条　违反本办法规定，未依法办理第一类医疗器械变更备案或者第二类、第三类医疗器械注册登记事项变更的，按照《医疗器械监督管理条例》有关未备案的情形予以处罚。

第七十二条　违反本办法规定，未依法办理医疗器械注册许可事项变更的，按照《医疗器械监督管理条例》有关未取得医疗器械注册证的情形予以处罚。

第七十三条　申请人未按照《医疗器械监督管理条例》和本办法规定开展临床试验的，由县级以上食品药品监督管理部门责令改正，可以处3万元以下罚款；情节严重的，应当立即停止临床试验，已取得临床试验批准文件的，予以注销。

第十一章　附　则

第七十四条　医疗器械注册或者备案单元原则上以产品的技术原理、结构组成、性能指标和适用范围为划分依据。

第七十五条　医疗器械注册证中"结构及组成"栏内所载明的组合部件，以更换耗材、售后服务、维修等为目的，用于原注册产品的，可以单独销售。

第七十六条　医疗器械注册证格式由国家食品药品监督管理总局统一制定。

注册证编号的编排方式为：

×1 械注×2×××3×4××5×××6。其中：

×1 为注册审批部门所在地的简称：

境内第三类医疗器械、进口第二类、第三类医疗器械为"国"字；

境内第二类医疗器械为注册审批部门所在地省、自治区、直辖市简称；

×2 为注册形式：

"准"字适用于境内医疗器械；

"进"字适用于进口医疗器械；

"许"字适用于香港、澳门、台湾地区的医疗器械；

×××3 为首次注册年份；

×4 为产品管理类别；

××5 为产品分类编码；

×××6 为首次注册流水号。

延续注册的，×××3 和×××6 数字不变。产品管理类别调整的，应当重新编号。

第七十七条　第一类医疗器械备案凭证编号的编排方式为：

×1 械备×××2×××3 号。

其中：

×1 为备案部门所在地的简称：

进口第一类医疗器械为"国"字；

境内第一类医疗器械为备案部门所在地省、自治区、直辖市简称加所在地设区的市级行政区域的简称（无相应设区的市级行政区域时，仅为省、自治区、直辖市的简称）；

×××2 为备案年份；

×××3 为备案流水号。

第七十八条　按医疗器械管理的体外诊断试剂的注册与备案适用《体外诊断试剂注册管理办法》。

第七十九条　医疗器械应急审批程序和创新医疗器械特别审批程序由国家食品药品监督管理总局另行制定。

第八十条　根据工作需要，国家食品药品监督管理总局可以委托省、自治区、直辖市食品药品监督管理部门或者技术机构、相关社会组织承担医疗器械注册有关的具体工作。

第八十一条　医疗器械产品注册收费项目、收费标准按照国务院财政、价格主管部门的有关规定执行。

第八十二条　本办法自 2014 年 10 月 1 日起施行。2004 年 8 月 9 日公布的《医疗器械注册管理办法》（原国家食品药品监督管理局令第 16 号）同时废止。

第四部分　规范性文件

关于医师执业注册中执业范围的暂行规定

（2001 年 6 月 20 日卫生部、国家中医药管理局《关于下发〈关于医师执业注册中执业范围的暂行规定〉的通知》卫医发〔2001〕169 号）

为进一步做好医师执业注册工作，根据《中华人民共和国执业医师法》及有关规定，特对医师执业注册中执业范围规定如下：

一、医师执业范围

（一）临床类别医师执业范围

1. 内科专业

2. 外科专业

3. 妇产科专业

4. 儿科专业

5. 眼耳鼻咽喉科专业

6. 皮肤病与性病专业

7. 精神卫生专业

8. 职业病专业

9. 医学影像和放射治疗专业

10. 医学检验、病理专业

11. 全科医学专业

12. 急救医学专业

13. 康复医学专业

14. 预防保健专业

15. 特种医学与军事医学专业

16. 计划生育技术服务专业

17. 省级以上卫生行政部门规定的其他专业

（二）口腔类别医师执业范围

1. 口腔专业

2. 省级以上卫生行政部门规定的其他专业

（三）公共卫生医师执业范围

1. 公共卫生类别专业

2. 省级以上卫生行政部门规定的其他专业

（四）中医类别（包括中医、民族医、中西医结合）医师执业范围

1. 中医专业

2. 中西医结合专业

3. 蒙医专业

4. 藏医专业

5. 维医专业

6. 傣医专业

7. 省级以上卫生行政部门规定的其他专业

二、医师进行执业注册的类别必须以取得医师资料的类别为依据。医师依法取得两个或两个类别以上医师资格的，除以下两款情况之外，只能选择一个类别及其中一个相应的专业作为执业范围进行注册，从事执业活动。医师不得从事执业注册范围以外其他专业的执业活动。

在县及县级以上医疗机构（主要是乡镇卫生院和社区卫生服务机构）执业的临床医师，从事基层医疗卫生服务工作，确因工作需要，经县级卫生行政部门考核批准，报设区的市级卫生行政部门备案，可申请同一类别至多三个专业作为执业范围进行注册。

在乡镇卫生院和社区卫生服务机构中执业的临床医师因工作需要，经过国家医师资格考试取得公共卫生类医师资格，可

申请增加公共卫生类别专业作为执业范围进行注册；在乡镇卫生院和社区卫生服务机构中执业的公共卫生医师因工作需要，经过国家医师资格考试取得临床类医师资格，可申请增加临床类别相关专业作为执业范围进行注册。

三、在计划生育技术服务机构中执业的临床医师，其执业范围为计划生育技术服务专业。在医疗机构中执业的临床医师以妇产科专业作为执业范围进行注册的，其范围含计划生育技术服务专业。

四、根据国家有关规定，取得全科医学专业技术职务任职资格者，方可申请注册全科医学专业作为执业范围。

五、医师注册后有下列情况之一的，不属于超范围执业：

（一）对病人实施紧急医疗救护的；

（二）临床医师依据《住院医师规范化培训规定》和《全科医师规范化培训试行办法》等，进行临床转科的；

（三）依据国家有关规定，经医院、预防、保健机构批准的卫生支农、会诊、进修、学术交流、承担政府交办的任务和卫生行政部门批准的义诊等；

（四）省级以上卫生行政部门规定的其他情形。

六、医师注册后有下列情形之一的，可以向原注册主管部门申请变更执业范围：

（一）取得注册执业范围以外、同一类别其他专业的高一层次的省级以上教育部门承认的学历，经所在执业机构同意，拟从事新的相应专业的；

（二）在省级以上卫生行政部门指定的业务培训机构，接受同一类别其他专业的系统培训两年或者专业进修满两年或系统培训和专业进修合计满两年，并持有省级以上卫生行政部门指定的业务考核机构出具的考核合格证明，经所在执业机构同意，拟从事所受培训专业的。

跨类别变更专业，必须取得相应类别的医师资格。

七、申请变更执业范围，应当提交下列材料：

（一）省级卫生行政部门统一印制的医师变更执业范围申请表；

（二）《医师资格证书》；

（三）《医师执业证书》；

（四）与拟变更变的执业范围相应的高一层次毕业学历或者培训考核合格证明；

（五）聘用单位同意变更执业范围的证明；

（六）省级以上卫生行政部门规定的其他材料。

八、省级卫生行政部门规定的临床、口腔、公共卫生类别医师其他专业应报卫生部备案，中医类别医师其他专业，应报国家中医药管理局备案。

附：

国家中医药管理局关于修订中医类别医师执业范围的通知

（2006 年 9 月 4 日）

国中医药发〔2006〕52 号

各省、自治区、直辖市卫生厅局、中医药管理局，新疆生产建设兵团卫生局：

为进一步做好医师执业注册工作，

经研究，对卫生部、国家中医药管理局印发的《关于医师执业注册中执业范围的暂行规定》（卫医发〔2001〕169 号）中中医类别（包括中医、民族医、中西医结合）医师执业范围进行修订，在原有的中医类别医师执业范围中增设"全科医学专业"。

取得中医类别全科医学专业中、高级技术职务任职资格的，或经省级卫生、中医药行政部门认可的中医类别全科医师岗位培训并考核合格的，或参加省级卫生、中医药行政部门认可的中医类别全科医师规范化培训者，方可申请注册中医类别医师执业范围中的"全科医学专业"作为执业范围。

本通知自印发之日起执行。

卫生部关于中医类别医师可以从事急救工作的批复

（2009 年 7 月 29 日）

卫医政函〔2009〕335 号

福建省卫生厅：

你厅《关于中医类别执业医师能否从事急救工作的请示》（闽卫医【2009】62 号）收悉。经研究，现批复如下：

中医类别医师可以在医疗机构急诊科（室）和急救中心（站）按照注册的执业范围执业。

此复。

国家中医药管理局办公室关于中医医师开展计划生育手术有关问题的复函

（2008 年 7 月 23 日）

国中医药办函〔2008〕116 号

北京市中医管理局：

你局《关于中医执业医师、助理职业医师参加计划生育手术人员资质问题的请示》（京中医政字〔2008〕54 号）收悉。经商卫生部医司司，现答复如下：

根据中医医疗服务的特点和实际情况，《关于医师执业注册中执业范围的暂行规定》中所指"中医专业"包括中医内科、外科、妇产科、儿科等多个中医临床专业。在医疗机构中执业范围注册为中医专业、从事中医妇产科临床工作的医师，经过计划生育技术服务相关知识和技能学习、培训，取得相应资质后，其执业范围包括计划生育技术服务专业，可从事计划生育技术服务工作。

此复。

国家卫生计生委办公厅、国家中医药管理局办公室关于中医类别医师从事精神障碍疾病诊断与治疗有关问题的通知

（2015 年 3 月 17 日）

国中医药办医政发〔2015〕9 号

各省、自治区、直辖市卫生计生委、中医药管理局，新疆生产建设兵团卫生局：

为贯彻落实《精神卫生法》，规范中

医类别医师从事精神障碍疾病诊断与治疗的执业管理，根据《执业医师法》和《医师执业注册暂行办法》等有关规定，现就中医类别医师从事精神障碍疾病诊断与治疗有关事项通知如下：

中医类别执业医师符合以下情形之一者，属于精神科执业医师，可从事精神障碍疾病的诊断与治疗：

一、2013年5月1日前在精神专科医院、设精神科病房的综合医院精神科或设独立精神病院区的中医医院（含中西医结合医院和民族医院，下同）从事精神障碍疾病诊断与治疗满2年。

二、2013年5月1日前在中医医院的神志病科、中医心理科、心身医学科等精神类临床科室从业满5年，经省级以上卫生计生行政部门指定的业务考核机构考核合格。

三、2013年5月1日前，在精神专科医院、设精神科病房的综合医院精神科或设独立精神病院区的中医医院从事精神障碍疾病诊断与治疗不满2年，或在中医医院的神志病科、中医心理科、心身医学科等精神类临床科室从业不满5年，或在基层医疗机构从事精神障碍疾病诊断与治疗工作的，应在三级精神专科医院或设精神科病房的三级甲等综合医院或省级卫生计生行政部门指定的省级精神专科医院从业、培训或进修满1年（培训或进修可以累计，由省级卫生计生行政部门认定），经省级以上卫生计生行政部门指定的业务考核机构考核合格。

四、2013年5月1日后从事精神障碍疾病诊断与治疗的，在三级精神专科医院或设精神科病房的三级甲等综合医院或省级卫生计生行政部门指定的省级精神专科医院从业、培训或进修满2年（培训或进修可以累计，由省级卫生计生行政部门认定），经省级以上卫生计生行政部门指定的业务考核机构考核合格。

符合以上情形的，按照《执业医师法》和《医师执业注册暂行办法》等有关规定，由批准其所在机构执业的卫生计生行政部门在医师执业证书"执业范围"相应专业后加注"（精神）"字样。同时，对符合条件的可从事精神障碍疾病诊断与治疗的中医类别执业医师，省级卫生计生行政部门和中医药管理部门应当进行备案。

大型医用设备配置与使用管理办法

（2004年12月31日卫生部、国家发展和改革委员会、财政部《关于发布〈大型医用设备配置与使用管理办法〉的通知》卫规财发〔2004〕474号）

第一章　总则

第一条　为合理配置和有效使用大型医用设备，控制卫生费用过快增长，维护患者权益，促进卫生事业的健康发展，根据《中共中央、国务院关于卫生改革与发展的决定》、国务院转发的国务院体改办等八部门《关于城镇医药卫生体制改革的指导意见》及《国务院办公厅关于保留部分非行政许可审批项目的通知》制定本办法。

第二条　本办法所称大型医用设备是指列入国务院卫生行政部门管理品目的医用设备，以及尚未列入管理品目、省级区域内首次配置的整套单价在 500 万元人民币以上的医用设备。

第三条　大型医用设备管理品目由国务院卫生行政部门商有关部门确定、调整和公布。

第四条　大型医用设备管理品目分为甲、乙两类。资金投入量大、运行成本高、使用技术复杂、对卫生费用增长影响大的为甲类大型医用设备（以下简称甲类），由国务院卫生行政部门管理。管理品目中的其他大型医用设备为乙类大型医用设备（以下简称乙类），由省级卫生行政部门管理。有关分类情况见附件。

第五条　配置大型医用设备必须适合我国国情、符合区域卫生规划原则，充分兼顾技术的先进性、适宜性和可及性，实现区域卫生资源共享，不断提高设备使用率。

第六条　大型医用设备的管理实行配置规划和配置证制度。甲类大型医用设备的配置许可证由国务院卫生行政部门颁发；乙类大型医用设备的配置许可证由省级卫生行政部门颁发。

第七条　医疗机构要加强大型医用设备使用管理，严格操作规范，保证设备使用安全、有效。

第八条　本办法适用于中华人民共和国境内各级各类性质的医疗机构。

第二章　配置规划

第九条　国务院卫生行政部门会同国家发展和改革委员会，依据我国国民经济的发展、医学科学技术的进步，以及社会多层次医疗服务需求，编制甲类大型医用设备的配置规划和提出乙类大型医用设备配置规划指导意见。

第十条　省级卫生行政部门会同省级有关部门根据国务院卫生行政部门下发的乙类大型医用设备配置规划指导意见，结合本地区卫生资源配置标准制定乙类大型医用设备配置规划，报国务院卫生行政部门核准后实施。

第十一条　国务院卫生行政部门委托中介组织对大型医用设备的先进性、经济性和适宜性进行专业技术论证，定期发布阶梯配置入选机型，指导配置工作。

第十二条　国务院卫生行政部门根据大型医用设备临床使用情况，结合技术发展和我国国情适时公布淘汰机型。

第三章　配置审批

第十三条　大型医用设备的配置审批必须遵循科学、合理、公正、透明的原则，严格依据配置规划，经过专家论证，按管理权限分级审批。

第十四条　配置大型医用设备的程序是：

一、甲类大型医用设备的配置，由医疗机构按属地化原则向所在地卫生行政部门提出申请，逐级上报，经省级卫生行政部门审核后报国务院卫生行政部门审批；

二、乙类大型医用设备的配置，由医疗机构按属地化原则向所在地卫生行政部门提出申请，逐级上报至省级卫生行政部门审批；

三、医疗机构获得《大型医用设备配置许可证》后，方可购置大型医用设备。

第十五条　卫生行政部门按管理权限，从大型医用设备配置申请受理之日起60个工作日内，作出是否同意的批复。

第十六条　申请材料及主要内容

一、新增大型医用设备

1. 申请报告。主要内容包括：申请机构基本情况；拟申请设备名称、规格和主要配件；相关辅助配套设备名称、数量和使用人员取得岗位培训证书情况。

2. 可行性论证报告、需求分析。主要内容包括：申请配置的主要理由；所申请设备的技术发展前景；在临床、科研中的作用；预期使用率；人员取得岗位资质情况；购置经费来源及经济分析等。

二、更新大型医用设备

1. 设备的更新理由、购置时间；

2. 申请更新设备的《大型医用设备配置许可证》复印件；

3. 使用情况：包括每年的检查治疗人次、开机天数、故障停机天数；

4. 对更新设备的处理意见和拟装备设备的档次。

第十七条　购置的大型医用设备必须具有国家颁发的生产或进口注册证；必须按国家规定的采购方式进行采购，政府拨款资助的设备采购必须按规定实行政府采购。

第十八条　对未经批准配置的大型医用设备，发展改革、财政部门不得安排资金。

第十九条　国务院卫生行政部门、省级卫生行政部门向社会公布大型医用设备配置年度审批情况。

第二十条　省级卫生行政部门应向国务院卫生行政部门报告大型医用设备年度审批情况。

第四章　使用管理

第二十一条　大型医用设备上岗人员（包括医生、操作人员、工程技术人员等）要接受岗位培训，取得相应的上岗资质。

第二十二条　大型医用设备必须达到计（剂）量准确，安全防护、性能指标合格后方可使用。

第二十三条　甲、乙类大型医用设备检查治疗收费项目，由国务院价格主管部门会同卫生行政部门制定，并列入《全国医疗服务价格项目规范》。国务院价格主管部门会同国务院卫生行政部门制定大型医用设备检查治疗收费的作价办法，指导地方的作价行为。具体定价办法由国务院价格主管部门会同国务院卫生行政部门另行制定。营利性医疗机构的收费实行市场调节。

第二十四条　严禁医疗机构购置进口二手大型医用设备。购置其他医疗机构更新替换下来的大型医用设备，必须按本办法规定的程序办理配置审批。

第二十五条　严禁使用国家已公布的淘汰机型。

第五章 监督管理

第二十六条 按照分级管理的原则，甲类大型医用设备配置和使用由国务院卫生行政部门及同级相关部门监管；乙类大型医用设备由省级卫生行政部门及同级相关部门监管。

第二十七条 卫生行政部门按管理权限，对大型医用设备配置和使用情况进行监督检查；对大型医用设备使用和操作规范情况以及应用质量的安全、有效、防护进行监督和评审；对大型医用设备上岗人员取得资质情况进行监督检查。

第二十八条 县以上各级价格主管部门负责对大型医用设备检查治疗时的收费价格进行监督检查。

第二十九条 发展改革、财政部门负责对政府拨款资助的大型医用设备购置的资金、投资情况进行监督检查。

第三十条 医疗机构要及时向国家有关管理部门和大型医用设备的批准部门报告大型医用设备使用过程中发生的不良应用事件。

第三十一条 对违反本办法规定，超规划、越权审批大型医用设备配置的卫生行政部门，国务院卫生行政部门应对其主要负责人、经办人通报批评，并有权撤消其批准决定。

第三十二条 对违反本办法规定，擅自购置大型医用设备的医疗机构，卫生行政部门要责令其停止使用、封存设备。处理情况应通过媒体公布。所在地价格主管部门有权没收其所取得的相应检查治疗收

入，并处以相应收入5倍以下的罚款。

第三十三条 对违反本办法规定，使用淘汰机型和不合格的大型医用设备的医疗机构，卫生行政部门要及时封存该设备，吊销其《大型医用设备配置许可证》。情节严重，造成恶劣影响的，可以责令其停业整顿；所在地价格主管部门有权没收其获取的相应检查治疗收入，并处以5倍以下的罚款。

第三十四条 对违反本办法规定，聘用不具备资质人员操作、使用大型医用设备的医疗机构，卫生行政部门应及时封存其大型医用设备，并吊销《大型医用设备配置许可证》。

第六章 附 则

第三十五条 本办法颁布后，医疗机构需重新办理《大型医用设备配置许可证》。卫生行政部门依据本办法规定，按管理权限办理配置许可证。在本办法生效以前购置的大型医用设备，但因本地区配置总量限制仍不能取得《大型医用设备配置许可证》的医疗机构，发给《大型医用设备临时配置许可证》。具有《大型医用设备临时配置许可证》的医疗机构，其相应设备的诊疗收入按营利性机构纳税，该设备到期报废不得更新。

第三十六条 中国人民解放军医疗机构大型医用设备的配置和使用，由中国人民解放军卫生行政部门参照本办法实施归口管理，其配置规划和年度审批情况报国务院卫生行政部门备案。

第三十七条 《大型医用设备配置许

可证》由国务院卫生行政部门印制。

第三十八条 本办法由国务院卫生行政部门负责解释。

第三十九条 省级卫生行政部门会同有关部门根据本办法制定相应的实施细则。

第四十条 本办法自 2005 年 3 月 1 日起施行，1995 年卫生部令第 43 号发布的《大型医用设备配置与应用管理暂行办法》同时废止。

关于加强乡村中医药技术人员自种自采自用中草药管理的通知

(2006 年 7 月 31 日)
国中医药发〔2006〕44 号

各省、自治区、直辖市卫生厅局、中医药管理局：

为落实《中共中央、国务院关于进一步加强农村卫生工作的决定》中提出的"在规范农村中医药管理和服务的基础上，允许乡村中医药技术人员自种、自采、自用中草药"的要求，加强乡村中医药技术人员自种自采自用中草药的管理，规范其服务行为，切实减轻农民医药负担，保障农民用药安全有效，现就有关问题通知如下：

一、自种自采自用中草药是指乡村中医药技术人员自己种植、采收、使用，不需特殊加工炮制的植物中草药。

二、自种自采自用中草药的人员应同时具备以下条件：

(一) 经注册在村医疗机构执业的中医类别执业（助理）医师以及以中医药知识和技能为主的乡村医生；

(二) 熟悉中草药知识和栽培技术、具有中草药辨识能力；

(三) 熟练掌握中医基本理论、技能和自种自采中草药的性味功用、临床疗效、用法用量、配伍禁忌、毒副反应、注意事项等。

三、乡村中医药技术人员不得自种自采自用下列中草药：

(一) 国家规定需特殊管理的医疗用毒性中草药；

(二) 国家规定需特殊管理的麻醉药品原植物；

(三) 国家规定需特殊管理的濒稀野生植物药材。

四、根据当地实际工作需要，乡村中医药技术人员自种自采自用的中草药，只限于其所在的村医疗机构内使用，不得上市流通，不得加工成中药制剂。

五、自种自采自用的中草药应当保证药材质量，不得使用变质、被污染等影响人体安全、药效的药材。对有毒副反应的中草药，乡村中医药技术人员应严格掌握其用法用量，并熟悉其中毒的预防和救治。发现可能与用药有关的毒副反应，应按规定及时向当地主管部门报告。

六、地方各级卫生、中医药行政部门应当加强乡村中医药技术人员自种自采自用中草药的监督和管理，确保农村居民用药安全。

七、乡村民族医药技术人员自种自采自用民族草药的管理参照上述条款执行。

医院中药饮片管理规范

（2007 年 3 月 12 日《国家中医药管理局卫生部关于印发〈医院中药饮片管理规范〉的通知》国中医药发〔2007〕11 号）

第一章　总　则

第一条　为加强医院中药饮片管理，保障人体用药安全、有效，根据《中华人民共和国药品管理法》及其《实施条例》等法律、行政法规的有关规定，制定本规范。

第二条　本规范适用于各级各类医院中药饮片的采购、验收、保管、调剂、临方炮制、煎煮等管理。

第三条　按照麻醉药品管理的中药饮片和毒性中药饮片的采购、存放、保管、调剂等，必须符合《麻醉药品和精神药品管理条例》《医疗用毒性药品管理办法》和《处方管理办法》等的有关规定。

第四条　县级以上卫生、中医药管理部门负责本行政区域内医院的中药饮片管理工作。

第五条　医院的中药饮片管理由本单位法定代表人全面负责。

第六条　中药饮片管理应当以质量管理为核心，制定严格的规章制度，实行岗位责任制。

第二章　人员要求

第七条　二级以上医院的中药饮片管理由单位的药事管理委员会监督指导，药学部门主管，中药房主任或相关部门负责人具体负责。药事管理委员会的人员组成和职责应当符合《医疗机构药事管理办法》的规定。一级医院应当设专人负责。

第八条　直接从事中药饮片技术工作的，应当是中药学专业技术人员。三级医院应当至少配备 1 名副主任中药师以上专业技术人员，二级医院应当至少配备 1 名主管中药师以上专业技术人员，一级医院应当至少配备 1 名中药师或相当于中药师以上专业技术水平的人员。

第九条　负责中药饮片验收的，在二级以上医院应当是具有中级以上专业技术职称和饮片鉴别经验的人员；在一级医院应当是具有初级以上专业技术职称和饮片鉴别经验的人员。

第十条　负责中药饮片临方炮制工作的，应当是具有 3 年以上炮制经验的中药学专业技术人员。

第十一条　中药饮片煎煮工作应当由中药学专业技术人员负责，具体操作人员应当经过相应的专业技术培训。

第十二条　尚未评定级别的医院，按照床位规模执行相应级别医院的人员要求。

第三章　采　购

第十三条　医院应当建立健全中药饮片采购制度。

采购中药饮片，由仓库管理人员依据本单位临床用药情况提出计划，经本单位主管中药饮片工作的负责人审批签字后，依照药品监督管理部门有关规定从合法的供应单位购进中药饮片。

第十四条 医院应当坚持公开、公平、公正的原则，考察、选择合法中药饮片供应单位。严禁擅自提高饮片等级、以次充好，为个人或单位谋取不正当利益。

第十五条 医院采购中药饮片，应当验证生产经营企业的《药品生产许可证》或《药品经营许可证》《企业法人营业执照》和销售人员的授权委托书、资格证明、身份证，并将复印件存档备查。

购进国家实行批准文号管理的中药饮片，还应当验证注册证书并将复印件存档备查。

第十六条 医院与中药饮片供应单位应当签订"质量保证协议书"。

第十七条 医院应当定期对供应单位供应的中药饮片质量进行评估，并根据评估结果及时调整供应单位和供应方案。

第四章 验 收

第十八条 医院对所购的中药饮片，应当按照国家药品标准和省、自治区、直辖市药品监督管理部门制定的标准和规范进行验收，验收不合格的不得入库。

第十九条 对购入的中药饮片质量有疑义需要鉴定的，应当委托国家认定的药检部门进行鉴定。

第二十条 有条件的医院，可以设置中药饮片检验室、标本室，并能掌握《中华人民共和国药典》收载的中药饮片常规检验方法。

第二十一条 购进中药饮片时，验收人员应当对品名、产地、生产企业、产品批号、生产日期、合格标识、质量检验报告书、数量、验收结果及验收日期逐一登记并签字。

购进国家实行批准文号管理的中药饮片，还应当检查核对批准文号。

发现假冒、劣质中药饮片，应当及时封存并报告当地药品监督管理部门。

第五章 保 管

第二十二条 中药饮片仓库应当有与使用量相适应的面积，具备通风、调温、调湿、防潮、防虫、防鼠等条件及设施。

第二十三条 中药饮片出入库应当有完整记录。中药饮片出库前，应当严格进行检查核对，不合格的不得出库使用。

第二十四条 应当定期进行中药饮片养护检查并记录检查结果。养护中发现质量问题，应当及时上报本单位领导处理并采取相应措施。

第六章 调剂与临方炮制

第二十五条 中药饮片调剂室应当有与调剂量相适应的面积，配备通风、调温、调湿、防潮、防虫、防鼠、除尘设施，工作场地、操作台面应当保持清洁卫生。

第二十六条 中药饮片调剂室的药斗等储存中药饮片的容器应当排列合理，有品名标签。药品名称应当符合《中华人民共和国药典》或省、自治区、直辖市药品监督管理部门制定的规范名称。标签和药品要相符。

第二十七条 中药饮片装斗时要清斗，认真核对，装量适当，不得错斗、串斗。

第二十八条 医院调剂用计量器具应当按照质量技术监督部门的规定定期校验，不合格的不得使用。

第二十九条 中药饮片调剂人员在调配处方时，应当按照《处方管理办法》和中药饮片调剂规程的有关规定进行审方和调剂。对存在"十八反""十九畏"、妊娠禁忌、超过常用剂量等可能引起用药安全问题的处方，应当由处方医生确认（"双签字"）或重新开具处方后方可调配。

第三十条 中药饮片调配后，必须经复核后方可发出。二级以上医院应当由主管中药师以上专业技术人员负责调剂复核工作，复核率应当达到100%。

第三十一条 医院应当定期对中药饮片调剂质量进行抽查并记录检查结果。中药饮片调配每剂重量误差应当在±5%以内。

第三十二条 调配含有毒性中药饮片的处方，每次处方剂量不得超过2日极量。对处方未注明"生用"的，应给付炮制品。如在审方时对处方有疑问，必须经处方医生重新审定后方可调配。处方保存两年备查。

第三十三条 罂粟壳不得单方发药，必须凭有麻醉药处方权的执业医师签名的淡红色处方方可调配，每张处方不得超过3日用量，连续使用不得超过7天，成人一次的常用量为每天3~6g。处方保存3年备查。

第三十四条 医院进行临方炮制，应当具备与之相适应的条件和设施，严格遵照国家药品标准和省、自治区、直辖市药品监督管理部门制定的炮制规范炮制，并填写"饮片炮制加工及验收记录"，经医院质量检验合格后方可投入临床使用。

第七章 煎 煮

第三十五条 医院开展中药饮片煎煮服务，应当有与之相适应的场地及设备，卫生状况良好，具有通风、调温、冷藏等设施。

第三十六条 医院应当建立健全中药饮片煎煮的工作制度、操作规程和质量控制措施并严格执行。

第三十七条 中药饮片煎煮液的包装材料和容器应当无毒、卫生、不易破损，并符合有关规定。

第八章 罚 则

第三十八条 对违反本规范规定的直接负责的主管人员和其他直接责任人，由卫生、中医药管理部门给以通报批评，并根据情节轻重，给以行政处分；情节严重，构成犯罪的，依法追究刑事责任。

第三十九条 对违反本规范规定的医院，卫生、中医药管理部门应当给以通报批评。

第四十条 违反《中华人民共和国药

品管理法》及其《实施条例》、《医疗机构管理条例》及其《实施细则》等法律、行政法规规章的，按照有关规定予以处罚。

第九章　附　　则

第四十一条　其他医疗机构的中药饮片管理和各医疗机构的民族药饮片管理，由省、自治区、直辖市卫生、中医药管理部门依照本规范另行制定。

第四十二条　乡村医生自采、自种、自用中草药按照《关于加强乡村中医药技术人员自种、自采、自用中草药管理的通知》的有关规定执行。

第四十三条　本规范自发布之日起施行，1996年8月1日国家中医药管理局发布的《医疗机构中药饮片质量管理办法（试行）》同时废止。

第四十四条　本规范由国家中医药管理局、卫生部负责解释。

附：

国家中医药管理局关于中药饮片处方用名和调剂给付有关问题的通知

（2009年3月25日）
国中医药发〔2009〕7号

各省、自治区、直辖市卫生厅局、中医药管理局，新疆生产建设兵团卫生局，中国中医科学院，北京中医药大学：

中药汤剂是中药的传统剂型之一，充分体现了中医辨证论治、个体化治疗的特点。由于全国缺乏统一的中药饮片处方用名与调剂给付的规定，各地或各单位的处方用名与调剂给付的规定也不够完善，造成药房给付的中药饮片与医师的要求不一致，影响了临床疗效，出现了医患纠纷和医疗安全隐患。

为保障医疗安全，保证临床疗效，现就中药饮片处方用名和调剂给付的有关问题提出以下要求：

一、各医疗机构应当执行本省（区、市）的中药饮片处方用名与调剂给付的相关规定。没有统一规定的，各医疗机构应当制定本单位中药饮片处方用名与调剂给付规定。

制定中药饮片处方用名与调剂给付规定应符合国家有关标准和中医药理论。

二、开具中药饮片处方的医师要掌握本省（区、市）或本单位中药饮片处方用名与调剂给付的规定，并据此书写中药饮片处方用名。

三、医师开具中药饮片处方对饮片炮制有特殊要求的，应当在药品名称之前写明。

四、各医疗机构中药饮片调剂人员应当按照本省（区、市）或本单位中药饮片处方调剂给付规定进行调剂，对未按规定书写中药饮片处方的应由处方医师修正后再给予调剂。对有特殊炮制要求的中药饮片，调剂时应临方炮制。

五、各医疗机构应加强对本单位执业注册医师开具中药饮片处方以及药剂人员调配中药处方的培训。

各省级中医药管理部门要结合医院评

价等活动，组织开展对中药饮片处方书写与调剂给付情况的督导检查。

国家中医药管理局、卫生部关于印发中医类别全科医师岗位培训管理办法等文件的通知

（2007年5月9日）

国中医药发〔2007〕21号

各省、自治区、直辖市卫生厅局、中医药管理局：

为进一步贯彻落实《国务院关于发展城市社区卫生服务的指导意见》（国发〔2006〕10号）、《关于加强城市社区卫生人才队伍建设的指导意见》（国人部发〔2006〕69号）和《卫生部、国家中医药管理局关于在城市社区卫生服务中充分发挥中医药作用的意见》（国中医药发〔2006〕36号）等文件的精神，加强中医类别全科医师岗位培训工作，国家中医药管理局会同卫生部组织制定了《中医类别全科医师岗位培训管理办法（试行）》《中医类别全科医师岗位培训大纲（试行)》。现将其印发给你们，请结合本地区实际情况，制定具体的实施细则与培训考核要求，认真组织实施。

实施中医类别全科医师岗位培训，是培养中医类别全科医师的重要环节，是加强城市社区卫生人才队伍建设的重要举措。各地要加强对这项工作的领导，认真总结经验，逐步完善培训制度，扎扎实实地推进这项工作。具体实施情况请及时反馈国家中医药管理局人事教育司。

附件1

中医类别全科医师岗位培训管理办法（试行）

第一章　总　则

第一条　为了充分发挥中医药在城市社区卫生服务工作中的特色优势，规范中医类别全科医师岗位培训（以下简称"岗位培训"），提高城市社区中医药服务水平，根据《国务院关于发展城市社区卫生服务的指导意见》《关于加强城市社区卫生人才队伍建设的指导意见》等，制定本办法。

第二条　岗位培训的对象是从事城市社区卫生服务工作的中医类别执业医师。

第三条　岗位培训的任务是使培训对象保持高尚的职业道德，掌握全科医学概念和社区卫生服务工作特点，熟练运用中医药理论与方法，开展社区中医药预防、养生保健、康复、计划生育技术服务、健康教育和常见病、多发病的诊疗服务，达到中医类别全科医师岗位执业的基本要求。

第四条　凡在社区卫生服务机构中从事社区卫生服务工作，但未参加经省级中医药管理部门认可的中医类别全科医师规范化培训者，均需参加岗位培训，并取得《中医类别全科医师岗位培训合格证书》，作为在社区卫生服务机构从事中医全科医学工作，申请注册中医类别医师执业范围中"全科医学专业"为执业范围的条件之一。

第二章　职　责

第五条　国家中医药管理局负责管理和指导全国中医类别全科医师的岗位培训工作。其主要职能是：

（一）研究制定岗位培训政策，提出岗位培训规划；

（二）制定并发布《中医类别全科医师岗位培训大纲》，组织教材编写、师资骨干培训和培训基地建设，制定统一的《中医类别全科医师岗位培训合格证书》格式；

（三）检查、指导各省、自治区、直辖市岗位培训工作的实施。

第六条　省、自治区、直辖市中医药管理部门负责组织和管理本地区岗位培训工作。其主要职责是：

（一）结合本地区实际情况，制订岗位培训的实施方案；

（二）负责本地区岗位培训的师资骨干培训和基地建设；

（三）负责监管本地区岗位培训工作，组织本地区岗位培训的考核，颁发由国家中医药管理局统一格式的《中医类别全科医师岗位培训合格证书》。

第七条　岗位培训实施机构应指定专人负责岗位培训管理工作，建立培训档案，对培训对象的学习情况、各科考核情况等进行真实记录和管理。

第三章　实施与考核

第八条　省、自治区、直辖市中医药管理部门应结合本地区实际情况，采取脱产或半脱产的方式，开展理论授课、临床实践与社区实践培训工作，突出实践技能

培训，合理使用现代化教学手段，提高教学效果。

第九条　省、自治区、直辖市中医药管理部门应当设立相对固定的岗位培训基地。岗位培训基地的培训内容包括理论培训、临床实践和社区卫生服务实践。

第十条　岗位培训应当具备相对稳定的师资队伍。省级以上中医药管理部门应当积极开展师资骨干培训；岗位培训的师资应专兼职结合，以兼职为主，选聘具有较高专业技术水平、丰富实践经验和一定全科医学理念的专业技术人员担任培训教师；可选聘一批有丰富临床和基层工作经验的专家，经过必要的培训，充实到师资队伍中。

第十一条　省、自治区、直辖市中医药管理部门统一组织岗位培训考核工作。考核工作应当根据本地区实际情况，采取培训结束后综合考核或分阶段培训、分阶段考核等方式。

第十二条　培训对象完成全部培训任务，考核合格者，由省、自治区、直辖市中医药管理部门审核后，颁发国家中医药管理局统一格式的《中医类别全科医师岗位培训合格证书》。

第十三条　岗位培训所需经费实行政府、单位、个人等多渠道筹集，鼓励社会捐助。

第四章　监　管

第十四条　国家中医药管理局和省、自治区、直辖市中医药管理部门应加强对岗位培训的监管力度，保证岗位培训质量。

第十五条　省、自治区、直辖市中医

药管理部门应及时将岗位培训方案、计划和考核结果报国家中医药管理局备案。

第十六条　国家中医药管理局和省、自治区、直辖市中医药管理部门对在岗位培训工作中做出显著成绩的单位和个人，给予表彰；对在岗位培训工作中弄虚作假的单位和个人，一经查实，严肃处理。

第五章　附　　则

第十七条　现在社区卫生服务机构从业的中医类别执业助理医师，参照上述规定执行。根据居民需求和当地实际，地方区（县）级以上卫生行政部门可适当限制高等专科以下学历的医学院校毕业生到社区卫生服务机构从事全科医学工作，以逐步提高全科医学岗位新执业者的学历层次。

第十八条　本办法由国家中医药管理局负责解释。

第十九条　本办法自发布之日起施行。

附件 2：

中医类别全科医师岗位培训大纲（试行）（略）

卫生部关于麻精药品管理有关问题的批复

（2010 年 5 月 20 日）

卫医政函〔2010〕187 号

甘肃省卫生厅：

你厅《关于麻精药品管理有关问题的请示》（甘卫医政便函〔2010〕26 号）收悉。经研究，现批复如下：

可以取得麻醉药品、精神药品处方权的执业医师类别为临床、口腔和中医。

此复。

关于印发加强医疗机构中药制剂管理意见的通知

（卫生部国家中医药管理局国家食品药品监督管理局 2010 年 8 月 24 日）

国中医药医政发〔2010〕39 号

各省、自治区、直辖市卫生厅局、中医药管理局、食品药品监督管理局，新疆生产建设兵团卫生局、食品药品监督管理局：

医疗机构中药制剂对于满足群众的中医药服务需求、提高中医临床疗效、保持发挥中医药特色与优势、推动中医药的继承与创新具有重要意义。为加强医疗机构中药制剂管理，促进医疗机构中药制剂发展，卫生部、国家中医药管理局和国家食品药品监督管理局共同组织制定了《关于加强医疗机构中药制剂管理的意见》，现予印发。请各地在实际工作中遵照执行。

关于加强医疗机构中药制剂管理的意见

医疗机构中药制剂是医疗机构根据本单位临床需要经批准而配制、自用的固定的中药处方制剂。长期以来，医疗机构中药制剂在满足临床需求、促进中医药事业发展方面发挥了重要作用，但是，也存在发展不平衡、与中医临床需求结合不够、优势和特色体现不突出等问题。根据《药品管理法》及相关规定，为贯彻落实《中共中央国务院关于深化医药卫生体制改革的意见》（中发〔2009〕6号）和《国务院关于扶持和促进中医药事业发展的若干意见》（国发〔2009〕22号），遵循中医药发展规律，充分体现中药制剂特点，加强医疗机构中药制剂管理，促进医疗机构中药制剂发展，现提出以下意见：

一、深刻认识发展医疗机构中药制剂的重要意义

医疗机构中药制剂以临床应用效果良好的中药处方为基础研制而成，具有临床疗效确切、使用方便、费用相对低廉等优势，体现了中医地域特色、医院特色、专科特色和医生的临床经验，是中医临床用药的重要组成部分。医疗机构中药制剂的使用能够弥补市售中成药产品不足，有利于满足群众的中医药服务需求；能够服务于临床需求，有利于提高中医临床疗效；能够带动特色专科及医院特色建设与发展，有利于保持发挥中医药特色与优势；能够有效继承名老中医药专家的临床经验，有利于推动中医药的继承与创新；能够为新药研发奠定良好基础，有利于促进中药新药研发。《国务院关于扶持和促进中医药事业发展的若干意见》（国发〔2009〕22号）中指出，要"鼓励和支持医疗机构研制和应用特色中药制剂"。扶持和促进医疗机构中药制剂发展对于深化医药卫生体制改革、提高人民群众健康水平、促进和谐社会有十分重要的意义。

二、发展医疗机构中药制剂的基本原则

一是重特色。发展医疗机构中药制剂要紧密结合本医疗机构的中医专科特色，注重体现地域特点和疾病谱特点，体现工艺、剂型的传统特色和合理性。

二是讲实效。发展医疗机构中药制剂要注重安全性，突出疗效，保证质量，方便使用，要与当地经济社会发展水平相适应。

三是抓重点。发展医疗机构中药制剂要统筹规划，突出重点领域与品种，避免盲目追求品种数量，改变小而全、多而散的状况。

四是重传承。医疗机构中药制剂的研制要注重以名老中医长期临床实践的验方为基础，与名老中医临床经验和学术的传承相结合。

五是循规律。发展医疗机构中药制剂既要体现辨证论治，突出中药传统特色，又要遵循药物研发的基本规律，注重临床使用数据的积累和效果的评价。

六是求发展。发展医疗机构中药制剂要把社会效益放在首位，立足于满足病人的需求，规范管理，不断提高制剂水平，为名科、名院建设和中医药事业发展服务。

三、加强医疗机构中药制剂注册管理

（一）各省、自治区、直辖市药品监督管理部门应根据《药品管理法》《药品管理法实施条例》等法律法规的规定，切实加强医疗机构中药制剂的监督管理，保障医疗机构中药制剂的安

全、有效和质量可控。应按照《医疗机构制剂注册管理办法》（试行）的要求，结合本地实际制定实施细则，突出继承传统，体现中医药理论特色，发挥中医药临床治疗优势，为中药新药的研制奠定基础。

（二）《医疗机构制剂注册管理办法》（试行）中规定，根据中医药理论组方，利用传统工艺配制（即制剂配制过程没有使原组方中治疗疾病的物质基础发生变化的），且该处方在本医疗机构具有 5 年以上（含 5 年）使用历史的中药制剂，可免报资料项 13 ~ 17。

中性构利用传统工艺配制是指配制工艺与传统工艺基本一致，包括中药饮片经粉碎或仅经水提取制成的固体、半固体和液体传统剂型、现代剂型，也包括按传统方法制成的酒剂、酊剂。

本医疗机构具有 5 年以上（含 5 年）使用历史是指能够提供在本医疗机构连续使用 5 年以上的文字证明资料（如医师处方，科研课题记录，临床调剂记录等），并提供 100 例以上相对完整的临床病历。

（三）医疗机构中药制剂的临床研究应注重安全性评价。不具备成立伦理委员会的医疗机构申请中药制剂临床研究，可委托已按规定向药品监督管理部门备案的其他医疗机构伦理委员会进行审查。

（四）下列情况不纳入医疗机构中药制剂管理范围：

1. 中药加工成细粉，临用时加水、酒、醋、蜜、麻油等中药传统基质调配、外用，在医疗机构内由医务人员调配使用。

2. 鲜药榨汁。

3. 受患者委托，按医师处方（一人一方）应用中药传统工艺加工而成的制品。

四、完善医疗机构中药制剂的配制管理

（一）各地应推进《医疗机构制剂配制质量管理规范》（试行）的实施，加强医疗机构中药制剂的配制管理，不断提高医疗机构中药制剂的质量管理水平。

（二）已获得批准的"医院"类别医疗机构中药制剂，如不具备配制条件或配制能力不足，经省级食品药品监督管理部门批准，可委托本辖区内符合条件的医疗机构制剂室或药品生产企业配制。

（三）《中国药典》制剂通则中未规定微生物检查要求的，其制剂配制可不要求在洁净区操作；非无菌制剂的药材净制、漂洗等前处理和提取用水可使用符合卫生学标准的饮用水。

五、加强医疗机构中药制剂的使用管理

（一）医疗机构中药制剂只能在本医疗机构内凭医师处方使用，不得在市场上销售或者通过互联网、邮购等变相销售，不得发布医疗机构中药制剂的宣传广告。

（二）发生灾情、疫情、突发事件或者临床急需而市场没有供应等特殊情况下，经国务院或者省、自治区、直辖市人民政府的药品监督管理部门批准，医疗机构配制的制剂可以在指定的医疗机构之间调剂使用。

符合《医疗机构制剂注册管理办法》（试行）医疗机构调剂使用有关规定的民族药制剂，经省级食品药品监督管理部门批准，可以在本辖区内指定的民族医医疗机构和综合性医院民族医科室之间调剂使用，具体实施规定由各民族地区省级药品监督管理部门会同中医药管理部门，结合本地区实际情况制定。

（三）属于下列情形之一的医疗机构中药制剂，经省级中医药管理部门审核同意，并经省级药品监督管理部门批准，可在本行政区域内指定的医疗机构之间使用。跨辖区使用的须经国家中医药管理局审核同意，并经国家食品药品监督管理局批准。

1. 经卫生部或国家中医药管理局批准的对口支援。

2. 国家级重点专科技术协作。

3. 国家级科研课题协作。

申请及批准时，应提供相关证明文件并明确数量、用途、使用范围和期限等，使用期限一般不超过6个月。

取得制剂批准文号的医疗机构应当对批准使用的医疗机构制剂的质量负责。使用制剂的医疗机构应当严格按照制剂的说明书使用，并对超范围使用或者使用不当造成的不良后果承担责任。

各级卫生行政管理部门、食品药品监督管理部门和中医药管理部门要高度重视医疗机构中药制剂的发展，进一步加强沟通协作，充分发挥指导作用，保证医疗机构中药制剂发展的方向和重点，贯彻落实医疗机构中药制剂管理的各项规定，严格把关，认真审查，保证质量，突出特色，既要保证中医临床用药的安全、有效，又要充分考虑医院和人民群众的实际需求，促进医疗机构中药制剂的健康发展，繁荣中医药事业。

国家发展改革委、卫生部、国家中医药管理局关于规范医疗服务价格管理及有关问题的通知

（2012年5月4日）
发改价格〔2012〕1170号

各省、自治区、直辖市发展改革委、物价局、卫生厅（局）、中医药管理局：

为贯彻落实中共中央、国务院《关于深化医药卫生体制改革的意见》（中发〔2009〕6号）和国家发展改革委等三部委《关于改革药品和医疗服务价格形成机制的意见》（发改价格〔2009〕2844号）的有关精神，我们组织修订了《全国医疗服务价格项目规范（2012年版）》（以下简称新版项目规范），现印发你们，并就规范医疗服务价格管理及有关问题通知如下：

一、充分认识规范医疗服务价格管理工作的重要意义

规范医疗服务价格管理是贯彻落实深化医药卫生体制改革的重要内容，是

推进医疗服务价格改革、规范医疗机构价格行为、维护患者合法权益的重要措施，对完善医疗机构补偿机制、减轻患者医疗费用负担具有十分重要的意义。各省、自治区、直辖市价格、卫生和中医药管理部门要加强领导，密切配合，切实做好规范医疗服务价格管理的各项工作。

二、全面规范医疗服务价格项目

新版项目规范公布的医疗服务价格项目是各级各类非营利性医疗卫生机构提供医疗服务收取费用的项目依据，各地不得以任何形式进行分解。需合并、组合项目收费的，须经省级价格主管部门会同同级卫生行政主管部门按照有利于减轻患者费用负担的原则从严审批。未列入新版项目规范的，原则上应公布取消；确需保留的，要于2013年5月底前报国家发展改革委、卫生部审核，审核期间可继续执行。各地要在2013年年底前完成本地区已实施的医疗服务价格项目清理规范工作，并向社会公布允许在本地区实施的医疗服务项目和价格等具体实施意见。本地区尚无条件实施的新版项目规范中的其他项目，不得向社会公布。

严格控制单独收费耗材的品种和数量。明确为可以单独收费的医用耗材，要同时明确相应的具体医疗服务价格项目。制定规范后的检验类项目价格不得区分试剂或方法，要充分考虑当地医疗机构主流检验方法和社会承受能力等因素，以鼓励适宜技术的使用。

三、从严控制新增医疗服务价格项目

省级价格主管部门会同同级卫生行政等部门负责新增医疗服务价格项目审核并在本地试行，试行期不超过2年。试行期后需继续实施的，应在试行期结束半年前报国家发展改革委、卫生部审核；试行期结束后，没有明文规定可以继续执行的，要停止收费。各地要加强前期审核，不得以新设备、新试剂、新方法等名义新增医疗服务价格项目。清理规范期间，各地不得审核新增医疗服务价格项目。

四、认真做好相关政策的衔接

各地在规范医疗服务价格管理工作中，要加强地区间沟通和协调，认真做好新旧项目价格水平衔接。要做好与公立医院改革、医保支付方式改革和基层医疗卫生机构综合改革的衔接。落实基层医疗卫生机构一般诊疗费政策。开展按病种收费方式改革试点的地区，应结合新版项目规范的实施，进一步完善病种服务内容，逐步将疗效可靠、价格合理的新技术、新方法应用到按病种收费的服务包中，不断提高服务质量。开展公立医院改革试点的地区，取消药品加成政策，在不增加群众负担的前提下，提高诊疗费、手术费、护理费等医疗技术服务价格，降低大型设备检查价格，并做好与相关医改政策衔接。

各地在贯彻落实过程中出现的新情况、新问题，要及时报告国家发展改革委（价格司）、卫生部（规划财务司）、国家中医药管理局（规划财务司）。

附:

全国医疗服务价格项目规范（2012年版）（略）

食品药品监管总局等部门关于进一步加强中药材管理的通知

（国家食品药品监督管理总局工业和信息化部农业部商务部国家卫生计划育生委员会国家工商行政管理总局国家林业局国家中医药管理局 2013年10月9日）

食药监〔2013〕208号

各省、自治区、直辖市人民政府：

中药材是中医药的重要组成部分。加强中药材管理、保障中药材质量安全，对于维护公众健康、促进中药材产业持续健康发展、推动中医药事业繁荣壮大，具有重要意义。为进一步加强中药材管理，经国务院同意，现就有关工作通知如下：

一、充分认识加强中药材管理的重要性

近年来，我国中药材管理不断加强，形成了以中药材种植养殖、产地初加工和专业市场为主要环节的中药材产业，呈现出持续发展的良好态势。但受多种因素影响，中药材管理领域仍然存在一些突出问题，主要表现是，标准化种植养殖落实不到位，不科学使用农药化肥造成有害物质残留；中药材产地初加工设备简陋，染色增重、掺杂使假现象时有发生；中药材专

业市场以次充好，以假充真，制假售假，违法经营中药饮片和其他药品现象屡禁不止。这些问题严重影响中药材质量安全，危害公众健康，阻碍中药材产业和中医药事业健康发展，社会反映强烈。

地方各级人民政府要深刻认识这项工作的重要意义，以对国家和公众高度负责的态度，采取切实有效措施，加大中药材产业链各环节的管理力度，坚决打击违法犯罪活动，确保中药材质量安全。

二、强化中药材管理措施

（一）加强中药材种植养殖管理。各地要高度重视中药材资源的保护、利用和可持续发展，加强中药材野生资源的采集和抚育管理，采集使用国家保护品种，要严格按规定履行审批手续。严禁非法贩卖野生动物和非法采挖野生中药材资源。要在全国中药材资源普查的基础上结合本地中药材资源分布、自然环境条件、传统种植养殖历史和道地药材特性，加强中药材种植养殖的科学管理，按品种逐一制定并严格实施种植养殖和采集技术规范，统一建立种子种苗繁育基地，合理使用农药和化肥，按年限、季节和药用部位采收中药材，提高中药材种植养殖的科学化、规范化水平。禁止在非适宜区种植养殖中药材，严禁使用高毒、剧毒农药，严禁滥用农药、抗生素、化肥，特别是动物激素类物质、植物生长调节剂和除草剂。加快技术、信息和供应保障服务体系建设，完善中药材质量控制标准以及农药、重金属等有害物质限量控制标准；加强检验检测，防止不合格的中药材流入市场。

（二）加强中药材产地初加工管理。产地初加工是指在中药材产地对地产中药材进

行洁净、除去非药用部位、干燥等处理，是防止霉变虫蛀、便于储存运输、保障中药材质量的重要手段。各地要结合地产中药材的特点，加强对中药材产地初加工的管理，逐步实现初加工集中化、规范化、产业化。要对地产中药材逐品种制定产地初加工规范，统一质量控制标准，改进加工工艺，提高中药材产地初加工水平，避免粗制滥造导致中药材有效成分流失、质量下降。严禁滥用硫黄熏蒸等方法，二氧化硫等物质残留必须符合国家规定。严厉打击产地初加工过程中掺杂使假、染色增重、污染霉变、非法提取等违法违规行为。

（三）加强中药材专业市场管理。除现有 17 个中药材专业市场外，各地一律不得开办新的中药材专业市场。中药材专业市场所在地人民政府要按照"谁开办，谁管理"的原则，承担起管理责任，明确市场开办主体及其责任。中药材专业市场要建立健全交易管理部门和质量管理机构，完善市场交易和质量管理的规章制度，逐步建立起公司化的中药材经营模式。要构建中药材电子交易平台和市场信息平台，建设中药材流通追溯系统，配备使用具有药品现代物流水平的仓储设施设备，提高中药材仓储、养护技术水平，切实保障中药材质量。严禁销售假劣中药材，严禁未经批准以任何名义或方式经营中药饮片、中成药和其他药品，严禁销售国家规定的 28 种毒性药材，严禁非法销售国家规定的 42 种濒危药材。

（四）加强中药饮片生产经营管理。中药饮片生产经营必须依法取得许可证照，按照法律法规及有关规定组织开展生产经营活动。严禁未取得合法资质的企业和个人从事中药饮片生产、中药提取。各地要坚决取缔无证生产经营中药饮片的非法窝点，严厉打击私切滥制等非法加工、变相生产中药饮片的行为。要加强对药品生产经营企业的管理，严厉打击药品生产经营企业出租出借许可证照、将中药饮片生产转包给非法窝点或药农、购买非法中药饮片改换包装出售等违法行为。鼓励和引导中药饮片、中成药生产企业逐步使用可追溯的中药材为原料，在传统主产区建立中药材种植养殖和生产加工基地，保证中药材质量稳定。

（五）促进中药材产业健康发展。各地要根据国家中药材产业中长期发展规划，制定切合本地实际的中药材产业发展规划，采取有效措施促进中药材产业健康发展。要建立完善中药材种植养殖、产地初加工和中药材专业市场各项管理制度，开展诚信体系建设，营造促进行业健康发展的政策环境，推动地方特色中药材的集约化、品牌化发展。

三、加强组织保障

（一）明确地方政府责任。各地要切实履行地方政府负总责的要求，加强统一领导和组织协调，落实对中药材种植养殖、产地初加工和专业市场各环节的管理责任。要明确负责中药材管理的机构和人员，保障必要的经费和工作条件；建立中药材管理和服务的专业技术机构，完善中药材产业链中各项技术规范，提高中药材技术服务和质量保障能力；扶持中药材行业协会等社会组织发展，充分发挥其行业管理、行业自律、企业诚信等方面的作用，提高中药材管理的社会化水平。

（二）严惩违法犯罪行为。各地要切实加强对中药材的日常管理，强化中药材产业链各环节的排查，深挖带有行业共性的隐患和问题，坚决清退不符合要求的生产经营者，净化中药材市场环境。要针对社会反映强烈的突出问题，组织开展中药材整治专项行动，严厉打击制假售假等各类违法违规行为，保持打击中药材违法犯罪的高压态势。建立部门、区域联动机制，追根溯源，一查到底，及时查处曝光典型案件，有力震慑违法犯罪分子。

（三）严格监督检查。国务院有关部门要加强协作配合和监督指导，采取抽查、监督检验和明察暗访等方式，对中药材管理情况和中药材质量情况进行监督检查，监督检查结果要及时向社会公布。对问题突出、屡整屡犯、群众反映强烈的中药材专业市场坚决予以关闭；对管理措施不到位、市场秩序混乱、质量问题严重的地方，依纪依法追究相关责任人责任。

医疗机构病历管理规定
（2013 年版）

〔2013 年 11 月 20 日国家卫生计生委、国家中医药管理局《关于印发〈医疗机构病历管理规定（2013 年版）〉的通知》国卫医发〔2013〕31 号〕

第一章　总　　则

第一条　为加强医疗机构病历管理，保障医疗质量与安全，维护医患双方的合法权益，制定本规定。

第二条　病历是指医务人员在医疗活动过程中形成的文字、符号、图表、影像、切片等资料的总和，包括门（急）诊病历和住院病历。病历归档以后形成病案。

第三条　本规定适用于各级各类医疗机构对病历的管理。

第四条　按照病历记录形式不同，可区分为纸质病历和电子病历。电子病历与纸质病历具有同等效力。

第五条　医疗机构应当建立健全病历管理制度，设置病案管理部门或者配备专（兼）职人员，负责病历和病案管理工作。

医疗机构应当建立病历质量定期检查、评估与反馈制度。医疗机构医务部门负责病历的质量管理。

第六条　医疗机构及其医务人员应当严格保护患者隐私，禁止以非医疗、教学、研究目的的泄露患者的病历资料。

第二章　病历的建立

第七条　医疗机构应当建立门（急）诊病历和住院病历编号制度，为同一患者建立唯一的标识号码。已建立电子病历的医疗机构，应当将病历标识号码与患者身份证明编号相关联，使用标识号码和身份证明编号均能对病历进行检索。

门（急）诊病历和住院病历应当标注页码或者电子页码。

第八条　医务人员应当按照《病历书写基本规范》、《中医病历书写基本规范》、《电子病历基本规范（试行）》和《中医电子病历基本规范（试行）》要求书写病历。

第九条　住院病历应当按照以下顺序排序：体温单、医嘱单、入院记录、病程记录、术前讨论记录、手术同意书、麻醉同意书、麻醉术前访视记录、手术安全核查记录、手术清点记录、麻醉记录、手术记录、麻醉术后访视记录、术后病程记录、病重（病危）患者护理记录、出院记录、死亡记录、输血治疗知情同意书、特殊检查（特殊治疗）同意书、会诊记录、病危（重）通知书、病理资料、辅助检查报告单、医学影像检查资料。

病案应当按照以下顺序装订保存：住院病案首页、入院记录、病程记录、术前讨论记录、手术同意书、麻醉同意书、麻醉术前访视记录、手术安全核查记录、手术清点记录、麻醉记录、手术记录、麻醉术后访视记录、术后病程记录、出院记录、死亡记录、死亡病例讨论记录、输血治疗知情同意书、特殊检查（特殊治疗）同意书、会诊记录、病危（重）通知书、病理资料、辅助检查报告单、医学影像检查资料、体温单、医嘱单、病重（病危）患者护理记录。

第三章　病历的保管

第十条　门（急）诊病历原则上由患者负责保管。医疗机构建有门（急）诊病历档案室或者已建立门（急）诊电子病历的，经患者或者其法定代理人同意，其门（急）诊病历可以由医疗机构负责保管。

住院病历由医疗机构负责保管。

第十一条　门（急）诊病历由患者保管的，医疗机构应当将检查检验结果及时交由患者保管。

第十二条　门（急）诊病历由医疗机构保管的，医疗机构应当在收到检查检验结果后24小时内，将检查检验结果归入或者录入门（急）诊病历，并在每次诊疗活动结束后首个工作日内将门（急）诊病历归档。

第十三条　患者住院期间，住院病历由所在病区统一保管。因医疗活动或者工作需要，须将住院病历带离病区时，应当由病区指定的专门人员负责携带和保管。

医疗机构应当在收到住院患者检查检验结果和相关资料后24小时内归入或者录入住院病历。

患者出院后，住院病历由病案管理部门或者专（兼）职人员统一保存、管理。

第十四条　医疗机构应当严格病历管理，任何人不得随意涂改病历，严禁伪造、隐匿、销毁、抢夺、窃取病历。

第四章　病历的借阅与复制

第十五条　除为患者提供诊疗服务的医务人员，以及经卫生计生行政部门、中医药管理部门或者医疗机构授权的负责病案管理、医疗管理的部门或者人员外，其他任何机构和个人不得擅自查阅患者病历。

第十六条　其他医疗机构及医务人员因科研、教学需要查阅、借阅病历的，应当向患者就诊医疗机构提出申请，经同意并办理相应手续后方可查阅、借阅。查阅后应当立即归还，借阅病历应当在3个工作日内归还。查阅的病历资料不得带离患者就诊医疗机构。

第十七条　医疗机构应当受理下列人员和机构复制或者查阅病历资料的申请，并依规定提供病历复制或者查阅服务：

（一）患者本人或者其委托代理人；

（二）死亡患者法定继承人或者其代理人。

第十八条　医疗机构应当指定部门或者专（兼）职人员负责受理复制病历资料的申请。受理申请时，应当要求申请人提供有关证明材料，并对申请材料的形式进行审核。

（一）申请人为患者本人的，应当提供其有效身份证明；

（二）申请人为患者代理人的，应当提供患者及其代理人的有效身份证明，以及代理人与患者代理关系的法定证明材料和授权委托书；

（三）申请人为死亡患者法定继承人的，应当提供患者死亡证明、死亡患者法定继承人的有效身份证明，死亡患者与法定继承人关系的法定证明材料；

（四）申请人为死亡患者法定继承人代理人的，应当提供患者死亡证明、死亡患者法定继承人及其代理人的有效身份证明，死亡患者与法定继承人关系的法定证明材料，代理人与法定继承人代理关系的法定证明材料及授权委托书。

第十九条　医疗机构可以为申请人复制门（急）诊病历和住院病历中的体温单、医嘱单、住院志（入院记录）、手术同意书、麻醉同意书、麻醉记录、手术记录、病重（病危）患者护理记录、出院记录、输血治疗知情同意书、特殊检查（特殊治疗）同意书、病理报告、检验报告等辅助检查报告单、医学影像检查资料等病历资料。

第二十条　公安、司法、人力资源社会保障、保险以及负责医疗事故技术鉴定的部门，因办理案件、依法实施专业技术鉴定、医疗保险审核或仲裁、商业保险审核等需要，提出审核、查阅或者复制病历资料要求的，经办人员提供以下证明材料后，医疗机构可以根据需要提供患者部分或全部病历：

（一）该行政机关、司法机关、保险或者负责医疗事故技术鉴定部门出具的调取病历的法定证明；

（二）经办人本人有效身份证明；

（三）经办人本人有效工作证明（需与该行政机关、司法机关、保险或者负责医疗事故技术鉴定部门一致）。

保险机构因商业保险审核等需要，提出审核、查阅或者复制病历资料要求的，还应当提供保险合同复印件、患者本人或者其代理人同意的法定证明材料；患者死亡的，应当提供保险合同复印件、死亡患者法定继承人或者其代理人同意的法定证明材料。合同或者法律另有规定的除外。

第二十一条　按照《病历书写基本规范》和《中医病历书写基本规范》要求，病历尚未完成，申请人要求复制病历时，可以对已完成病历先行复制，在医务人员按照规定完成病历后，再对新完成部分进行复制。

第二十二条　医疗机构受理复制病历资料申请后，由指定部门或者专（兼）职人员通知病案管理部门或专（兼）职人员，在规定时间内将需要复制的病历资料送至指定地点，并在申请人在场的情况下复制；复制的病历资料经申请人和医疗机构双方确认无误后，加盖医疗机构证明印记。

第二十三条　医疗机构复制病历资料，可以按照规定收取工本费。

第五章　病历的封存与启封

第二十四条　依法需要封存病历时，应当在医疗机构或者其委托代理人、患者或者其代理人在场的情况下，对病历共同进行确认，签封病历复制件。

医疗机构申请封存病历时，医疗机构应当告知患者或者其代理人共同实施病历封存；但患者或者其代理人拒绝或者放弃实施病历封存的，医疗机构可以在公证机构公证的情况下，对病历进行确认，由公证机构签封病历复制件。

第二十五条　医疗机构负责封存病历复制件的保管。

第二十六条　封存后病历的原件可以继续记录和使用。

按照《病历书写基本规范》和《中医病历书写基本规范》要求，病历尚未完成，需要封存病历时，可以对已完成病历先行封存，当医师按照规定完成病历后，再对新完成部分进行封存。

第二十七条　开启封存病历应当在签封各方在场的情况下实施。

第六章　病历的保存

第二十八条　医疗机构可以采用符合档案管理要求的缩微技术等对纸质病历进行处理后保存。

第二十九条　门（急）诊病历由医疗机构保管的，保存时间自患者最后一次就诊之日起不少于 15 年；住院病历保存时间自患者最后一次住院出院之日起不少于 30 年。

第三十条　医疗机构变更名称时，所保管的病历应当由变更后医疗机构继续保管。

医疗机构撤销后，所保管的病历可以由省级卫生计生行政部门、中医药管理部门或者省级卫生计生行政部门、中医药管理部门指定的机构按照规定妥善保管。

第七章　附　　则

第三十一条　本规定由国家卫生计生委负责解释。

第三十二条　本规定自 2014 年 1 月 1 日起施行。原卫生部和国家中医药管理局于 2002 年公布的《医疗机构病历管理规定》（卫医发〔2002〕193 号）同时废止。

村卫生室管理办法（试行）

〔2014 年 6 月 3 日国家卫生计生委、国家发展改革委、教育部、财政部、国家中医药管理局《关于印发〈村卫生室管理办法（试行）〉的通知》国卫基层发〔2014〕33 号〕

第一章　总　　则

第一条　为加强村卫生室管理，明确村卫生室功能定位和服务范围，保障农村居民获得公共卫生和基本医疗服务，根据《执业医师法》《医疗机构管理条例》《乡村医生从业管理条例》《中医药条例》等有关法律法规，制定本办法。

第二条　本办法适用于经县级卫生计生行政部门设置审批和执业登记，依法取得《医疗机构执业许可证》，并在行政村设置的卫生室（所、站）。

第三条　本办法所指村卫生室人员，包括在村卫生室执业的执业医师、执业助理医师（含乡镇执业助理医师）、乡村医生和护士等人员。

第四条　村卫生室是农村公共服务体系的重要组成部分，是农村医疗卫生服务体系的基础。各地要采取公建民营、政府补助等方式，支持村卫生室房屋建设、设备购置和正常运转。

第五条　国家卫生计生委会同国家发展改革委、财政部指导各地制订村卫生室的设置规划，并负责全国村卫生室的监督管理等工作。

省、市级卫生计生行政部门会同同级发展改革、财政等部门制订本行政区域内村卫生室的设置规划，并负责本行政区域内村卫生室的监督管理等工作。

县级卫生计生行政部门合理规划村卫生室设置，负责本行政区域内村卫生室的设置审批、执业登记、监督管理等工作。

第六条　稳妥推进乡村卫生服务一体化管理，县级以上地方卫生计生行政部门在机构设置规划与建设、人员准入与执业管理、业务、药械和绩效考核等方面加强对村卫生室的规范管理。

第二章　功能任务

第七条　村卫生室承担与其功能相适应的公共卫生服务、基本医疗服务和上级卫生计生行政部门交办的其他工作。

第八条　村卫生室承担行政村的健康教育、预防保健等公共卫生服务，主要包括：

（一）承担、参与或协助开展基本公共卫生服务；

（二）参与或协助专业公共卫生机构落实重大公共卫生服务；

（三）县级以上卫生计生行政部门布置的其他公共卫生任务。

第九条　村卫生室提供的基本医疗服务主要包括：

（一）疾病的初步诊查和常见病、多发病的基本诊疗以及康复指导、护理服务；

（二）危急重症病人的初步现场急救和转诊服务；

（三）传染病和疑似传染病人的转诊；

（四）县级以上卫生计生行政部门规定的其他基本医疗服务。

除为挽救患者生命而实施的急救性外科止血、小伤口处置外，村卫生室原则上不得提供以下服务：

（一）手术、住院和分娩服务；

（二）与其功能不相适应的医疗服务；

（三）县级以上地方卫生计生行政部门明确规定不得从事的其他医疗服务。

第十条　村卫生室承担卫生计生行政部门交办的卫生计生政策和知识宣传，信息收集上报，协助开展新型农村合作医疗政策宣传和筹资等工作。

第十一条　村卫生室应当提供与其功能相适应的中医药（民族医药）服务及计生药具药品服务。

第三章　机构设置与审批

第十二条　村卫生室设置应当遵循以下基本原则：

（一）符合当地区域卫生规划、医疗机构设置规划和新农村建设规划；

（二）统筹考虑当地经济社会发展水平、农村居民卫生服务需求、服务人口、地理交通条件等因素，方便群众就医；

（三）综合利用农村卫生资源，优化卫生资源配置；

（四）符合《医疗机构管理条例》及实施细则的有关规定，达到《医疗机构基本标准》要求。

第十三条　原则上一个行政村设置一所村卫生室，人口较多或者居住分散的行政村可酌情增设；人口较少或面积较小的行政村，可与相邻行政村联合设置村卫生室。乡镇卫生院所在地的行政村原则上可不设村卫生室。

第十四条　县级卫生计生行政部门依据国家有关法律法规办理村卫生室的设置审批和执业登记等有关事项。

第十五条　村卫生室登记的诊疗科目为预防保健科、全科医疗科和中医科（民族医学科）。村卫生室原则上不得登记其他诊疗科目。

第十六条　村卫生室的命名原则：乡镇名＋行政村名＋卫生室（所、站）。如一个行政村设立多个村卫生室，可在村卫生室前增加识别名。村卫生室不得使用或加挂其他类别医疗机构的名称。

第十七条　村卫生室房屋建设规模不低于 $60m^2$，服务人口多的应当适当调增建筑面积。村卫生室至少设有诊室、治疗室、公共卫生室和药房。经县级卫生计生行政部门核准，开展静脉给药服务项目的增设观察室，根据需要设立值班室，鼓励有条件的设立康复室。

村卫生室不得设置手术室、制剂室、产房和住院病床。

第十八条　村卫生室设备配置要按照满足农村居民基本医疗卫生服务需求的原则，根据省级以上卫生计生行政部门有关规定予以配备。

第十九条　村卫生室应当按照医疗机构校验管理的相关规定定期向登记机关申请校验。

第四章　人员配备与管理

第二十条　根据辖区服务人口、农村居民医疗卫生服务现状和预期需求以及地理条件等因素，原则上按照每千服务人口不低于 1 名的比例配备村卫生室人员。具体标准由省级卫生计生行政部门制订。

第二十一条　在村卫生室从事预防、保健和医疗服务的人员应当依法取得相应的执业资格。

第二十二条　政府举办的村卫生室要按照公开、公平、择优的原则，聘用职业道德好和业务能力强的人员到村卫生室执业。鼓励有条件的地方由乡镇卫生院派驻医师到村卫生室执业。

第二十三条 建立村卫生室人员培训制度。省级卫生计生行政部门组织制订村卫生室人员培训规划。县级卫生计生行政部门采取临床进修、集中培训、远程教育、对口帮扶等多种方式，保证村卫生室人员每年至少接受两次免费岗位技能培训，累计培训时间不低于两周，培训内容应当与村卫生室日常工作相适应。

第二十四条 鼓励在岗村卫生室人员接受医学学历继续教育，促进乡村医生向执业（助理）医师转化。有条件的地方要制订优惠政策，吸引执业（助理）医师和取得相应执业资格的医学类专业毕业生到村卫生室工作，并对其进行业务培训。

第二十五条 探索乡村医生后备人才培养模式。地方卫生计生、教育行政部门要结合实际，从本地选拔综合素质好、具有培养潜质的青年后备人员到医学院校定向培养，也可选拔、招聘符合条件的医学类专业毕业生直接接受毕业后培训，取得相应执业资格后到村卫生室执业。

第二十六条 村卫生室人员要加强医德医风建设，严格遵守医务人员医德规范和医疗机构从业人员行为规范。

第二十七条 村卫生室要有明显禁烟标识，室内禁止吸烟。服务标识规范、醒目，就医环境美化、绿化、整洁、温馨。村卫生室人员着装规范、主动、热情、周到、文明服务。

第二十八条 县级卫生计生行政部门组织或委托乡镇卫生院对村卫生室实行定期绩效考核。考核结果作为相应的财政补助资金发放、人员奖惩和村卫生室人员执业再注册的依据。

第二十九条 结合养老保险制度的建立健全和村卫生室人员考核工作的开展，地方卫生计生行政部门逐步建立村卫生室人员的到龄退出和考核不合格退出机制。

第五章　业务管理

第三十条 村卫生室及其医务人员应当严格遵守国家有关法律、法规、规章，严格执行诊疗规范、操作规程等技术规范，加强医疗质量与安全管理。

第三十一条 级卫生计生行政部门建立健全村卫生室的医疗质量管理、医疗安全、人员岗位责任、定期在岗培训、门诊登记、法定传染病疫情报告、食源性疾病或疑似病例信息报告、医疗废物管理、医源性感染管理、免疫规划工作管理、严重精神障碍患者服务管理、妇幼保健工作管理以及财务、药品、档案、信息管理等有关规章制度。

第三十二条 村卫生室在许可的执业范围内，使用适宜技术、适宜设备和按规定配备使用的基本药物为农村居民提供基本医疗卫生服务，不得超范围执业。鼓励村卫生室人员学习中医药知识，运用中医药技术和方法防治疾病。

第三十三条 纳入基本药物制度实施范围内的村卫生室按照规定配备和使用基本药物，实施基本药物集中采购和零差率销售。村卫生室建立真实完整的药品购销、验收记录。

第三十四条 村卫生室必须同时具备

以下条件，并经县级卫生计生行政部门核准后方可提供静脉给药服务：

（一）具备独立的静脉给药观察室及观察床；

（二）配备常用的抢救药品、设备及供氧设施；

（三）具备静脉药品配置的条件；

（四）开展静脉给药服务的村卫生室人员应当具备预防和处理输液反应的救护措施和急救能力；

（五）开展抗菌药物静脉给药业务的，应当符合抗菌药物临床应用相关规定。

第三十五条　按照预防接种工作规范和国家有关规定，由县级卫生计生行政部门指定为预防接种单位的村卫生室必须具备以下条件：

（一）村卫生室人员经过县级卫生计生行政部门组织的预防接种专业培训并考核合格；

（二）具有符合疫苗储存、运输管理规范的冷藏设施、设备和冷藏保管制度；

（三）自觉接受所在地县级疾病预防控制机构的技术指导，所在地乡镇卫生院的督导、人员培训和对冷链设备使用管理的指导。

第三十六条　建立健全例会制度，乡镇卫生院每月至少组织辖区内村卫生室人员召开一次例会，包括以下内容：

（一）村卫生室人员汇报本村卫生室上月基本医疗和公共卫生工作情况，报送相关信息报表，提出工作中遇到的问题和合理化建议；

（二）乡镇卫生院汇总各村卫生室工作情况，对村卫生室人员反映的问题予以

协调解决，必要时向县级卫生计生行政部门报告；

（三）乡镇卫生院对村卫生室人员开展业务和卫生政策等方面的培训；

（四）乡镇卫生院传达有关卫生政策，并部署当月工作。

第三十七条　村卫生室医疗废物、污水处理设施应当符合《医疗废物管理条例》等有关规定。

第三十八条　加强村卫生室信息化建设，支持村卫生室以信息化技术管理农村居民健康档案、接受远程医学教育、开展远程医疗咨询、进行医院感染暴发信息报告、开展新型农村合作医疗医药费用即时结报、实行乡镇卫生院和村卫生室统一的电子票据和处方笺等工作。

第三十九条　村卫生室与村计生专干、乡镇卫生院、乡镇计生办之间要及时通报人口出生、妊娠、避孕等个案信息。

第六章　财务管理

第四十条　在乡镇卫生院指导下，村卫生室应当做好医疗业务收支记录以及资产登记等工作。

第四十一条　在不增加农村居民个人负担的基础上，省级卫生计生行政部门要会同财政、物价等部门，合理制订村卫生室的一般诊疗费标准以及新型农村合作医疗支付标准和管理办法。

第四十二条　村卫生室要主动公开医疗服务和药品收费项目及价格，并将药品品种和购销价格在村卫生室醒目位置进行公示，做到收费有单据、账目有记录、支

出有凭证。

第七章　保障措施

第四十三条　不得挤占、截留或挪用村卫生室补偿经费和建设资金，确保专款专用。严禁任何部门以任何名义向村卫生室收取、摊派国家规定之外的费用。

第四十四条　建立健全村卫生室补偿机制和绩效考核制度，保证村卫生室人员的合理待遇：

（一）县级卫生计生行政部门要明确应当由村卫生室提供的基本公共卫生服务具体内容，并合理核定其任务量，考核后按其实际工作量，通过政府购买服务的方式将相应的基本公共卫生服务经费拨付给村卫生室；

（二）将符合条件的村卫生室纳入新型农村合作医疗定点医疗机构管理，并将村卫生室收取的一般诊疗费和使用的基本药物纳入新型农村合作医疗支付范围；

（三）村卫生室实行基本药物制度后，各地要采取专项补助的方式对村卫生室人员给予定额补偿，补助水平与对当地村干部的补助水平相衔接，具体补偿政策由各省（区、市）结合实际制订；

（四）鼓励各地提高对服务年限长和在偏远、条件艰苦地区执业的村卫生室人员的补助水平。

上述经费应当在每年年初预拨一定比例，绩效考核合格后结算。

第四十五条　各地应当在房屋建设、设备购置、配套设施等方面对村卫生室建设给予支持。由政府或集体建设的村卫生室，建设用地应当由当地政府无偿划拨，村卫生室建成后由村委会或政府举办的乡镇卫生院管理。

第四十六条　支持村卫生室人员按规定参加城乡居民社会养老保险，按规定领取养老金。鼓励有条件的地方采取多种方式适当提高村卫生室人员养老待遇。

第四十七条　各地要将完善村卫生室基础设施建设、公共卫生服务经费和村卫生室人员实施国家基本药物制度补助等方面所需资金纳入财政年度预算，并确保及时足额拨付到位。

第八章　附　　则

第四十八条　村卫生室及其医务人员在执业活动中做出突出贡献的，县级及以上卫生计生行政部门应当给予奖励。

第四十九条　村卫生室及其医务人员违反国家法律法规及本办法的，卫生计生行政部门应当依据有关法律法规予以处理。

第五十条　各省、自治区、直辖市卫生计生行政部门根据本办法，制订实施细则。

第五十一条　本办法由国家卫生计生委会同国家发展改革委、教育部、财政部、国家中医药局负责解释。

第五十二条　本办法自印发之日起施行。

住院医师规范化培训
管理办法（试行）

（2014 年 8 月 25 日《国家卫生计
生委关于印发住院医师规范化培训管
理办法（试行）的通知》国卫科教发
〔2014〕49 号）

第一章　总　　则

第一条　为贯彻《关于建立住院医师
规范化培训制度的指导意见》，规范住院
医师规范化培训实施工作，培养一支高素
质的临床医师队伍，制定本办法。

第二条　住院医师规范化培训是毕业
后医学教育的重要组成部分，目的是为各
级医疗机构培养具有良好的职业道德、扎
实的医学理论知识和临床技能，能独立、
规范地承担本专业常见多发疾病诊疗工作
的临床医师。

第三条　住院医师规范化培训对
象为：

（一）拟从事临床医疗工作的高等院
校医学类相应专业（指临床医学类、口腔
医学类、中医学类和中西医结合类，下
同）本科以上学历毕业生；

（二）已从事临床医疗工作并获得执
业医师资格，需要接受培训的人员；

（三）其他需要接受培训的人员。

第二章　组织管理

第四条　卫生计生行政部门（含中医
药管理部门，下同）对住院医师规范化培
训实行全行业管理、分级负责，充分发挥
相关行业协会、专业学会和有关单位的优
势和作用。

第五条　国务院卫生计生行政部门负
责全国住院医师规范化培训的统筹管理，
健全协调机制，制订培训政策，编制培训
规划，指导监督各地培训工作。

第六条　国务院卫生计生行政部门根
据需要组建专家委员会或指定有关行业组
织、单位负责全国住院医师规范化培训的
具体业务技术建设和日常管理工作，其职
责是：

（一）研究提出培训专业设置建议；

（二）研究提出培训内容与标准、培
训基地认定标准和管理办法的方案建议；

（三）对培训基地和专业基地建设、
认定和管理工作进行检查指导；

（四）建立住院医师规范化培训招收
匹配机制，对培训招收工作进行区域间统
筹协调；

（五）对培训实施情况进行指导监督，
对培训效果进行评价；

（六）制定考核标准和要求，检查指
导考核工作；

（七）承担国务院卫生计生行政部门
委托的其他相关工作。

第七条　省级卫生计生行政部门负责
本地住院医师规范化培训的组织实施和管
理监督。按照国家政策规定，制订本地实

施方案和措施，编制落实培训规划和年度培训计划；按照国家规划与标准，建设、认定和管理培训基地、专业基地，并报告国务院卫生计生行政部门予以公布；根据需要组建专家委员会或指定有关行业组织、单位负责本地住院医师规范化培训的具体业务技术建设和日常管理工作。

省级以下卫生计生行政部门根据各自职责，配合做好当地住院医师规范化培训有关工作。

第八条　培训基地接受上级卫生计生行政部门监督指导，具体做好培训招收、实施和考核及培训对象的管理工作。

第三章　培训基地

第九条　培训基地是承担住院医师规范化培训的医疗卫生机构。国务院卫生计生行政部门根据培训需求及各地的培训能力，统筹规划各地培训基地数量。培训基地应当具备以下基本条件：

（一）为三级甲等医院；

（二）达到《住院医师规范化培训基地认定标准（试行）》要求；

（三）经所在地省级卫生计生行政部门组建的专家委员会或其指定的行业组织、单位认定合格。

根据培训内容需要，可将符合专业培训条件的其他三级医院、妇幼保健院和二级甲等医院及基层医疗卫生机构、专业公共卫生机构等作为协同单位，发挥其优势特色科室作用，形成培训基地网络。

第十条　培训基地由符合条件的专业基地组成。专业基地由本专业科室牵头，

会同相关科室制订和落实本专业培训对象的具体培训计划，实施轮转培训，并对培训全过程进行严格质量管理。

第十一条　对培训基地及专业基地实行动态管理。培训基地、专业基地应当定期向所在地省级卫生计生行政部门或其指定的行业组织、单位报告培训工作情况，接受检查指导。根据工作需要遴选建设部分示范性的培训基地、专业基地，发挥引领作用。对达不到培训基地认定标准要求或培训质量难以保证的培训基地及专业基地，取消其基地资格，并视情况削减所在省（区、市）培训基地分配名额。

第十二条　培训基地必须高度重视并加强对住院医师规范化培训工作的领导，建立健全住院医师规范化培训协调领导机制，制订并落实确保培训质量的管理制度和各项具体措施，切实使住院医师规范化培训工作落到实处。培训基地主要行政负责人作为培训工作的第一责任人全面负责基地的培训工作，分管院领导具体负责住院医师规范化培训工作；教育培训管理职能部门作为协调领导机制办公室，具体负责培训工作的日常管理与监督。承担培训任务的科室实行科室主任负责制，健全组织管理机制，切实履行对培训对象的带教和管理职能。

第十三条　培训基地应当落实培训对象必要的学习、生活条件和有关人事薪酬待遇，做好对培训对象的管理工作；专业基地应当具备满足本专业和相关专业培训要求的师资队伍、诊疗规模、病种病例、病床规模、模拟教学设施等培训条件。

第十四条　培训基地应当选拔职业道

德高尚、临床经验丰富、具有带教能力和经验的临床医师作为带教师资，其数量应当满足培训要求。带教师资应当严格按照住院医师规范化培训内容与标准的要求实施培训工作，认真负责地指导和教育培训对象。培训基地要将带教情况作为医师绩效考核的重要指标，对带教医师给予补贴。

第十五条　培训基地应当按照国家统一制定的《住院医师规范化培训内容与标准（试行）》，结合本单位具体情况，制订科学、严谨的培训方案，建立严格的培训管理制度并规范地实施，强化全过程监管与培训效果激励，确保培训质量。

第十六条　培训基地应当依照《执业医师法》相关规定，组织符合条件的培训对象参加医师资格考试，协助其办理执业注册和变更手续。

第四章　培训招收

第十七条　探索建立国家住院医师规范化培训招收匹配机制，逐步推进区域间招收统筹协调。

第十八条　省级卫生计生行政部门会同相关部门依据本地医疗卫生工作对临床医师的培养需求和住院医师规范化培训能力，制订年度培训计划，向培训基地下达培训任务，并在培训名额分配方面向全科以及儿科、精神科等紧缺专业以及县级及以下基层医疗卫生机构倾斜。

第十九条　省级卫生计生行政部门或其指定的行业组织、单位应当及时将培训基地基本情况、招收计划、报名条件、招收程序、招收结果等信息通过网络或其他适宜形式予以公布，向申请培训人员提供信息，接受社会监督。有关情况同时报告国务院卫生计生行政部门或其指定的有关行业组织、单位。

第二十条　单位委派的培训对象由培训基地、委派单位和培训对象三方签订委托培训协议；面向社会招收的培训对象与培训基地签订培训协议。培训基地要做好培训档案资料的管理工作。申请培训人员根据省级卫生计生行政部门或其指定的行业组织、单位公布的招收信息，选择培训基地及其专业基地，填报培训志愿，并按要求提交申请材料。单位委派培训对象填报培训志愿，应当取得委派单位同意。

第二十一条　培训基地对申请培训人员的申请材料进行审核，对审核合格者组织招收考核，依照公开公平、择优录取、双向选择的原则确定培训对象。

第二十二条　培训基地要及时向当地省级卫生计生行政部门或其指定的行业组织、单位报送招收录取信息，各省（区、市）可在招收计划剩余名额内对未被录取的申请培训人员进行调剂招收，重点补充有名额空缺的全科以及儿科、精神科等紧缺专业。

第二十三条　国家统筹协调发达地区省（市）支援欠发达地区省（区、市）的住院医师规范化培训工作。各有关省级卫生计生行政部门之间应当签订对口支援协议，发达地区的培训基地及专业基地，每年应当面向欠发达地区招收一定数量的培训对象，培训招收重点向边远地区、民族地区、集中连片特殊困难地区及其地市级以下医疗卫生机构倾斜。在起步阶段，年招收数量原则上不低于发达地区培训招收数的10%，随着培训工作的推进，适当增加招收规模。招收对象培训期满后依协议回原派出地区工作。

第五章　培训实施

第二十四条　培训对象是培训基地住院医师队伍的一部分，在培训基地接受以提高职业素养及临床规范诊疗能力为主的系统性、规范化培训。

第二十五条　培训年限一般为3年。已具有医学类相应专业学位研究生学历的人员和已从事临床医疗工作的医师参加培训，由培训基地根据其临床经历和诊疗能力确定接受培训的具体时间及内容。

在规定时间内未按照要求完成培训或考核不合格者，培训时间可顺延，顺延时间一般不超过3年。顺延期间费用由个人承担。

第二十六条　住院医师规范化培训以培育岗位胜任能力为核心，依据住院医师规范化培训内容与标准分专业实施。培训内容包括医德医风、政策法规、临床实践能力、专业理论知识、人际沟通交流等，重点提高临床规范诊疗能力，适当兼顾临床教学和科研素养。

第二十七条　实行培训信息登记管理制度。国家建立住院医师规范化培训信息管理系统，逐步实现住院医师培训招收、培训实施、监测评估、培训考核等全过程的信息化管理。培训基地和培训对象应当及时、准确、详实地将培训过程和培训内容记录在住院医师规范化培训登记和考核手册并妥善保存，同时将有关信息及时录入信息管理系统，作为培训考核的重要依据。

第六章　培训考核

第二十八条　住院医师规范化培训考核包括过程考核和结业考核，以过程考核为重点。过程考核合格和通过医师资格考试是参加结业考核的必备条件。培训对象申请参加结业考核，须经培训基地初审合格并报省级卫生计生行政部门或其指定的行业组织、单位核准。

第二十九条　过程考核是对住院医师轮转培训过程的动态综合评价。过程考核一般安排在完成某专业科室轮转培训后进行，内容包括医德医风、出勤情况、临床实践能力、培训指标完成情况和参加业务学习情况等方面。过程考核由培训基地依照各专业规范化培训内容和标准，严格组织实施。

第三十条　结业考核包括理论考核和临床实践能力考核。国务院卫生计生行政部门或其指定的有关行业组织、单位制订结业考核要求，建立理论考核题库，制订临床实践能力考核标准，提供考核指导；各省级卫生计生行政部门或其指定的行业组织、单位负责组织实施结业考核，从国家建立的理论考核题库抽取年度理论考核试题组织理论考核，安排实施临床实践能力考核。

第三十一条　对通过住院医师规范化培训结业考核的培训对象，颁发统一制式的《住院医师规范化培训合格证书》（样式附后）。

第七章　附　则

第三十二条　中医类别住院医师规范化培训实施办法由国家中医药管理局另行制订。

第三十三条　本办法自印发之日起施行。

第三十四条　本办法由国务院卫生计生行政部门负责解释。

附件：

《住院医师规范化培训合格证书》（样式）

关于推进和规范医师多点执业的若干意见

（2014 年 11 月 5 日国家卫生计生委、国家发展改革委、人力资源社会保障部、国家中医药管理局、中国保监会《关于印发推进和规范医师多点执业的若干意见的通知》国卫医发〔2014〕86 号）

为贯彻落实党的十八大和十八届三中全会精神，深入实施《中共中央　国务院关于深化医药卫生体制改革的意见》（中发〔2009〕6 号）和《国务院关于促进健康服务业发展的若干意见》（国发〔2013〕40 号），促进优质医疗资源平稳有序流动和科学配置，更好地为人民群众提供医疗卫生服务，经国务院同意，现就推进和规范医师多点执业提出以下意见：

一、总体要求

（一）推进医师合理流动

加快转变政府职能，放宽条件、简化程序，优化医师多点执业政策环境。发挥政策导向作用，鼓励医师到基层、边远地区、医疗资源稀缺地区和其他有需求的医疗机构多点执业。

（二）规范医师多点执业

坚持放管结合，制定完善医师多点执业管理政策，明确相关各方权利义务，促进医师多点执业有序规范开展，逐步建立符合国情的医师执业和管理制度，维护正常工作秩序。

（三）确保医疗质量安全

强化卫生计生行政部门和医疗机构对医师多点执业的监督管理，严格医师岗位管理，加强行业自律和社会监督，确保医疗服务的安全性、有效性和连续性。

二、医师多点执业的资格条件和注册管理

（一）医师多点执业的资格条件

医师多点执业是指医师于有效注册期内在两个或两个以上医疗机构定期从事执业活动的行为。医师参加慈善或公益性巡回医疗、义诊、突发事件或灾害事故医疗救援工作，参与实施基本和重大公共卫生服务项目，不属于本意见规定的医师多点执业。医师外出会诊按照《医师外出会诊管理暂行规定》等有关规定执行。

允许临床、口腔和中医类别医师多点执业。多点执业的医师应当具有中级及以上专业技术职务任职资格，从事同一专业工作满 5 年；身体健康，能够胜任医师多点执业工作；最近连续两个周期的医师定

期考核无不合格记录。

（二）医师多点执业的注册管理

医师多点执业实行注册管理，相应简化注册程序，同时探索实行备案管理的可行性。条件成熟的地方可以探索实行区域注册，以促进区域医疗卫生人才充分有序流动，具体办法由各省（区、市）卫生计生行政部门制定。

医师在参加城乡医院对口支援、支援基层，或在签订医疗机构帮扶或托管协议、建立医疗集团或医疗联合体的医疗机构间多点执业时，不需办理多点执业相关手续。其中在公立医院担任院级领导职务的，除前述情形外一般不能从事其他形式的多点执业。

医师在第一执业地点医疗机构外的其他医疗机构执业，执业类别应当与第一执业地点医疗机构一致，执业范围涉及的专业应当与第一执业地点医疗机构二级诊疗科目相同。经全科医师培训合格的医师到基层医疗卫生机构多点执业的，在执业类别不变情况下，可增加注册全科医学专业。医师变更执业类别、执业范围，以及变更第一执业地点医疗机构的，应当按照《医师执业注册暂行办法》的规定办理，变更后原多点执业注册同时失效。

三、医师多点执业的人事（劳动）管理和医疗责任

（一）医师多点执业的人事（劳动）关系

医师与第一执业地点医疗机构在协商一致的基础上，签订聘用（劳动）合同，明确人事（劳动）关系和权利义务，并按照国家有关规定参加社会保险；与拟多点执业的其他医疗机构分别签订劳务协议，鼓励通过补充保险或商业保险等方式提高医师的医疗、养老保障水平。

（二）医师多点执业的劳务协议

医师与执业的医疗机构在协议中应当约定执业期限、时间安排、工作任务、医疗责任、薪酬、相关保险等。多点执业医师的薪酬，根据实际工作时间、工作量和工作业绩等因素，由执业地点医疗机构与医师协商确定。其中，医师在第一执业地点医疗机构的工作时间和工作量未达到全职医师要求的，不能领取全职薪酬。拟多点执业的医师应当获得第一执业地点医疗机构的同意，选择有条件的地方探索医师向第一执业地点医疗机构履行知情报备手续即可开展多点执业试点。

（三）医师多点执业医疗责任承担

医师多点执业过程中发生医疗损害或纠纷，应当由发生医疗损害或纠纷的当事医疗机构和医师按照有关法律法规处理，其他非当事医疗机构均不承担相关的医疗损害或纠纷处理责任。医疗机构和医师应当通过合同或协议明确发生医疗损害或纠纷时各自应当承担的责任及解决方法。支持医疗机构和医师个人购买医疗责任保险等医疗执业保险，医师个人购买的医疗执业保险适用于任一执业地点。

（四）医师多点执业的管理

第一执业地点医疗机构应当支持医师多点执业并完善内部管理。医疗机构同意医师多点执业后，应当及时根据实际合理规定医师岗位职责，完善考核、奖励、处分、竞聘上岗等的具体管理办法，不因医师多点执业而影响其职称晋升、学术地位等。多点执业医师应当根据合同或协议合

理安排在各执业地点医疗机构的执业时间，保证履行合同和协议，确保各执业地点医疗质量和医疗安全。在特殊情况下，如处理突发公共卫生事件、紧急医疗救治等，多点执业医师应当服从第一执业地点医疗机构的工作安排。卫生计生行政部门和中医药管理部门及行业协会应当按照《中华人民共和国执业医师法》《医师定期考核管理办法》等对多点执业医师进行考核。多点执业医师不得为谋取不当利益损害各执业地点医疗机构及患者的合法权益。

医师多点执业过程中出现违反法律、法规、规章等情形的，由卫生计生行政部门及有关部门依法依规处理。第一执业地点医疗机构为公立医院的医师，在其他医疗机构执业过程中出现违规违纪情形的，由当事医疗机构通报第一执业地点医疗机构，由第一执业地点医疗机构或者有关部门和单位按照《事业单位工作人员处分暂行规定》等进行处分。多点执业医师在执业过程中出现违反医疗机构内部规定情形的，由当事医疗机构依据本医疗机构相关规定和合同或协议进行处理。

四、组织实施

（一）加强组织领导

全面推进医师多点执业是优化医疗资源配置、推动医疗卫生事业加快发展的重要举措，事关医药卫生体制改革和事业单位改革的深入推进。各地区、各有关部门要高度重视，进一步解放思想、转变观念，及时完善政策措施，坚决破除阻碍医疗卫生人才合理流动的束缚和障碍，加快推进医师多点执业。有关部门要根据本意见要求，加强沟通协调，密切协作配合，抓紧制订并落实相关配套政策措施。各省（区、市）人民政府要结合实际制订具体实施方案，针对重点难点问题，进一步转变职能，创新管理，加强监管，抓好落实。

（二）推进试点工作

各地要根据实际，对开展医师多点执业涉及的人事管理、收入分配、社会保险等工作尽快研究制订试点方案，积极开展试点，取得经验后逐步推开。国家选择若干重点联系省份，加强跟踪指导。各省（区、市）可结合本地区实际确定省级联系试点城市。

（三）完善政策措施

加强公立医院医师多点执业与事业单位人事制度和社会保障制度改革的衔接。支持各地结合实际改革创新，探索简化注册审批手续，促进人才流动。鼓励支持大医院医师到基层医疗卫生机构、社会办医疗机构多点执业。坚持强化基层，对到基层医疗卫生机构多点执业的，要明确政策给予支持和鼓励。健全医师多点执业的执业风险保险制度。完善多点执业医师职称晋升办法。建立健全医师多点执业监管制度。提高医师执业管理信息化水平，实行医师多点执业信息公开。积极发挥行业协会作用，加强行业自律。及时总结实践经验，完善医师执业管理的政策法规。

（四）创造良好环境

医师多点执业政策性强，社会关注度高，各地区、各有关部门要切实做好政策解读和舆论引导，宣传医师多点执业的重要意义和政策措施，争取广大医务人员、医疗机构和社会各界的理解和支持，努力营造有利于推进改革的良好舆论氛围。

附　　录

附录一

中华人民共和国宪法（节录）

（1982 年 12 月 4 日第五届全国人民代表大会第五次会议通过，1982 年 12 月 4 日全国人民代表大会公告公布施行，根据 1988 年 4 月 12 日第七届全国人民代表大会第一次会议通过的《中华人民共和国宪法修正案》、1993 年 3 月 29 日第八届全国人民代表大会第一次会议通过的《中华人民共和国宪法修正案》、1999 年 3 月 15 日第九届全国人民代表大会第二次会议通过的《中华人民共和国宪法修正案》和 2004 年 3 月 14 日第十届全国人民代表大会第二次会议通过的《中华人民共和国宪法修正案》修正）

第二十一条　国家发展医疗卫生事业，发展现代医药和我国传统医药，鼓励和支持农村集体经济组织、国家企业事业组织和街道组织举办各种医疗卫生设施，开展群众性的卫生活动，保护人民健康。

第四十五条　中华人民共和国公民在年老、疾病或者丧失劳动能力的情况下，有从国家和社会获得物质帮助的权利。国家发展为公民享受这些权利所需要的社会保险、社会救济和医疗卫生事业。

国家和社会保障残废军人的生活，抚恤烈士家属，优待军人家属。

国家和社会帮助安排盲、聋、哑和其他有残疾的公民的劳动、生活和教育。

中华人民共和国民法通则（节录）

（1986 年 4 月 12 日第六届全国人民代表大会第四次会议通过，根据 2009 年 8 月 27 日第十一届全国人民代表大会常务委员会第十次会议《关于修改部分法律的决定》修正）

第一章　基本原则

第十二条　十周岁以上的未成年人是限制民事行为能力人，可以进行与他的年龄、智力相适应的民事活动；其他民事活动由他的法定代理人代理，或者征得他的法定代理人的同意。

不满十周岁的未成年人是无民事行为能力人，由他的法定代理人代理民事活动。

第十三条　不能辨认自己行为的精神病人是无民事行为能力人，由他的法定代理人代理民事活动。

不能完全辨认自己行为的精神病人是限制民事行为能力人，可以进行与他的精神健康状况相适应的民事活动；其他民事活动由他的法定代理人代理，或者征得他的法定代理人的同意。

第十四条　无民事行为能力人、限制民事行为能力人的监护人是他的法定代理人。

第十五条　公民以他的户籍所在地的

居住地为住所，经常居住地与住所不一致的，经常居住地视为住所。

第五章　民事权利

第四节　人身权

第九十八条　公民享有生命健康权。

第九十九条　公民享有姓名权、有权决定、使用和依照规定改变自己的姓名，禁止他人干涉、盗用、假冒。

法人、个体工商户、个人合伙享有名称权。企业法人、个体工商户、个人合伙有权使用、依法转让自己的名称。

第一百条　公民享有肖像权，未经本人同意，不得以营利为目的使用公民的肖像。

第一百零一条　公民、法人享有名誉权，公民的人格尊严受法律保护，禁止用侮辱、诽谤等方式损害公民、法人的名誉。

第一百零二条　公民、法人享有荣誉权，禁止非法剥夺公民、法人的荣誉称号。

第一百零三条　公民享有婚姻自主权，禁止买卖、包办婚姻和其他干涉婚姻自由的行为。

第一百零四条　婚姻、家庭、老人、母亲和儿童受法律保护。

残疾人的合法权益受法律保护。

第一百零五条　妇女享有同男子平等的民事权利。

第六章　民事责任

第一节　一般规定

第一百零六条　公民、法人违反合同或者不履行其他义务的，应当承担民事责任。

公民、法人由于过错侵害国家的、集体的财产，侵害他人财产、人身的应当承担民事责任。

没有过错，但法律规定应当承担民事责任的，应当承担民事责任。

第一百零七条　因不可抗力不能履行合同或者造成他人损害的，不承担民事责任，法律另有规定的除外。

第一百零八条　债务应当清偿。暂时无力偿还的，经债权人同意或者人民法院裁决，可以由债务人分期偿还。有能力偿还拒不偿还的，由人民法院判决强制偿还。

第一百零九条　因防止、制止国家的、集体的财产或者他人的财产、人身遭受侵害而使自己受到损害的，由侵害人承担赔偿责任，受益人也可以给予适当的补偿。

第一百一十条　对承担民事责任的公民、法人需要追究行政责任的，应当追究行政责任；构成犯罪的，对公民、法人的法定代表人应当依法追究刑事责任。

第三节　侵权的民事责任

第一百一十七条　侵占国家的、集体的财产或者他人财产的，应当返还财产，不能返还财产的，应当折价赔偿。

损坏国家的、集体的财产或者他人财产的，应当恢复原状或者折价赔偿。

受害人因此遭受其他重大损失的，侵害人并应当赔偿损失。

第一百一十八条 公民、法人的著作权（版权），专利权、商标专用权、发现权、发明权和其他科技成果权受到剽窃、篡改、假冒等侵害的，有权要求停止侵害，消除影响，赔偿损失。

第一百一十九条 侵害公民身体造成伤害的，应当赔偿医疗费、因误工减少的收入、残废者生活补助费等费用；造成死亡的，并应当支付丧葬费、死者生前扶养的人必要的生活费等费用。

第一百二十条 公民的姓名权、肖像权、名誉权、荣誉权受到侵害的，有权要求停止侵害，恢复名誉，消除影响，赔礼道歉，并可以要求赔偿损失。

法人的名称权、名誉权、荣誉权受到侵害的，适用前款规定。

第一百二十一条 国家机关或者国家机关工作人员在执行职务，侵犯公民、法人的合法权益造成损害的，应当承担民事责任。

第一百二十二条 因产品质量不合格造成他人财产、人身损害的，产品制造者、销售者应当依法承担民事责任。运输者仓储者对此负有责任的，产品制造者、销售者有权要求赔偿损失。

第四节　承担民事责任的方式

第一百三十四条 承担民事责任的方式主要有：

（一）停止侵害；

（二）排除妨碍；

（三）消除危险；

（四）返还财产；

（五）恢复原状；

（六）修理、重作、更换；

（七）赔偿损失；

（八）支付违约金；

（九）消除影响、恢复名誉；

（十）赔礼道歉。

以上承担民事责任的方式，可以单独适用，也可以合并适用。

人民法院审理民事案件，除适用上述规定外，还可以予以训诫、责令具结悔过，收缴进行非法活动的财物和非法所得，并可以依照法律规定处以罚款、拘留。

中华人民共和国国家赔偿法（节录）

（1994 年 5 月 12 日第八届全国人民代表大会常务委员会第七次会议通过，根据 2010 年 4 月 29 日第十一届全国人民代表大会常务委员会第十四次会议《关于修改〈中华人民共和国国家赔偿法〉的决定》修正）

第一章　总　则

第一条 为保障公民、法人和其他组织享有依法取得国家赔偿的权利，促进国家机关依法行使职权，根据宪法，制定本法。

第二条　国家机关和国家机关工作人员行使职权，有本法规定的侵犯公民、法人和其他组织合法权益的情形，造成损害的，受害人有依照本法取得国家赔偿的权利。

第二章　行政赔偿

第一节　赔偿范围

第三条　行政机关及其工作人员在行使行政职权时有下列侵犯人身权情形之一的，受害人有取得赔偿的权利：

（一）违法拘留或者违法采取限制公民人身自由的行政强制措施的；

（二）非法拘禁或者以其他方法非法剥夺公民人身自由的；

（三）以殴打、虐待等行为或者唆使、放纵他人以殴打、虐待等行为造成公民身体伤害或者死亡的；

（四）违法使用武器、警械造成公民身体伤害或者死亡的；

（五）造成公民身体伤害或者死亡的其他违法行为。

第四条　行政机关及其工作人员在行使行政职权时有下列侵犯财产权情形之一的，受害人有取得赔偿的权利：

（一）违法实施罚款、吊销许可证和执照、责令停产停业、没收财物等行政处罚的；

（二）违法对财产采取查封、扣押、冻结等行政强制措施的；

（三）违法征收、征用财产的；

（四）造成财产损害的其他违法行为。

第五条　属于下列情形之一的，国家不承担赔偿责任：

（一）行政机关工作人员与行使职权无关的个人行为；

（二）因公民、法人和其他组织自己的行为致使损害发生的；

（三）法律规定的其他情形。

第二节　赔偿请求人和赔偿义务机关

第六条　受害的公民、法人和其他组织有权要求赔偿。

受害的公民死亡，其继承人和其他有扶养关系的亲属有权要求赔偿。

受害的法人或者其他组织终止的，其权利承受人有权要求赔偿。

第七条　行政机关及其工作人员行使行政职权侵犯公民、法人和其他组织的合法权益造成损害的，该行政机关为赔偿义务机关。

两个以上行政机关共同行使行政职权时侵犯公民、法人和其他组织的合法权益造成损害的，共同行使行政职权的行政机关为共同赔偿义务机关。

法律、法规授权的组织在行使授予的行政权力时侵犯公民、法人和其他组织的合法权益造成损害的，被授权的组织为赔偿义务机关。

受行政机关委托的组织或者个人在行使受委托的行政权力时侵犯公民、法人和其他组织的合法权益造成损害的，委托的行政机关为赔偿义务机关。

赔偿义务机关被撤销的，继续行使其

职权的行政机关为赔偿义务机关；没有继续行使其职权的行政机关的，撤销该赔偿义务机关的行政机关为赔偿义务机关。

第八条　经复议机关复议的，最初造成侵权行为的行政机关为赔偿义务机关，但复议机关的复议决定加重损害的，复议机关对加重的部分履行赔偿义务。

第三节　赔偿程序

第九条　赔偿义务机关有本法第三条、第四条规定情形之一的，应当给予赔偿。

赔偿请求人要求赔偿，应当先向赔偿义务机关提出，也可以在申请行政复议或者提起行政诉讼时一并提出。

第十条　赔偿请求人可以向共同赔偿义务机关中的任何一个赔偿义务机关要求赔偿，该赔偿义务机关应当先予赔偿。

第十一条　赔偿请求人根据受到的不同损害，可以同时提出数项赔偿要求。

第十二条　要求赔偿应当递交申请书，申请书应当载明下列事项：

（一）受害人的姓名、性别、年龄、工作单位和住所，法人或者其他组织的名称、住所和法定代表人或者主要负责人的姓名、职务；

（二）具体的要求、事实根据和理由；

（三）申请的年、月、日。

赔偿请求人书写申请书确有困难的，可以委托他人代书；也可以口头申请，由赔偿义务机关记入笔录。

赔偿请求人不是受害人本人的，应当说明与受害人的关系，并提供相应证明。

赔偿请求人当面递交申请书的，赔偿义务机关应当当场出具加盖本行政机关专用印章并注明收讫日期的书面凭证。申请材料不齐全的，赔偿义务机关应当当场或者在 5 日内一次性告知赔偿请求人需要补正的全部内容。

第十三条　赔偿义务机关应当自收到申请之日起两个月内，作出是否赔偿的决定。赔偿义务机关作出赔偿决定，应当充分听取赔偿请求人的意见，并可以与赔偿请求人就赔偿方式、赔偿项目和赔偿数额依照本法第四章的规定进行协商。

赔偿义务机关决定赔偿的，应当制作赔偿决定书，并自作出决定之日起十日内送达赔偿请求人。

赔偿义务机关决定不予赔偿的，应当自作出决定之日起 10 日内书面通知赔偿请求人，并说明不予赔偿的理由。

第十四条　赔偿义务机关在规定期限内未作出是否赔偿的决定，赔偿请求人可以自期限届满之日起 3 个月内，向人民法院提起诉讼。

赔偿请求人对赔偿的方式、项目、数额有异议的，或者赔偿义务机关作出不予赔偿决定的，赔偿请求人可以自赔偿义务机关作出赔偿或者不予赔偿决定之日起 3 个月内，向人民法院提起诉讼。

第十五条　人民法院审理行政赔偿案件，赔偿请求人和赔偿义务机关对自己提出的主张，应当提供证据。

赔偿义务机关采取行政拘留或者限制人身自由的强制措施期间，被限制人身自由的人死亡或者丧失行为能力的，赔偿义务机关的行为与被限制人身自由的人的死亡或者丧失行为能力是否存在因果关系，赔偿义务机关应当提供证据。

第十六条　赔偿义务机关赔偿损失后，应当责令有故意或者重大过失的工作人员或者受委托的组织或者个人承担部分或者全部赔偿费用。

中华人民共和国刑法（节录）

[1979 年 7 月 1 日第五届全国人民代表大会第二次会议通过，1997 年 3 月 14 日第八届全国人民代表大会第五次会议修订。根据 1999 年 12 月 25 日中华人民共和国刑法修正案，2001 年 8 月 31 日中华人民共和国刑法修正案（二），2001 年 12 月 29 日中华人民共和国刑法修正案（三），2002 年 12 月 28 日中华人民共和国刑法修正案（四），2005 年 2 月 28 日中华人民共和国刑法修正案（五），2006 年 6 月 29 日中华人民共和国刑法修正案（六），2009 年 2 月 28 日中华人民共和国刑法修正案（七）修正，根据 2009 年 8 月 27 日《全国人民代表大会常务委员会关于修改部分法律的决定》修正，根据 2011 年 2 月 25 日中华人民共和国刑法修正案（八）修正]

第一百四十一条　【生产、销售假药罪】生产、销售假药的，处 3 年以下有期徒刑或者拘役，并处罚金；对人体健康造成严重危害或者有其他严重情节的，处 3 年以上 10 年以下有期徒刑，并处罚金；致人死亡或者有其他特别严重情节的，处 10 年以上有期徒刑、无期徒刑或者死刑，并处罚金或者没收财产。

本条所称假药，是指依照《中华人民共和国药品管理法》的规定属于假药和按假药处理的药品、非药品。

第一百四十二条　【生产、销售劣药罪】生产、销售劣药，对人体健康造成严重危害的，处 3 年以上 10 年以下有期徒刑，并处销售金额 50% 以上 2 倍以下罚金；后果特别严重的，处 10 年以上有期徒刑或者无期徒刑，并处销售金额 50% 以上 2 倍以下罚金或者没收财产。

本条所称劣药，是指依照《中华人民共和国药品管理法》的规定属于劣药的药品。

第一百四十三条　【生产、销售不符合安全标准的食品罪】生产、销售不符合食品安全标准的食品，足以造成严重食物中毒事故或其他严重食源性疾病的，处 3 年以下有期徒刑或者拘役，并处罚金；对人体健康造成严重危害或者有其他严重情节的，处 3 年以上七年以 4 下有期徒刑，并处罚金；后果特别严重的，处七 年以上有期徒刑或者无期徒刑，并处罚金或者没收财产。

第一百四十四条　【生产、销售有毒、有害食品罪】在生产、销售的食品中掺入有毒、有害的非食品原料的，或者销售明知掺有有毒、有害的非食品原料的 食品的，处 5 年以下有期徒刑，并处罚金；对人体健康造成严重危害或者有其他严重情节的，处 5 年以上 10 年以下有期徒刑，并处罚金；致人死亡或者有其他特别严 重情节的，依照本法第一百四十一条的规定处罚。

第一百四十五条　【生产、销售不符合标准的医用器材罪】生产不符合保障人体健康的国家标准、行业标准的医疗器械、医用卫生材料，或者销售明知是不符合保障人体健康的国家标准、行业标准的医疗器械、医用卫生材料，足以严重危害人体健康的，处 3 年以下有期徒刑或者拘役，并处销售金额 50% 以上 2 倍以下罚金；对人体健康造成严重危害的，处 3 年以上 10 年以下有期徒刑，并处销售金额 50% 以上 2 倍以下罚金；后果特别严重的，处 10 年以上有期徒刑或者无期徒刑，并处销售金额 50 以上 2 倍以下罚金或者没收财产。

第一百四十八条 【生产、销售不符合卫生标准的化妆品罪】生产不符合卫生标准的化妆品，或者销售明知是不符合卫生标准的化妆品，造成严重后果的，处 3 年以下有期徒刑或者拘役，并处或者单处销售金额 50% 以上 2 倍以下罚金。

第一百六十三条 【非国家工作人员受贿罪】公司、企业或者其他单位的工作人员利用职务上的便利，索取他人财物或者非法收受他人财物，为他人谋取利益，数额较大的，处 5 年以下有期徒刑或者拘役；数额巨大的，处 5 年以上有期徒刑，可以并处没收财产。

公司、企业或者其他单位的工作人员在经济往来中，利用职务上的便利，违反国家规定，收受各种名义的回扣、手续费，归个人所有的，依照前款的规定处罚。

国有公司、企业或者其他国有单位中从事公务的人员和国有公司、企业或者其他国有单位委派到非国有公司、企业以及其他单位从事公务的人员有前两款行为的，依照本法第三百八十五条、第三百八

十六条的规定定罪处罚。

第二百三十四条 【故意伤害罪】故意伤害他人身体的，处 3 年以下有期徒刑、拘役或者管制。

犯前款罪，致人重伤的，处 3 年以上 10 年以下有期徒刑；致人死亡或者以特别残忍手段致人重伤造成严重残疾的，处 10 年以上有期徒刑、无期徒刑或者死刑。本法另有规定的，依照规定。

组织他人出卖人体器官的，处 5 年以下有期徒刑，并处罚金；情节严重的，处 5 年以上有期徒刑，并处罚金或者没收财产。

未经本人同意摘取其器官，或者摘取不满 18 周岁的人的器官，或者强迫、欺骗他人捐献器官的，依照本法第二百三十四条、第二百三十二条的规定定罪处罚。

违背本人生前意愿摘取其尸体器官，或者本人生前未表示同意，违反国家规定，违背其近亲属意愿摘取其尸体器官的，依照本法第三百零二条的规定定罪处罚。

第二百五十三条 【私自开拆、隐匿、毁弃邮件、电报罪；盗窃罪；出售、非法提供公民个人信息罪；非法获取公民个人信息罪】邮政工作人员私自开拆或者隐匿、毁弃邮件、电报的，处 2 年以下有期徒刑或者拘役。

犯前款罪而窃取财物的，依照本法第二百六十四条的规定定罪从重处罚。

国家机关或者金融、电信、交通、教育、医疗等单位的工作人员，违反国家规定，将本单位在履行职责或者提供服务过程中获得的公民个人信息，出售或者非法

提供给他人，情节严重的，处3年以下有期徒刑或者拘役，并处或者单处罚金。

窃取或者以其他方法非法获取上述信息，情节严重的，依照前款的规定处罚。

单位犯前两款罪的，对单位判处罚金，并对其直接负责的主管人员和其他直接责任人员，依照各该款的规定处罚。

第三百三十条　【妨害传染病防治罪】违反传染病防治法的规定，有下列情形之一，引起甲类传染病传播或者有传播严重危险的，处3年以下有期徒刑或者拘役；后果特别严重的，处3年以上7年以下有期徒刑：

（一）供水单位供应的饮用水不符合国家规定的卫生标准的；

（二）拒绝按照卫生防疫机构提出的卫生要求，对传染病病原体污染的污水、污物、粪便进行消毒处理的；

（三）准许或者纵容传染病病人、病原携带者和疑似传染病病人从事国务院卫生行政部门规定禁止从事的易使该传染病扩散的工作的；

（四）拒绝执行卫生防疫机构依照传染病防治法提出的预防、控制措施的。

单位犯前款罪的，对单位判处罚金，并对其直接负责的主管人员和其他直接责任人员，依照前款的规定处罚。

甲类传染病的范围，依照《中华人民共和国传染病防治法》和国务院有关规定确定。

第三百三十一条　【传染病菌种、毒种扩散罪】从事实验、保藏、携带、运输传染病菌种、毒种的人员，违反国务院卫生行政部门的有关规定，造成传染病菌种、毒种扩散，后果严重的，处3年以下有期徒刑或者拘役；后果特别严重的，处3年以上7年以下有期徒刑。

第三百三十二条　【妨害国境卫生检疫罪】违反国境卫生检疫规定，引起检疫传染病传播或者有传播严重危险的，处3年以下有期徒刑或者拘役，并处或者单处罚金。

单位犯前款罪的，对单位判处罚金，并对其直接负责的主管人员和其他直接责任人员，依照前款的规定处罚。

第三百三十三条　【非法组织卖血罪；强迫卖血罪；故意伤害罪】非法组织他人出卖血液的，处5年以下有期徒刑，并处罚金；以暴力、威胁方法强迫他人出卖血液的，处5年以上10年以下有期徒刑，并处罚金。

有前款行为，对他人造成伤害的，依照本法第二百三十四条的规定定罪处罚。

第三百三十四条　【非法采集、供应血液、制作、供应血液制品罪；采集、供应血液、制作、供应血液制品事故罪】非法采集、供应血液或者制作、供应血液制品，不符合国家规定的标准，足以危害人体健康的，处5年以下有期徒刑或者拘役，并处罚金；对人体健康造成严重危害的，处5年以上10年以下有期徒刑，并处罚金；造成特别严重后果的，处10年以上有期徒刑或者无期徒刑，并处罚金或者没收财产。

经国家主管部门批准采集、供应血液或者制作、供应血液制品的部门，不依照规定进行检测或者违背其他操作规定，造成危害他人身体健康后果的，对单位判处罚金，并对其直接负责的主管人员和其他直接责任人员，处5年以下有期徒刑或者拘役。

第三百三十五条 【医疗事故罪】医务人员由于严重不负责任，造成就诊人死亡或者严重损害就诊人身体健康的，处 3 年以下有期徒刑或者拘役。

第三百三十六条 【非法行医罪；非法进行节育手术罪】未取得医生执业资格的人非法行医，情节严重的，处 3 年以下有期徒刑、拘役或者管制，并处或者 单处罚金；严重损害就诊人身体健康的，处 3 年以上 10 年以下有期徒刑，并处罚金；造成就诊人死亡的，处 10 年以上有期徒刑，并处罚金。

未取得医生执业资格的人擅自为他人进行节育复通手术、假节育手术、终止妊娠手术或者摘取宫内节育器，情节严重的，处 3 年以下有期徒刑、拘役或者管制，并处或者单处罚金；严重损害就诊人身体健康的，处 3 年以上 10 年以下有期徒刑，并处罚金；造成就诊人死亡的，处 10 年以上有期徒刑，并处罚金。

第三百三十七条 【妨害动植物防疫、检疫罪】违反有关动植物防疫、检疫的国家规定，引起重大动植物疫情的，或者有引起重大动植物疫情危险，情节严重的，处 3 年以下有期徒刑或者拘役，并处或者单处罚金。

单位犯前款罪的，对单位判处罚金，并对其直接负责的主管人员和其他直接责任人员，依照前款的规定处罚。

第三百三十八条 【污染环境罪】违反国家规定，排放、倾倒或者处置有放射性的废物、含传染病病原体的废物、有毒物质或者其他有害物质，严重污染环境的，处 3 年以下有期徒刑或者拘役，并处

或者单处罚金；后果特别严重的，处 3 年以上 7 年以下有期徒刑，并处罚金。

第四百零八条 【环境监管失职罪】负有环境保护监督管理职责的国家机关工作人员严重不负责任，导致发生重大环境污染事故，致使公私财产遭受重大损失或者造成人身伤亡的严重后果的，处 3 年以下有期徒刑或者拘役。

负有食品安全监督管理职责的国家机关工作人员，滥用职权或者玩忽职守，导致发生重大食品安全事故或者造成其他严重后果的，处 5 年以下有期徒刑或者拘役；造成特别严重后果的，处 5 年以上 10 年以下有期徒刑。

徇私舞弊犯前款罪的，从重处罚。

中华人民共和国治安管理处罚法（节录）

（2005 年 8 月 28 日第十届全国人民代表大会常务委员会第十七次会议通过）

第二十三条 有下列行为之一的，处警告或者 200 元以下罚款；情节较重的，处 5 日以上 10 日以下拘留，可以并处 500 元以下罚款：

（一）扰乱机关、团体、企业、事业单位秩序，致使工作、生产、营业、医疗、教学、科研不能正常进行，尚未造成严重损失的；

（二）扰乱车站、港口、码头、机场、商场、公园、展览馆或者其他公共场所秩

序的;

（三）扰乱公共汽车、电车、火车、船舶、航空器或者其他公共交通工具上的秩序的;

（四）非法拦截或者强登、扒乘机动车、船舶、航空器以及其他交通工具，影响交通工具正常行驶的;

（五）破坏依法进行的选举秩序的。

聚众实施前款行为的，对首要分子处10日以上15日以下拘留，可以并处1000元以下罚款。

第七十二条　有下列行为之一的，处10日以上15日以下拘留，可以并处2000元以下罚款;情节较轻的，处5日以下拘留或者500元以下罚款:

（一）非法持有鸦片不满200g、海洛因或者甲基苯丙胺不满10g或者其他少量毒品的;

（二）向他人提供毒品的;

（三）吸食、注射毒品的;

（四）胁迫、欺骗医务人员开具麻醉药品、精神药品的。

最高人民法院关于审理非法行医刑事案件具体应用法律若干问题的解释

（2008年4月28日最高人民法院审判委员会第1446次会议通过　法释〔2008〕5号）

为保障公民身体健康和生命安全，依法惩处非法行医犯罪，根据刑法的有关规定，现对审理非法行医刑事案件具体应用法律的若干问题解释如下:

第一条　具有下列情形之一的，应认定为刑法第三百三十六条第一款规定的"未取得医生执业资格的人非法行医":

（一）未取得或者以非法手段取得医师资格从事医疗活动的;

（二）个人未取得《医疗机构执业许可证》开办医疗机构的;

（三）被依法吊销医师执业证书期间从事医疗活动的;

（四）未取得乡村医生执业证书，从事乡村医疗活动的;

（五）家庭接生员实施家庭接生以外的医疗行为的。

第二条　具有下列情形之一的，应认定为刑法第三百三十六条第一款规定的"情节严重":

（一）造成就诊人轻度残疾、器官组织损伤导致一般功能障碍的;

（二）造成甲类传染病传播、流行或者有传播、流行危险的;

（三）使用假药、劣药或不符合国家规定标准的卫生材料、医疗器械，足以严重危害人体健康的;

（四）非法行医被卫生行政部门行政处罚两次以后，再次非法行医的;

（五）其他情节严重的情形。

第三条　具有下列情形之一的，应认定为刑法第三百三十六条第一款规定的"严重损害就诊人身体健康":

（一）造成就诊人中度以上残疾、器官组织损伤导致严重功能障碍的;

（二）造成3名以上就诊人轻度残疾、

器官组织损伤导致一般功能障碍的。

第四条　实施非法行医犯罪，同时构成生产、销售假药罪，生产、销售劣药罪，诈骗罪等其他犯罪的，依照刑法处罚较重的规定定罪处罚。

第五条　本解释所称"轻度残疾、器官组织损伤导致一般功能障碍""中度以上残疾、器官组织损伤导致严重功能障碍"，参照卫生部《医疗事故分级标准（试行）》认定。

中华人民共和国侵权责任法（节录）

（2009 年 12 月 26 日第十一届全国人民代表大会常务委员会第十二次会议通过）

第七章　医疗损害责任

第五十四条　患者在诊疗活动中受到损害，医疗机构及其医务人员有过错的，由医疗机构承担赔偿责任。

第五十五条　医务人员在诊疗活动中应当向患者说明病情和医疗措施。需要实施手术、特殊检查、特殊治疗的，医务人员应当及时向患者说明医疗风险、替代医疗方案等情况，并取得其书面同意；不宜向患者说明的，应当向患者的近亲属说明，并取得其书面同意。

医务人员未尽到前款义务，造成患者损害的，医疗机构应当承担赔偿责任。

第五十六条　因抢救生命垂危的患者

等紧急情况，不能取得患者或者其近亲属意见的，经医疗机构负责人或者授权的负责人批准，可以立即实施相应的医疗措施。

第五十七条　医务人员在诊疗活动中未尽到与当时的医疗水平相应的诊疗义务，造成患者损害的，医疗机构应当承担赔偿责任。

第五十八条　患者有损害，因下列情形之一的，推定医疗机构有过错：

（一）违反法律、行政法规、规章以及其他有关诊疗规范的规定；

（二）隐匿或者拒绝提供与纠纷有关的病历资料；

（三）伪造、篡改或者销毁病历资料。

第五十九条　因药品、消毒药剂、医疗器械的缺陷，或者输入不合格的血液造成患者损害的，患者可以向生产者或者血液提供机构请求赔偿，也可以向医疗机构请求赔偿。患者向医疗机构请求赔偿的，医疗机构赔偿后，有权向负有责任的生产者或者血液提供机构追偿。

第六十条　患者有损害，因下列情形之一的，医疗机构不承担赔偿责任：

（一）患者或者其近亲属不配合医疗机构进行符合诊疗规范的诊疗；

（二）医务人员在抢救生命垂危的患者等紧急情况下已经尽到合理诊疗义务；

（三）限于当时的医疗水平难以诊疗。

前款第一项情形中，医疗机构及其医务人员也有过错的，应当承担相应的赔偿责任。

第六十一条　医疗机构及其医务人员应当按照规定填写并妥善保管住院志、医嘱单、检验报告、手术及麻醉记录、病理资料、护理记录、医疗费用等病历资料。

患者要求查阅、复制前款规定的病历资料的，医疗机构应当提供。

第六十二条　医疗机构及其医务人员应当对患者的隐私保密。泄露患者隐私或者未经患者同意公开其病历资料，造成患者损害的，应当承担侵权责任。

第六十三条　医疗机构及其医务人员不得违反诊疗规范实施不必要的检查。

第六十四条　医疗机构及其医务人员的合法权益受法律保护。干扰医疗秩序，妨害医务人员工作、生活的，应当依法承担法律责任。

最高人民法院 最高人民检察院 公安部 司法部 国家卫生和 计划生育委员会关于依法 惩处涉医违法犯罪维护 正常医疗秩序的意见

（2014 年 4 月 22 日《最高人民法院 最高人民检察院 公安部 司法部 国家卫生和计划生育委员会印发＜关于依法惩处涉医违法犯罪维护正常医疗秩序的意见＞的通知》法发〔2014〕5 号）

为依法惩处涉医违法犯罪，维护正常医疗秩序，构建和谐医患关系，根据《中华人民共和国刑法》《中华人民共和国治安管理处罚法》等法律法规，结合工作实践，制定本意见。

一、充分认识依法惩处涉医违法犯罪维护正常医疗秩序的重要性

加强医药卫生事业建设，是实现人民群众病有所医，提高全民健康水平的重要社会建设工程。经过多年努力，我国医药卫生事业发展取得显著成就，但医疗服务能力、医疗保障水平与人民群众不断增长的医疗服务需求之间仍存在一定差距。一段时期以来，个别地方相继发生暴力杀医、伤医以及在医疗机构聚众滋事等违法犯罪行为，严重扰乱了正常医疗秩序，侵害了人民群众的合法利益。良好的医疗秩序是社会和谐稳定的重要体现，也是增进人民福祉的客观要求。依法惩处涉医违法犯罪，维护正常医疗秩序，有利于保障医患双方的合法权益，为患者创造良好的看病就医环境，为医务人员营造安全的执业环境，从而促进医疗服务水平的整体提高和医药卫生事业的健康发展。

二、严格依法惩处涉医违法犯罪

对涉医违法犯罪行为，要依法严肃追究、坚决打击。公安机关要加大对暴力杀医、伤医、扰乱医疗秩序等违法犯罪活动的查处力度，接到报警后应当及时出警、快速处置，需要追究刑事责任的，及时立案侦查，全面、客观地收集、调取证据，确保侦查质量。人民检察院应当及时依法批捕、起诉，对于重大涉医犯罪案件要加强法律监督，必要时可以对收集证据、适用法律提出意见。人民法院应当加快审理进度，在全面查明案件事实的基础上依法准确定罪量刑，对于犯罪手段残忍、主观恶性深、人身危险性大的被告人或者社会

影响恶劣的涉医犯罪行为，要依法从严惩处。

（一）在医疗机构内殴打医务人员或者故意伤害医务人员身体、故意损毁公私财物，尚未造成严重后果的，分别依照治安管理处罚法第四十三条、第四十九条的规定处罚；故意杀害医务人员，或者故意伤害医务人员造成轻伤以上严重后果，或者随意殴打医务人员情节恶劣、任意损毁公私财物情节严重，构成故意杀人罪、故意伤害罪、故意毁坏财物罪、寻衅滋事罪的，依照刑法的有关规定定罪处罚。

（二）在医疗机构私设灵堂、摆放花圈、焚烧纸钱、悬挂横幅、堵塞大门或者以其他方式扰乱医疗秩序，尚未造成严重损失，经劝说、警告无效的，要依法驱散，对拒不服从的人员要依法带离现场，依照治安管理处罚法第二十三条的规定处罚；聚众实施的，对首要分子和其他积极参加者依法予以治安处罚；造成严重损失或者扰乱其他公共秩序情节严重，构成寻衅滋事罪、聚众扰乱社会秩序罪、聚众扰乱公共场所秩序、交通秩序罪的，依照刑法的有关规定定罪处罚。

在医疗机构的病房、抢救室、重症监护室等场所及医疗机构的公共开放区域违规停放尸体，影响医疗秩序，经劝说、警告无效的，依照治安管理处罚法第六十五条的规定处罚；严重扰乱医疗秩序或者其他公共秩序，构成犯罪的，依照前款的规定定罪处罚。

（三）以不准离开工作场所等方式非法限制医务人员人身自由，依照治安管理处罚法第四十条的规定处罚；构成非法拘禁罪的，依照刑法的有关规定定罪处罚。

（四）公然侮辱、恐吓医务人员的，依照治安管理处罚法第四十二条的规定处罚；采取暴力或者其他方法公然侮辱、恐吓医务人员情节严重（恶劣），构成侮辱罪、寻衅滋事罪的，依照刑法的有关规定定罪处罚。

（五）非法携带枪支、弹药、管制器具或者爆炸性、放射性、毒害性、腐蚀性物品进入医疗机构的，依照治安管理处罚法第三十条、第三十二条的规定处罚；危及公共安全情节严重，构成非法携带枪支、弹药、管制刀具、危险物品危及公共安全罪的，依照刑法的有关规定定罪处罚。

（六）对于故意扩大事态，教唆他人实施针对医疗机构或者医务人员的违法犯罪行为，或者以受他人委托处理医疗纠纷为名实施敲诈勒索、寻衅滋事等行为的，依照治安管理处罚法和刑法的有关规定从严惩处。

三、积极预防和妥善处理医疗纠纷

（一）卫生计生行政部门应当加强医疗行业监管，指导医疗机构提高医疗服务能力，保障医疗安全和医疗质量。医疗机构及其医务人员要严格遵守医疗卫生管理法律、行政法规、部门规章和诊疗护理规范，加强医德医风建设，改善服务态度，注重人文关怀，尊重患者的隐私权、知情权、选择权等权利，根据患者病情、预后不同以及患者实际需求，采取适当方式进行沟通，做好解释说理工作，从源头上预防和减少医疗纠纷。

（二）卫生计生行政部门应当指导医疗机构加强投诉管理，设立医患关系办公室或者指定部门统一承担医疗机构投诉管理工作，建立畅通、便捷的投诉渠道。

医疗机构投诉管理部门应当在医疗机构显著位置公布该部门及医疗纠纷人民调解组织等相关机构的联系方式、医疗纠纷的解决程序，加大对患者法律知识的宣传，引导患者依法、理性解决医疗纠纷。有条件的医疗机构可设立网络投诉平台，并安排专人处理、回复患者投诉。要做到投诉必管、投诉必复，在规定期限内向投诉人反馈处理情况。

对于医患双方自行协商解决不成的医疗纠纷，医疗机构应当及时通过向人民调解委员会申请调解等其他合法途径解决。

（三）司法行政机关应当会同卫生计生行政部门加快推进医疗纠纷人民调解组织建设，在医疗机构集中、医疗纠纷突出的地区建立独立的医疗纠纷人民调解委员会。

司法行政机关应当会同人民法院加强对医疗纠纷人民调解委员会的指导，帮助完善医疗纠纷人民调解受理、调解、回访、反馈等各项工作制度，加强医疗纠纷人民调解员队伍建设和业务培训，建立医学、法律等专家咨询库，确保调解依法、规范、有效进行。

司法行政机关应当组织法律援助机构为有需求并符合条件的医疗纠纷患者及其家属提供法律援助，指导律师事务所、公证机构等为医疗纠纷当事人提供法律服务，指导律师做好代理服务工作，促使医疗纠纷双方当事人妥善解决争议。

（四）人民法院对起诉的医疗损害赔偿案件应当及时立案受理，积极开展诉讼调解，对调解不成的，及时依法判决，切实维护医患双方的合法利益。在诉讼过程中应当加强诉讼指导，并做好判后释疑工作。

（五）卫生计生行政部门应当会同公安机关指导医疗机构建立健全突发事件预警应对机制和警医联动联防联控机制，提高应对突发事件的现场处置能力。公安机关可根据实际需要在医疗机构设立警务室，及时受理涉医报警求助，加强动态管控。医疗机构在诊治过程中发现有暴力倾向的患者，或者在处理医疗纠纷过程中发现有矛盾激化，可能引发治安案件、刑事案件的情况，应当及时报告公安机关。

四、建立健全协调配合工作机制

各有关部门要高度重视打击涉医违法犯罪、维护正常医疗秩序的重要性，认真落实党中央、国务院关于构建和谐医患关系的决策部署，加强组织领导与协调配合，形成构建和谐医患关系的合力。地市级以上卫生计生行政部门应当积极协调相关部门建立联席会议等工作制度，定期互通信息，及时研究解决问题，共同维护医疗秩序，促进我国医药卫生事业健康发展。

附录二

地方性中医药条例目录

序号	名称	时间
1	浙江省发展中医条例	1997 年 4 月 20 日浙江省第八届人民代表大会常务委员会第三十五次会议通过，根据 2004 年 5 月 28 日浙江省第十届人民代表大会常务委员会第十一次会议《关于修改〈浙江省发展中医条例〉的决定》第一次修正，根据 2009 年 12 月 30 日浙江省第十一届人民代表大会常务委员会第十五次会议《关于修改〈浙江省发展中医条例〉的决定》第二次修正
2	河南省中医条例	1997 年 11 月 21 日河南省第八届人民代表大会常务委员会第二十九次会议通过，1998 年 1 月 1 日起施行
3	重庆市中医条例	1998 年 3 月 28 日重庆市第一届人民代表大会常务委员会第八次会议通过，根据 2005 年 7 月 29 日重庆市第二届人民代表大会常务委员会第十八次会议《重庆市第二届人民代表大会常务委员会第十八次会议关于修改〈重庆市中医条例〉的决定》第一次修正，根据 2010 年 7 月 23 日重庆市第三届人民代表大会常务委员会第十八次会议《重庆市人民代表大会常务委员会关于修改部分地方性法规的决定》第二次修正
4	上海市发展中医条例	1998 年 9 月 22 日上海市十一届人民代表大会常务委员会五次会议通过，1998 年 11 月 1 日起施行
5	湖南省中医条例	1998 年 9 月 28 日经湖南省第九届人民代表大会常务委员会第四次会议通过，自 1999 年 1 月 1 日起施行
6	吉林省发展中医条例	1999 年 1 月 8 日吉林省第九届人民代表大会常务委员会第七次会议通过，根据 2004 年 7 月 1 日起施行的《吉林省人民代表大会常务委员会关于废止和修改部分地方性法规的决定》进行修正
7	山东省中医条例	1999 年 6 月 18 日山东省第九届人民代表大会常务委员会第 9 次会议通过，根据 2004 年 7 月 30 日山东省第十届人民代表大会常务委员会第九次会议《关于修改〈山东省 水路交通管理条例〉等十二件地方性法规的决定》修正

序号	名称	时间
8	江苏省发展中医条例	1999 年 12 月 21 江苏省第九届人民代表大会常务委员会第十三次会议通过，根据 2004 年 8 月 20 日江苏省第十届人民代表大会常务委员会第十一次会议《关于修改〈江苏省发展中医条例〉的决定》修正
9	广东省发展中医条例	2000 年 3 月 30 日广东省第九届人民代表大会常务委员会第十七次会议通过，2000 年 5 月 1 日起施行
10	江西省发展中医条例	2000 年 6 月 24 日江西省第九届人民代表大会常务委员会第十七次会议通过，2002 年 7 月 29 日江西省第九届人民代表大会常务委员会第三十一次会议予以修改
11	河北省发展中医条例	2000 年 11 月 27 日河北省第九届人民代表大会常务委员会第十八次会议通过并颁布，自公布之日起施行
12	甘肃省发展中医条例	2000 年 12 月 2 日甘肃省第九届人民代表大会常务委员会第十九次会议通过，2001 年 1 月 1 日起施行
13	北京市发展中医条例	2001 年 6 月 22 日北京市第十一届人民代表大会常务委员会第二十七次会议通过，2001 年 10 月 1 日起施行
14	安徽省发展中医条例	2001 年 7 月 28 日安徽省第九届人民代表大会常务委员会第二十四次会议通过，自 2001 年 9 月 1 日起施行
15	湖北省发展中医条例	2002 年 1 月 18 日湖北省第九届人民代表大会常务委员会第二十九次会议通过，2002 年 3 月 1 日起施行
16	宁夏回族自治区发展中医条例	2002 年 3 月 28 日自治区第八届人民代表大会常务委员会第二十四次会议通过，自 2002 年 9 月 1 日施行
17	青海省发展中医藏医蒙医条例	2002 年 3 月 29 日青海省第九届人民代表大会常务委员会第二十九次会议通过，自 2002 年 6 月 1 日起施行
18	陕西省发展中医条例	2002 年 6 月 7 日陕西省第九届人民代表大会常务委员会第三十次会议通过，2002 年 8 月 1 日起施行
19	贵州省发展中医药条例	2005 年 9 月 23 日贵州省第十届人民代表大会常务委员会第十七次会议通过，自 2005 年 11 月 1 日起施行
20	广西壮族自治区发展中医药壮医药条例	2008 年 11 月 28 日广西壮族自治区第十一届人民代表大会常务委员会第五次会议通过，自 2009 年 3 月 1 日起施行

续表

序号	名称	时间
21	黑龙江省发展中医药条例	2008 年 12 月 19 日黑龙江省第十一届人民代表大会常务委员会第七次会议通过，2009 年 5 月 1 日起施行
20	四川省中医药条例	2009 年 11 月 27 日四川省第十一届人民代表大会常务委员会第十二次会议通过，2010 年 1 月 1 日起施行
22	深圳经济特区中医药条例	2010 年 4 月 2 日深圳市第四届人民代表大会常务委员会第三十六次会议通过，2010 年 4 月 23 日公布，自 2310 年 7 月 1 日起施行
24	内蒙古自治区蒙医药中医药条例	2010 年 7 月 30 日内蒙古自治区第十一届人民代表大会常务委员会第十六次会议通过，自 2010 年 10 月 1 日起施行
25	云南省发展中医药条例	2011 年 5 月 26 日云南省第十一届人民代表大会常务委员会第 23 次会议通过，自 2011 年 7 月 1 日起施行
26	山西省发展中医药条例	2013 年 9 月 29 日山西省第十二届人民代表大会常务委员会第五次会议通过，自 2013 年 10 月 11 日起施行